雅
理

我试图调整光圈，使男性的生殖健康成为更大的焦点。我的研究是建立在大量关于女性和生殖的文献的基础上的，我把它们作为一个比较案例、一个分析背景。事实上，如果不对妇女的生殖贡献进行评估，就很难确定我们对男性生殖贡献的无知。通过这种方式，本书提供了一个关于男性身体和女性身体知识创造的真正的关系分析。

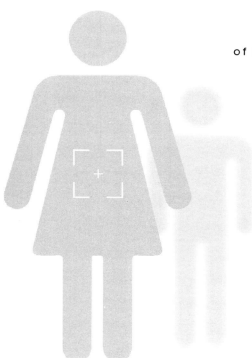

父产科

GUYNECOLOGY
The Missing Science
of Men's Reproductive Health

［美］莱妮·阿尔梅林 - 著
Rene Almeling

陆小溦 - 译

中国科学技术出版社
·北 京·

目录

第三部分　男性的生殖观

图表目录

致谢

感谢所有使这项研究成为可能的人和机构。在所有提供指导、帮助和支持的人中，我很高兴能有这个机会特别感谢：

教我如何思考和写作的老师们——Cindy Burgett，堪萨斯州托皮卡市沃什伯恩农村高中的辩论教练；Elizabeth Long，莱斯大学的社会学教授和我的本科毕业论文导师；Gail Kligman、Ruth Milkman、Abigail Saguy、Carole Browner 和 Stefan Timmermans，我在加州大学洛杉矶分校的研究生顾问。

在研究和写作这本书的六年时间里，关注我们子代健康的那些了不起的人——康涅狄格州哈姆登市 Tender Care 的 Lori Osber、Stephanie Scala、Karen D.、Elaina Cerilli、Kaleena Kafka、Marisa Montalto、Karen Cortezano、Kara Ventriglio、Jessica Marcolini、Jennifer Mingo、Shannon D.、Kaitlin DeFelice、Stephanie P. 和 Holly Rosa；在纽黑文的联合社区幼儿园的 Betty Baisden、Laurine "Reenie" Wilson、Vonceil Floyd、Barbara Gagliardi、Lori Esposito、Lindsay Brelsford、Lance E. Ligon、Linda Sisson、Naomi Wilson 和 Becky Baisden；加州红杉市红杉儿童中心的

Carol McLalan、Rebecca Mayfield 和 Maria Adriano。

那些从自己繁忙的生活中抽出时间与我讨论他们经历和观点的受访者。没有他们的慷慨和参与，这项研究就不可能进行。

在我们讨论项目时，帮助收集数据并慷慨分享见解的研究生和研究助理们——Celene Reynolds、Jenna Healey、Megann Licskai、Todd Madigan（在某次头脑风暴时要说一个我们都能记住的口令时，为这本书提供书名的人）、Dana Hayward、Vanessa Bittner、Elisabeth Becker 和 Ufuk Topkara。

分享他们丰富知识，并向我指出材料所在位置的图书管理员和档案管理员——"一角钱游行"基金会的 David Rose，纽约医学院的 Arlene Shaner 和给我特别多帮助的耶鲁大学的 Melissa Grafe。

提供了出色的行政管理方面支持的耶鲁大学的工作人员——Pam Colesworthy、Lauren Gonzalez、Ellen Stevens、Cathy Volpe 和 Bess Connolly。

我的社会学写作小组，连续七年每月相聚，至今依然持续——Laura Carpenter、Joanna Kempner 和 Jennifer Reich。

与我一起评论草案并讨论项目的各方面的同事和朋友们——Chitra Ramalingam、Isaac Nakhimovsky、Lani Keller、Topher Carroll、Laura Barraclough、Dan HoSang、Julia Adams、Vida Maralani、Mark Schlesinger、Scott Boorman、Phil Gorski、Jeff Alexander、Jonathan Wyrtzen、Emily Erikson、Fred Wherry、Andy Papachristos、Alka Menon、Eli Anderson、Julia DiBenigno、Jaimie

Morse、John Evans、Andrew Deener、Marcia Inhorn、Joanna Radin、Naomi Rogers、Henry Cowles、Anna Bonnell Freidin、Vanessa Agard-Jones、Gretchen Berland、Sean Brotherton、Danya Keene、Philipp Ziesche、Adele Clarke、Krista Luker、Ali Miller、Rayna Rapp、Emily Martin、Helena Hansen、Hannah Landecker、Angela Creager、Keith Wailoo、Christine Williams、Charles Bosk、Wanda Ronner、Margaret Marsh、Elizabeth Roberts、Stan Honig、Pierre Jouannet、Bill Petok、Rob Jansen、Nick Wilson、Owen Whooley、Charles Rosenberg、Kara Swanson、Jennifer Croissant、Jennifer Merchant、Janelle Lamoreaux、Anita Hardon、Ruth Levine 和给予特别多帮助的 Sarah Richardson。尤其感谢阅读完整手稿并提出许多具有建设性意见的：Steve Epstein、Miranda Waggoner、John Warner、Linda Sebastian 和 Jeff Ostergren。

非常有耐心，并且非常支持我的编辑——加州大学出版社的 Naomi Schneider。

提供资金支持和给予时间进行研究和写作的机构——耶鲁大学、美国国家科学基金会和斯坦福大学行为科学高级研究中心。

我的父母——Guy Almeling 和 Linda Sebastian。

我的家庭成员——Jeff、Clare 和 Cecil。

缩写词表

AAGUS	American Association of Genito-Urinary Surgeons 美国泌尿生殖外科医生协会
ACOG	American College of Obstetricians and Gynecologists 美国妇产科医师学会
AMA	American Medical Association 美国医学会
ASA	American Society of Andrology 美国男科学会
ASRM	American Society for Reproductive Medicine 美国生殖医学学会
AUA	American Urological Association 美国泌尿学协会
BMI	body mass index 体重指数
CDC	Centers for Disease Control and Prevention 疾病控制和预防中心
CIDA	Comité Internacional de Andrología 国际男科学委员会
DBCP	dibromochloropropane 二溴氯丙烷

DDT	dichlorodiphenyltrichloroethane 二氯二苯基三氯乙烷（滴滴涕）
DNA	deoxyribonucleic acid 脱氧核糖核酸
DoD	Department of Defense （美国）国防部
DOHaD	developmental origins of health and disease 健康和疾病的发展起源
EPA	Environmental Protection Agency 环境保护署
FDA	Food and Drug Administration 美国食品药品监督管理局
ICSI	intracytoplasmic sperm injection 卵胞浆内单精子注射
IQ	intelligence quotient 智商
IRB	institutional review board 伦理审查委员会
ISA	International Society of Andrology 国际男科学会
IVF	in vitro fertilization 体外受精
JAMA	*Journal of the American Medical Association* 《美国医学会杂志》
MSM	who have sex with men 男男性行为者
NICHD	National Institute of Child Health and Human Development 美国国家儿童健康与人类发展研究所

NIH   National Institutes of Health
美国国家卫生研究院

NIOSH   National Institute for Occupational Safety and Health
美国国家职业安全与健康研究所

NYT   *New York Times*
（美国）《纽约时报》

OSHA   Occupational Safety and Health Administration
（美国）职业安全与健康管理局

SES   socioeconomic status
社会经济地位

STD；STI   sexually transmitted disease；sexually transmitted infection
性传播疾病；性传播感染

WHO   World Health Organization
世界卫生组织

引言

想象一下如下场景······

闹钟响了，约翰艰难地睁开眼睛，落在前一晚他读的书上：《产生健康精子的男性指南》。几个月来，他和妻子珍一直在努力怀孕，从各方面着手尽可能提高生孩子的概率。他翻身下床，跳进淋浴间，调试水温，以免水过热伤害他的精子；使用天然牙膏刷牙，避免过度接触化学物质。他穿上衬衫和裤子，这是用去除了所有染料和气味的新型洗涤剂清洗的，然后和珍道别，出发上班。

上班路上，约翰注意到一块警告路人关于精子老化具有有害影响的广告牌——在正滴落沙子的沙漏旁边，黑体字警醒着男性注意他们的生物钟。由于年近四十才准备生孩子，这广告牌更加重了他在上班路上的焦虑。很快到午餐时间了：意味着他吃药的时间也到了。在摸索着打开防孩童开启的瓶盖时，约翰注意到了无处不在的红色警示标签："男人：如果你可能在未来三个月内有小孩，请不要服用这种药物。"约翰担心这会对他和珍将要生育的孩子产生什么不良影响，于是打电话给他的医生确认，而医生建议他继续服药，因为这对约翰自身的健康至关重要。

在吃了一个夹着牛油果和有机奶酪的超级三明治后，约翰大口嚼着蓝莓，翻阅着某个人留下的一本男性健康杂志。他略读了一篇关于男性如何长出强壮精子的专题文章，看到精子在男性体内成熟大约需要三个月。不仅如此，男人在这段时间内所做的几乎每件事都会损害这些精子细胞：吃不健康的食物、喝酒、吸毒、在工作或家中接触化学物质等。从他自己的阅读中，约翰已经知道受损的精子会导致流产、出生缺陷甚至儿童疾病等。之后他回到办公桌前，下午时光过得很快。他的一个朋友过来，顺便问他是不是下班后一起去喝一杯。他答应加入这个"快乐时光"小团队，但选择只喝果汁，因为他想到在啤酒瓶上看到的官方警示标签：过度饮酒会损害精子质量。约翰不想冒险。

当然，约翰是虚构的，我刚才描述的世界也并不存在。男性在日常生活中不会收到关于如何保护精子质量的没完没了的建议。他们不会遇到书籍、广告牌和警示标签提醒他们：自身的健康可能会影响子代的健康。即使他们真的打算成为一个父亲，男性也不会对他们吃的每一口食物或消费的每一种产品都感到焦虑。

但他们本应关注这些的。近年来，生物医学研究人员积累了大量证据，证明男性的身体健康，包括年龄、行为和接触有毒物质等因素，都会影响精子质量，进而影响子代的健康。[1]《纽约时报》一篇头版头条报道的标题是《父亲的年龄与孩子患自闭症和孤独症的风险有关》，一些医生认为男性也有生物钟。[2] 健康网站已经开始发布关于如何产生"健康的精子"的基本信息，鼓励男性正确饮食、戒烟、避免饮酒和吸毒，保持健康的体重。[3] 这里的"新消息"是，影响生殖结果的不仅仅是女性的身体。事实上，很多关于怀孕的警告都与女性的年龄、饮食、避免使用化学物质等相关，而这些似乎也适用于男性，特别是在精子在体内生成的十周内。

现如今，科学家们正在研究男性健康对生殖结局的重要性。问题是：是什么导致花了这么长的时间？当然了，毕竟研究人员花了一个多世纪的时间仔细研究女性生活中的每一个微小方面，以寻找对儿童健康的潜在影响。[4] 妇科学是19世纪末第一次医学专业化浪潮中出现得最早的专业之一，不久之后，所有致力于"妇女疾病"的专业协会、医学期刊和诊所也相继出现。[5] 在当代，公共卫生科普不断提醒女性，她们的生物钟一直在倒计时鼓励她们定期做生殖系统检查。[6] 怀孕或打算怀孕的妇女，被大量信息轰炸，这些信息都在告诉她们该吃什么，该怎么做。她们听取亲友的建议，从临床医生那里得到长长的清单，列满了该做的和不该做的事情，并看到在药品和酒精饮料包装上贴着的警示标签。[7] 相比之下，目前仍然没有专门针对男性生殖健康的统一医学专业，没有关于定期检查男性生殖系统的建议，没有关于男性生物钟的公共卫生科普，也没有官方标签警示男性：酒精和药物对精子的毒性作用。

鉴于对 20 世纪的医学研究人员来说，男性身体是"标准身体"，因此，对男性生殖健康缺乏医学关注的现实状况尤其令人惊讶。从 20 世纪 60 年代开始，妇女健康运动的积极分子指出，临床试验中缺少女性，并认为对中年白人男性的医学研究不能简单地推广到其他人口群体，如女性和少数民族。20 世纪 90 年代，美国国家卫生研究院和美国食品药品监督管理局等联邦机构对这一批评做出回应，要求将女性和有色人种系统地纳入生物医学研究和临床试验。[8] 综上所述，男性身体在医学研究的历史中处于中心地位，但现实情况却是男性身体的健康对生殖的重要性**不被重视**，这之间存在着严重的脱节。这里有一个谜团：如果男性的身体是标准的，那么为什么我们对其为生殖结局做出的贡献知之甚少呢？

这本书探讨了关于性别的文化观念如何导致一门学科的缺失，即男性的生殖健康。我以医学专业化、躯体性别化和知识创造的社会科学理论为基础，分析了生物医学知识的这种差距是如何形成的，并考察了其社会、临床和政策后果。在本书的第一部分，我使用了可以追溯到 19 世纪中期的广泛的历史资料，来挖掘关于男性生殖躯体的信息缺失的形成。在对医学专业化和知识创造之间的关系进行了长期研究之后，本书的第二部分集中讨论了父源性效应这一新兴科学，即男性的年龄、行为和暴露如何影响生殖结果。我以父源性效应为例，考察了当男性生殖躯体健康知识从还未被创造到被创造时会发生什么，我仔细查阅了新闻媒体的报道和卫生官员的声明，以评估这一新知识是否正在更广泛的公众中传播。然后，我转向公众，书的最后一部分是基于对个体男性和女性的采访，揭示了历史上对男性生殖躯体健康的不重视如何深刻地塑造了当代人对生殖的观念。简而言之，这本书解释了为什么约翰的世界不存在。在结论中，我反思了试图将其带入现实生活的意义。

有关生殖的政治

字典里关于生殖的定义通常是指产生后代的生物过程。社会科学学者采取了不同的方法，认为生殖不仅从本质上讲是生物逻辑的，更是社会基础的。人类学家菲·金斯伯格和雷娜·拉普在他们关于生殖策略的经典文章中指出，生殖的任何方面"都不是一种普遍的或统一的经验，也不能脱离构成生殖的更广泛的社会背景来理解这些现象"。[9] **从社会背景来看**，生殖指的是影响着国家、市场、科学、宗教、社会运动、文化常态和社会不平等，即从个人经历到国家政策的各个层面的力量。

随着金斯伯格和拉普在这一领域的研究成果的诞生，关于怀孕和生育、避孕和堕胎、不孕不育和辅助生殖技术，如代孕、体外受精、卵子和精子捐献等主题的研究层出不穷。然而，尽管这其中的许多过程在不同程度上涉及男性，但大多数关于生殖的社会科学分析都将重点局限于女性。在对文献的全面回顾中，我发现这种现状导致了一种隐性的生殖概念化，即，这是发生在女性身体中的事件。[10] 甚至金斯伯格和拉普也对女性进行了具体的描述，写到"**女性**生殖的任何方面都不是一种普遍或统一的经验"。[11] 我摘录她们的定义，是为了推广和强调在生殖研究中包含男性方面内容的重要性。

这本书的核心目标之一，是尝试勾勒出一些关于男性生殖策略的还未被提出的问题的答案：科学家、临床医生以及国家和市场如何处理男性生殖的话题？男性气概的文化常态和对男性生殖躯体的理解之间有什么关系？社会不平等，例如围绕性别、种族、阶级和性的不平等，是如何影响男性的生育经历的？

性别化的身体和医学知识

在男性与生殖的广泛内容范围内，本书的重点是男性生殖健康。为了构建一个分析框架，我将性别化躯体的社会科学理论与关于**信息缺失**形成的历史研究的最新发展结合起来。本书的第二个核心目标是以男性生殖健康为例，重新探讨社会性别与医学知识创造之间的关系。

生理性别/社会性别

自 20 世纪中叶以来，性别学者一直在努力研究如何最好地概念化身体与社会之间的关系。事实上，他们是更广泛的学术辩论的一部分，关于生理性别/社会性别、先天/后天和基因/环境等短语之间的小斜杠到底包含了什么。1975 年，人类学家盖尔·鲁宾（Gayle Rubin）提出了颇具影响力的生理性别/社会性别的概念，从描述与男性气概和女性气质（社会性别）相关的文化过程中解释了男性和女性（生理性别）的生物属性。性别学者利用这一区别，指出了许多关于女性气质和男性气概的文化建设如何在社会生活的各个领域——如家庭和学校、工作场所和法律中——产生不平等的现象。[12] 与此同时，学者们发展出一个关键的见解，即性别不能被孤立地研究；它会与其他社会类别，包括种族、阶级和性行为等文化进程"交叉"。[13]

但实际上，社会学家将生理性别/社会性别之间的斜线视为一条独特的线，将生物领域（染色体和性腺）与文化领域（关于生理性别差异的观念和意义的重要性）分隔开来。从 20 世纪 90 年代开始，性别学者开始重点关注斜线那一边，即文化方面的问题，并指出有关生物学的假设正在回归性别不平等理论的"纠缠"。[14] 针对这些认识论问题，性别学者采取的一种经验性方法是直接研究一些以前被认为是禁区的生物过程。艾米莉·马丁对卵子和精子的开创性研究堪称典范，她在研究中分析了女性气质和男性气概的文化常态如何导致了人们关于被动卵子和主动精子的信念。[15] 她阐述了这些信念如何影响生物医学科学家在实验室提出的问题，以及他们在医学教科书中的研究描述。同样，历史学家记录了文化性别常态对 20 世纪发现的"男性"和"女性"激素以及 X 染色体和 Y 染色体的影响。[16] 在我的第一本书中，我也比较了卵子和精子，但主要是在21世纪的医疗市场中，性别规范如何影响卵子和精子捐赠者的文化价值和经济价值。[17]

为了强调生理性别和社会性别（生物学和社会学层面）的不可还原性，安妮·福斯托-斯特林提出了"套娃"的隐喻，我将其改编为一个生物学和社会学过程来解释说明生殖。[18] 最里面的玩偶代表身体里面发生的过程，例如与基因、细胞和器官相关的过程。下一个较大的玩偶代表个体层面的过程（身份、经历等），然后是互动层面的过程（家庭、朋友、教育者、雇主、临床医生等）。最后，最外层的玩偶代表历史、社会结构和文化过程，例如与国家、经济、社会运动、科学和媒体相关的过程。重要的是，任何一个玩偶形状的改变必然会影响所有其他玩偶的形状。例如，细胞的改变可以层层影响到社会机构布局的水平，反之亦然。因此，"套娃"这个比喻可以形象地说明，生物和社会过程在分析上是如何区分的，但实际上它们是不可分解的。

像上面描述的关于激素、染色体和配子的研究，记录了在特定的科学研究领域或特定的医疗市场中生物和社会过程的交织。不过，在很大程度上，按照这种传统写作的学者，他们关注的是现存的科学、已经产生的知识和已经创造的市场。在这本书中，我采取了不同的方法。通过寻找生物医学知识中的**缺失**，我解析了关于男性对生殖结局的贡献方面的知识是如何以及为什么**不存在**以及**不被产生**的（直到最近）。为了做到这一点，我转向跨学科的科学文献研究，学者们已经开始对知识与信息缺失的关系提出疑问。

信息缺失（Non-Knowledge）的制造

正如性别学者致力于阐明身体与社会之间的关系一样，科学研究学者也参与了一个关于科学和社会的类似项目。许多致力于这些问题的历史学家和社会科学家引用希拉·贾萨诺夫的"共同生产"概念，认为这有助于思考科学过程和社会过程如何同时产生彼此。[19] 简言之，科学和社会既不能相互分离，也不能相互还原。

但近几十年来，随着科学研究学者对科学知识的形成提供了越来越多的细粒度分析，很明显，一个新的条目应该被添加到研究话题中：信息缺失。正如历史学家南希·图阿纳所说，"如果我们要充分理解知识产生的复杂实践和解释为什么某些东西是已知的各种特征，我们还必须理解并解释那些**未知的**实践，即我们**缺乏知识**的那些实践"。[20] 这种认识论上的努力被赋予了各种各样的标签，如不可知论、未完成的科学，甚至无知研究。[21]

研究人员在开那些关于自己是无知专家的玩笑时，迅速收集了各种各样的案例研究。仅举几个例子：查尔斯·米尔斯研究了"白种人的无知"是如何让人们避免了解压迫的；内奥米·奥莱斯基和艾瑞克·康韦揭示了只有少数科学家对全球气候变暖或吸烟的危害深信不疑；乔安娜·凯普纳和同事们分析了科学家如何避免制造被认为过于敏感或危险的"被禁止的知识"。[22]

随着学者们发现的信息缺失的数量和种类的激增，用来给他们进行编码的类型也在增加。特别有用的是珍妮弗·可颂的框架，它可以对不同的非知识案例进行严格的比较。通过密切关注社会力量在形成知识创造过程中的重要性，她确定了"无知"的五个属性：

> 1. **知识的存在或缺乏**，特别是与不确定性有关的知识。是已知的，但或许可以通过更多数据来确定的未知，还是根本性地不确定？
>
> 2. **时间性**，包括识别知识和信息缺失的前瞻性和回顾性要素。是未知，被遗忘，还是被清除了？
>
> 3. **粒度**。知识缺失是具体的事实还是广泛的领域？
>
> 4. **尺度**，从个体认知过程到文化形成的起源、因果过程和后果的识别尺度。
>
> 5. **意向性**。无知是直接故意造成的，如欺诈或审查制度，还是不经意或不知不觉中产生的？[23]

我借鉴这一框架提出了关于男性生殖健康生物医学知识缺口的具体实证问题。这是什么样的信息缺失？它真的是一种缺失，还是知识随着时间的推移被产生和遗忘（或清除）？是缺少了具体的事实，还是构成了一个被视而不见的宽泛的知识领域？不了解男性生殖健康的信息缺失的原因和后果是什么？

构建社会性别与创造医学知识的新的理论方法

　　将社会性别化的身体和信息缺失的社会科学理论结合起来研究男性生殖健康，提供了一个重新思考现有社会性别和医学方法的机会。在本节中，我将假设以男性为标准身体、以女性为生殖躯体，观察他们如何影响了生物医学科学家和社会科学家提出的各种研究题目。当学者们开始指出由此产生的知识的不对称性时，他们主要关注关于**生理女性**（women）的医学知识，甚至在他们提出关于**社会性别**（gender）的概念时也是如此。我认为，注意到这种不一致，并对女性和男性进行真正的比较分析，将有可能为探讨性别二元论与医学知识创造之间的关系提供新的途径。

标准身体：男性；生殖躯体：女性

　　拿起任何一本研究性别和医学的历史学家或社会科学家的书，你可能都会遇到以下一种或两种说法：①生物医药学家和临床医生将男性身体定位为标准身体，而②他们主要从生殖角度考虑女性身体。这些对人体的不同看法，部分是由于文化上认为性别是一种二元论，由两个不重叠的类别组成：男性和女性。它们不仅没有重叠，还被认为是对立的，如"异性"这个词（见"术语注释"），原意为"相对的性别"。

术语注释

生理性别和社会性别的二元论（或二元）概念近年来受到了中间性和跨性别学者及社会活动家的挑战，他们为思考性别和身体提供了一系列的选择，从光谱到流动性。然而我在这本书中讨论的时期，从 19 世纪末到 21 世纪初，医学研究人员和个人通常认为，性是二元的，所以我指的是"男性身体"和"男性经验"。一个更精确的解释是"从古至今，身体被社会定义为某一种特定的身体——那就是男性的身体"。然而，这写起来很冗长，因此，我恳请读者在我使用"男性"或"男人"（或者"女性"或"女人"）时，记住这个序言。在结束语中，我将回到这些问题，并考虑如何通过改变生理性别和社会性别的观念来改变生殖知识产生的概念基础。

正如福斯托-斯特林所指出的，二元论很少保持独立，更不平等。[24] 与此相反，它们通常充满了等级感，往往与不平等联系在一起。此外，身体的等级制度和不平等绝不只是社会性别化的，它们同时是种族化、阶级化和生理性别化的。事实上，有大量研究表明，与白人、男性、异性恋"标准"不同的身体是如何被标记为内在病态的。[25] 在生殖领域，这种病态化表现为多种状态，对穷人和有色人种的临床虐待，包括强迫和强制绝育。[26]

女性健康活动家也提出了一个论点，即男性白人身体是生物医学研究人员的"标准身体"。虽然史蒂芬·爱普斯坦认为，这一说法在 20 世纪的生物医学中并不普遍适用，但它确实准确地描述了某些特定时期的研究领域。[27] 一个臭名昭著的例子是对女性心血管疾病生物医学知识的缺乏。心脏病发作与压力有关，压力与男性气概和工作场所有关，而对心脏病症状和影响的研究主要在男性身体上进行。直到过去几十年，临床医生才意识到心脏病发作的症状在女性身体上的表现有所不同。[28] 在我看来，这是另一个由于系统性的疏忽而造成知识漏洞的例子，这其中是对女性身体的忽视。

当生物医学研究人员在研究女性的身体时，他们更倾向于关注她们的生殖能力。自 19 世纪末现代医学诞生以来，科学家和内科医生都试图控制女性的生殖，围绕妇产科学建立大型医学专业，发明了无数怀孕和分娩期间的干预措施，发展了新的女性避孕方式，并利用他们的政治影响力影响堕胎政治，有时是为了禁止堕胎，有时是为了使堕胎合法化。[29]

相比之下，男性的生殖躯体则在很大程度上被忽视了，徘徊在医学、泌尿学、生育学、性健康等既定领域的边缘，而没有成为其中任何一个领域的主要关注点。[30] 当男性生殖健康的定义出现时，如美国国家卫生研究院网站上所说的，话题通常局限于"避孕、避免性传播疾病和保持生育能力"。[31] 然而，男性避孕仍然只有两种形式：避孕套和输精管结扎术。经过半个多世纪的努力，男性避孕药仍然是一项"正在研究进程中的技术"。[32] 大多数生育治疗仍然针对女性的身体；少数例外之一是卵胞浆内单精子注射，它涉及选定单个精子并将其注射到单个卵子中。然而，卵胞浆内单精子注射需要体外受精技术，因此女性仍然需要接受激素促排卵、取卵手术和胚胎移植。此外，这项简短的主题没有提到关于男性怀孕前的年龄和健康如何影响生殖结局的新知识。简言之，男性生殖健康在医学和政治上都不是一个真正的话题。

生物医学研究人员并不是唯一将男性视为标准身体，而将女性视为生殖躯体的人。社会科学家也是如此。我上面提到的关于生殖政治*的大量文献几乎完全是关于女性的经历，无论是在避孕和堕胎、怀孕、产前检查还是分娩方面。[33] 直到最近，学者们才注意到关于男性生殖的社会科学知识的缺失。[34] 目前关于男性避孕、男性不育、男性生育经验、精子捐献等方面的研究较少。[35]

关于男性气概的大量社会科学文献确实存在，但主要涉及性行为、身份特征、暴力和体育等问题。男人的性学，包括他们的性健康，受到的关注远远超过他们参与生殖过程的程度。[36] 在关于男性气概的介绍性文章中，有大量对男子性行为和性特征的各个方面的讨论，但几乎没有提到生殖，甚至没有提到父亲身份。《男性气概研究读物》的 22 篇文章和《探索男性气概》的 32 篇文章中，**没有一篇**探讨了男性生殖相关的主

---

　　* 生殖政治是女权主义者在 20 世纪 70 年代创造的一个术语，用来描述罗伊诉韦德案（Roe v. Wade）时代在避孕和堕胎、领养和代孕以及其他附属问题上的权力斗争。——译者注

题，这强化了男性与生殖之间几乎没有联系的观念。[37]

在这一点上，一些读者可能认为，鉴于是女性怀孕分娩，生物医学研究人员和社会科学家在研究生殖时，都把重点放在女性的身体上，这是有意义的。然而，这些生物学解释至今为止也只有这么多。对女性倾注**更多**关注是理所应当的，但这并不意味着男性不应当得到**任何**关注。为了说明这一点，回想一下关于心脏病的生物医学研究的例子：这并不是说女性没有可能会患病的心脏。正如心脏病知识的产生与男性身体和男性气概的观念纠缠在一起，同样，生殖知识的产生与女性身体和女性气质紧密相连、如信仰一样根植在脑海里，以至于关于男性身体有多重要的问题也被忽略了。

考虑性别化躯体概念的相关性

可以说，关于男性作为标准身体和女性作为生殖躯体的两种说法都由来已久且根深蒂固。然而，它们似乎已经发展成某些独立的概念，这就阻止了当它们被并排放置时出现的微妙对立。例如，妇女健康运动的积极分子用标准身体的比喻，认为医学研究人员忽视了妇女。[38] 但他们也认为，妇女的生殖躯体一直受到无休止的医疗干预。[39] 妇女的身体不能被完全忽视，也不能被完全医疗化。另一种矛盾，实际上也是激发本书主题的中心难题，源于男性作为标准身体的观念和在生殖方面基本未知的观念之间的脱节。男人的身体不能既是医学研究的标准对象，又几乎被完全忽视。

与其继续重复一套关于男性身体的主张和另一套关于女性身体的主张，不如同时考虑和感知它们的关系。这两种方法基本上都是关于某种身体被认为是产生某种知识所必需的。把男性作为标准身体，而女性作为生殖躯体的观念放在一起，就有可能看到如何将这些对人体的不同态度**结合起来**，找出它们在生物医学知识方面的相应漏洞，例如关于女性心脏病发作或男性生殖贡献的知识。

回到性别二元论的概念，这就是两者结合发生的方式和原因。二元论一方的内容被另一方的内容所定义。从历史上看，在生物医药和更广泛的文化中，人们要么被分成男性，要么被分成女性。它们的身体不是标准的就是生殖的。概念结论可概括如下：

> 如果男性身体是标准的，那么女性身体就不是标准的。
> 如果女性身体是生殖的，那么男性身体就不是生殖的。

我认为，这是一个基本的概念过程，通过这个过程，关于"异性"的二元论被结合起来，形成了医学和社会科学领域的知识构造。这就是为什么有相当发达的医学专业专门研究妇女的生殖，而有关男子生殖健康的知识则很稀少，分散在不同的专业中。这就是为什么历史学家和社会学家对女性的生育经历进行了深入研究，而对男性在这一领域的情形几乎一无所知的原因。

将焦点从女性（或男性）转移到性别

那么，"男性作为标准身体"和"女性作为生殖躯体"是如何演变成两个独立的概念的？其中一个显然与另一个相关，甚至是以另一个为前提的。在这里，我认为这是一个更广泛模式的具体例子：社会科学研究人员声称他们在研究"性别"，而实际上他们只是在研究女性；或者某些更不常见的情况，只是在研究男性。声称在研究性别，而实际是在研究女性，这种概念性的脱节，常常导致无法证实的经验主义观点，甚至有可能是完全错误的。[40] 我认为，应将分析视角转向性别，研究这种二元论是如何影响医学知识创造和个人生活的，而不是仅仅看二元论相对立的一面或另一面，这样有助于更彻底、更精确地将知识和身体之间的关系理论化。

首先要注意的是，许多关于性别和医学的文献实际上主要是关于女性和医学的研究。这种研究女性但称之为研究性别的模式，并不是医学社会科学研究所独有的。它是更广泛的 20 世纪 60 年代女权运动历史遗产的一部分，学术界还特别创立了"妇女研究"项目。20 世纪中叶，随着一流大学向女性本科生敞开大门，女性开始加入教师队伍，教授们开始呼吁设立关注女性的专业部门。[41]

在新开发的讲座、学位课程、演讲者系列会议和研讨会中，女性研究学院力求关注女性的声音，研究女性的经历。历史学家发掘出被遗忘的女科学家，英国教授书写了被忽视的女作家，音乐学家发现了鲜为人知的女音乐家。但随着时间的推移，对妇女的关注导致并提出了新的问题，即关于男性的"无标记类别"，以及男性气概的社会组织如何促成了两性之间的不平等。[42] 作为回应，妇女研究项目开始在其名称中插入性别一词，成为妇女和性别研究部门或仅仅是性别研究部门。

然而，即使学术项目和社会科学理论工作者将注意力从女性的范畴转移到更为适当的性别概念上，大多数关于"性别"的实证研究仍然主要针对女性。这并不是要诋毁经典研究对女性身体经验和妇科等医学专业的深刻贡献。实际上仅限于概念化**生理女性**和医学知识，而不是**社会性别**和医学知识。

同样的情况也发生在只关注男性的研究上，比如辛西娅·丹尼尔斯的著作《揭露男性》，它使人们很早就注意到关于男性生殖健康的生物医学研究的缺失。为了解释这种缺失，她提出了"生殖的男性气概"的概念，这是一套文化信仰，将男性定位为不可战胜的、生殖次要的、与子女健康问题基本不相关的人。[43] 然而，当人们更仔细地审视这一定义的特定要素时，矛盾就出现了。例如，男性并不总是被认为是生殖的次要因素；有时他们被视为主要因素，例如他们被认为是"导致"怀孕的积极因素。在另一些时候，人们认为男性既不是主要的也不是次要的，而是与女性平等的，比如人们认为在遗传因素上，男性和女性对后代的贡献是各占50%的。[44] 如果人们普遍认为男性与子代的健康问题不相关，那么生物医学研究人员又是如何发现、开始提出这些问题的呢？而这些问题导致了最近关于男性年龄和身体健康对生殖结局影响的一些研究结果。归根结底，丹尼尔斯对男性生殖能力的描绘过于静态，无法解释时间和地点变化造成的影响。根据定义，它也仅限于概念化**生理男性**和医学知识，而不是**社会性别**和医学知识。[45]

值得重申的是，这项关于女性/医学和男性/医学的研究，对身体和生物医学知识之间的关系有着重要的洞察力，而这正是我写这本书的基础。但我的方法与他们不同，我想把重点从**生理女性**或**生理男性**转换到**性别**，这种转换强调关系、比较和过程。正如瑞文·W. 康奈尔*简要概括的，性别"是一个过程而不是一个事件"。[46] 研究女人**或**男人（或者女性**或**男性，女性气质**或**男性气概）意味着研究一件事，一个范畴，是二元关系中的一半，而不明确考虑另一半。而研究性别则意味着研究女人**和**男人、男性**和**女性、男性气概**和**女性气质随着时间的推移相互联系的动态过程。这样不仅可以指出男性生殖健康知识的缺漏，还可以提出一个更广泛的问题，即这种缺失是如何产生的以及为什么会产生。关于男性（作为标准的）医学知识生产和关于女性（作为生殖的）医学知识生产有何**关联**？这些社会和科学过程如何结合在一起，造成相应的知识缺口？

从概念洞察到实证研究

研究人员不必只关注女性或男性，而可以通过将女性和男

---

* 瑞文·W. 康奈尔，《男性气概》作者。——译者注

性（或女性身体和男性身体）纳入同一项研究，考察将性别二元论概念化后如何塑造医学知识的形成过程。20世纪20年代，耐莉·欧德肖恩在她发现雌激素和睾酮的经典研究中采用了这种方法。通过对历史记录的仔细挖掘，她展示了科学家们是如何将这些身体物质理解为"性激素"的。尽管男性和女性身体中都有雌激素和睾酮，但它们主要与一个性别联系在一起，并被指派负责典型的男性和女性特征。[47] 史蒂芬·爱普斯坦对他称之为"包容与差异范式"的历史分析表明，将女性和少数民族纳入生物医学研究的努力最终强化了这样一种观点：他们的身体在生物学上与白人男性不同。[48] 莎拉·理查德森的《性本身》考察了X和Y如何成为"性染色体"的历史，并被描绘成男性和女性二元概念的生物学基础。[49]

这些研究中的每一项都强调了这样一个观点：关于男性和女性的生物医学知识是不可分离的，不应该被这样分割对待。这些学者采取了一种性别化的方法，他们比较女性和男性（或与女性和男性身体相关的身体部位和物质），但是欧德肖恩和爱普斯坦更多地将性别定位为内容，理查德森也用性别来理论化医学知识的**形成过程**。关于内容，我的意思是，欧德肖恩和爱普斯坦分析了对性别的特殊文化理解是如何在创造知识的过程中被调动起来的，以及对创造知识的影响。在这些研究中，性别标准和信念更多的是一个分析的**对象**，而不是知识形成的**机制**。相反，理查德森的一个明确目标是"科学中的性别模型"，她指的是考虑到"性别观念的建设性作用"，提出了哪些理论和模型，采用了哪些研究实践，以及如何用描述性语言来呈现结果。[50] 因此，她的理论和实证分析都受到了关注，即生理性别作为一种关系二元论如何塑造关于 X 染色体和 Y 染色体的知识。

总之，这些研究强调了研究性别和医学知识的理论与实证意义，而不仅仅是女人或男人和医学知识。将女性和男性纳入同一项研究，可以对性别如何影响医学知识的形成过程进行关系分析。我拓展了这一研究领域，提出了这样一个问题：性别的关系性如何影响信息缺失的形成？

一个理论命题：男女身体知识创造的关系性

因为性别是相关的，所以男性和女性身体的医学知识也是相关的。由于性别在历史上被建构为由二元对立的范畴组成，我认为把注意力集中在一种身体上，就会导致不够关注"另一种"身体。在决定用什么样的身体来回答什么样的问题时，科学家和临床医生深受当时文化规范和制度结构的影响。

正如我将在第一章中更详细讨论的那样，至少从 19 世纪开始，对生殖感兴趣的科学家和临床医生们就把女性的身体作为基础：设计对她们身体过程的干预措施，组织关于她们的年龄和健康如何影响生殖结果的研究项目，以及建立广泛的专业基础架构，以促进未来的知识创造和更多的临床干预。在性别二元论的概念架构中，所有这些对女性与生殖关系的关注必然会转移到对男性与生殖关系的关注。换言之，性别的关系性导致了广泛的关于女性与生殖的知识创造和关于男性与生殖的非知识创造。

为了说明这种动态，请考虑以下隐喻。想象一个摄影师站在两个人面前，一个在前景，一个在后景。两个人都在画面中，但是摄影师已经被训练成聚焦于前景中的人，于是后面的人就很模糊，如图 1 所示。现在想象一下，环境中的一些变化让摄影师好奇第二个人是什么样子。调整光圈，后景中的图形变得更加清晰，如图 2 所示。但是由于没有足够的细节来吸引摄影师的目光，因此摄影师将相机的焦点返回到前面的人（未显示）。[51]

这个比喻代表了观察和了解人体的方式。前景中的人物是女性身体，后景中的人物是男性身体。"摄影师"可以是科学家、临床医生、记者、政策制定者或普通公众。这个比喻的一个重要部分是，这些人中的任何一个人都将被"训练"以一种特定的方式观察身体，集中注意力。这种训练是生物逻辑过程、文化过程和制度过程（回想一下套娃）之间复杂的相互作用的结果。当涉及性别化的身体时，这种训练的一部分将植根于男性和女性身体二元论的信念中，即，专注于一个意味着不专注于另一个。

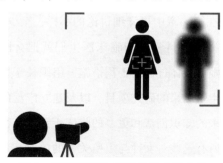

图 1 摄影师聚焦拍摄前景中的人物

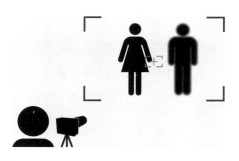

图2 摄影师调整光圈使后景图像稍微聚焦

　　完成这个比喻，重要的是要考虑摄影师的输出，即拍摄的"图片"，它可以是医学知识、临床指南、新闻报道、政策简报或个人信仰。这些成果可以塑造和重塑生物、文化和制度形成的过程，而这可能会影响摄影师未来的拍摄方法。我在这里描述的是一个反馈循环，它包含了时间性的关键元素，并演示变化是如何可能发生的。[52]

　　当把这个比喻应用到特定的时间和地点时，同样重要的是要考虑摄影师自身的特征——性别、种族等，可能会对拍摄的图像产生怎样的影响。例如，本书第一部分的历史叙述清楚地表明，知识的种类（又名"图片"）不仅受到社会背景的影响，而且受到产生这些知识的人的人口特征的影响。而那些用来制作知识的人物形象，他们不仅是性别化的，也是种族化的、等级化的、年龄化的、充满性意味的。

　　这个隐喻能被"看见"的部分在各个学科中我们都很熟悉，因为它与制定的社会学概念化框架和"男性凝视"的艺术历史分析密切相关。[53] 同样地，反馈回路的概念也被生物学、经济学、心理学和历史学家们广泛地应用。[54] 与本书主题更接近的是，伊恩·哈金调动了反馈循环来描述人的"组成"，社会创造了新的"人类种类"，如酗酒者或虐待儿童者。他写道：

> 引入人的分类会产生循环或反馈效应。新的分类和理论化促使被分类的人在自我认知和行为上发生变化。这些变化要求对分类和理论、因果关系和期望进行修正。种类被修改，修改后形成新的分类，种类又一次变化，之后一次又一次循环[55]。

人们当然可以将这一描述应用于女性被归类为"生殖"类别的方式，但它不能轻易地容纳那些针对未被分类、未被生产出来的知识的分析。

因此，我的论点集中在一个反馈循环如何在一种特定的知识和一种特定的身体——生殖知识和女性身体——之间产生联系，**排除了**生殖知识和男性身体的联系。事实上，反馈循环既可以用来检查知识**如何产生**（或不产生），也可以用来检查**什么样**的知识被生产（或不生产）。理论上的贡献在于摄影师框架中两个人之间的关系，以及这种关系如何影响生物医学凝视的焦点，从而产生和不产生关于人类生殖的知识。

本书概述

那我写这本书的目的是什么呢？我试图调整光圈，使男性的生殖健康成为更大的焦点。我的研究是建立在大量关于女性和生殖的文献的基础上的，我把它们作为一个比较案例、一个分析背景。事实上，如果不对妇女的生殖贡献进行评估，就很难确定我们对男性生殖贡献的无知。通过这种方式，本书提供了一个关于男性身体和女性身体知识创造的真正的关系分析。

我围绕三个相互交织的过程来组织这些章节：关于男性生殖健康的生物医学知识的产生（或缺失）、这类知识在更广泛的公众中传播的情况，以及男女个体对这类知识的接受程度。文化社会学家发展了这种三方框架，分析从小说或绘画到各种知识的各种文化对象，强调不仅要关注文化的生产，而且要关注文化的流通和接受。[56] 在一项研究中，包括所有三个过程，强调涉及的广度而不是深度，这在这种情况中更是如此，原因有两个：首先，正如芭芭拉·杜登（Barbara Duden）所观察到的，从分析上区分医学知识和个人经验是很重要的，因为两者之间不容易等价。[57] 我们必须检查生物医学知识是否、何时以及如何影响个人信仰，反之亦然。其次，强调广度而不是深度，对于研究较少的主题也是有意义的，正如上文所讨论的，男性生殖健康的主题当然是合适的。当我们所知甚少时，对于一个初步的研究来说，采取一个广阔的视角来绘制一个主题的轮廓图是更有利的。

本书的第一部分探讨了围绕生殖的医学专业化和生物医学知识的形成之间的关系。根据过去两个世纪的历史文献，包括来自专业协会的档案材料、论文、期刊文章和回忆录，前两章中的每一章都在探讨创建一个新的医学专业的尝试，即"平行"于妇科学的男科学。第一次这样的尝试是在19世纪80年代末，来自美国的医生，想从那些被他们嘲笑为"庸医"的声名狼藉的提供者那里夺取那些猖獗的性病患者，对其进行治疗。尽管他们的努力是在当时专业化的大潮中进行的，但认为男性生殖器官值得专业化的观点依旧遭到了他们同事的嘲笑。我认为这是一个关键时刻，由于把男性身体和生殖联系起来的可能性受到了阻碍，未来几十年里女性身体与生殖之间的联系得到了进一步加强。

正因为没有一个有凝聚力的医学专业来提供基础架构，在整个20世纪上半叶，有关男性生殖的知识就滞后了。第二章分析了20世纪60年代末第二次尝试开设名为"男科学"的专业，这次是一次国际性和跨学科的尝试，虽然比组织者希望的更有限，但确实取得了一些成功。对比19世纪末的尝试，我认为，20世纪60年代的社会运动，如那些争取妇女权利和病人权利的运动，改变了观念上的可能性，促使人们开始思考男性对生殖的重要性。由于医学专业化的过程在不同的国家可能会有很大的不同，[58] 本书其余两部分涉及男性生殖健康知识的传播和接受——主要是关于美国的，在美国，男科仍然是一个几乎闻所未闻的医学领域。

时至今日，与男性生殖健康相关的话题屈指可数，如避孕、性传播疾病、性健康和不孕不育。近几十年来，清单上一个新增加的重要条目是父源性效应。本书第二部分的两个章节以父源性效应为例，分析了关于男性生殖躯体的新知识是否以及如何在更广泛的公众中传播。第三章提供了一个详细的科学文献回顾，追溯了男性身体健康如何影响精子的生物医学知识的形成。在 20 世纪的大部分时间里，科学家和临床医生都认为，可生育的精子是健康的精子。换句话说，如果精子能"导致"怀孕，就被认为是无损伤的。[59] 直到研究人员开始区分精子的生育力和"健康"，他们才开始提出问题：受损的精子如何影响生殖结果，如流产和儿童疾病。因此，研究父源性效应的研究人员的领域仍然很小，他们继续努力积累关于男性年龄、健康状况和怀孕前暴露对儿童造成风险的证据。

现在，关于父源性效应的知识正在产生，第四章评估了有能力公布新发现的组织是否正在向更广泛的公众传播。我比较了新闻媒体的报道，包括《纽约时报》和消费者网站上五十年来关于精子的文章，以及联邦卫生机构和专业医学协会发布的官方声明。新闻媒体偶尔会报道男性生殖健康这一方面的内容，但往往只报道男性的年龄、行为和暴露如何影响精子的质量（包括精子的数量、形状或活动能力），很少提及这些因素也可能影响儿童的健康。

本书的第三部分以公众为中心，介绍了对 40 名男性和 15

名女性的深入访谈，探讨了他们对男性生殖的看法，特别是对父源性效应的看法。由于缺乏与男性有关生殖方面的定性研究，第五章致力于个体如何描述男性在生殖中的角色这一基本的实证问题。我发现男人和女人都把男人的参与定义为性交、提供精子和养家糊口。深入研究他们如何描述生殖细胞，我了解到，个体讲述了两个不同的关于精子的生物学故事，第一个是关于主动精子和被动卵子的更传统的叙述，第二个是遗传学语言通常表达中使用的更平等的叙述。

回到父源性效应的话题，第六章探讨了个体对新的生物医学研究的反应，这些研究表明，男性的年龄、行为和暴露会对其子女的健康构成风险。我设计了一份名为"健康的精子"的传单，这使我能了解他们的反应。他们在得知这些信息时感到惊讶，大多数是第一次了解，或许是关于非生产性和非流通性的男性生殖健康的生物医学知识的后遗症之一。尽管每个男人都表示愿意尽一切可能让自己的孩子有一个最好的开端，但受访者指出，男性个体与"健康精子"目标之间存在着许多结构性障碍和环境障碍。从这些访谈中获得的见解可以更广泛地应用于生殖方面的公共卫生信息，特别是努力避免进一步污名化那些已经处于边缘化社团的人。

在结论部分，我详细说明了这项研究对社会科学界关于性别、医学和信息缺失的辩论的贡献，然后引出贯穿全书的一些主题：医学专业提供的组织基础架构如何影响生物医学知识的产生和积累，生殖躯体和性别躯体之间的区别是如何随着时间的推移而改变的，幽默和尴尬在塑造从科学研究到医患互动的一切方面的重要性，以及当代呼吁生殖责任的优生基调。关于这项研究的意义，我向公众、生物医学研究人员、医疗保健提供者和公共卫生政策制定者提出建议。我特别注意到，不了解男性生殖健康的后果远远超出了医学领域，变成了围绕避孕和堕胎的白热化政治辩论。生殖是女性的差事，主要发生在女性的身体中，完全由女性负责，这一概念得到了生物医学和社会进程的支持。这些进程不断地将女性定位为生殖性的，而将男性定位为非生殖性的。重视男性的生殖健康不仅有可能改善他及其子女的生活，而且有可能对性别政治产生更广泛的影响。

第一部分

医学知识专业化
与生物医学知识的形成

第一章
父产科的前景？

> 我几乎要认为我们都是鬼魂……不仅是我们从父亲和母亲那里继承的东西"走进"了我们的内心。它是各种死气沉沉的思想和死气沉沉的旧信仰，等等。它们没有生命力，但它们仍然依附着我们，我们无法摆脱它们。

> 海伦·阿尔文夫人，摘自亨利克·易卜生《群鬼》

1891 年，亨利克·易卜生的戏剧《群鬼》在伦敦皇家剧院举行了英语首映式。它在十年前就以挪威语出版，已经激怒了丹麦、瑞典和挪威的观众。[1] 就像易卜生的另一部著名戏剧《玩偶之家》一样，这部作品也对传统社会习俗提出了明确的谴责。但正因其对梅毒的坦率描述，英国评论家们以谩骂回应，他们把梅毒贴上了"难闻的和污秽的"、"病态的、不健康的、不卫生的"、"在公共场合做的肮脏行为"和"令人厌恶"的标签。[2] 按照当时的说法，性病在 19 世纪末流行，[3] 因此，即使这部戏从未提及梅毒这两个字，评论家和观众也会完全意识到是什么在折磨舞台上的人物。从媒体的反应中可以清楚地看到，这种疾病由于与非法性行为有关而受到极大的侮辱。[4]

与此同时，如果没有一个明确的诊断测试，医生们往往很难将梅毒的皮疹和皮损与其他常见的生殖器疾病区分开来。[5]事实上，在一本著名的泌尿生殖学教科书中，医生威廉·H.范布伦和爱德华·L.凯斯语带轻蔑地写了一句俗语："如果你不知道该怎么办，就给病人治疗梅毒。"[6] 如果连医生都难以确定男性疾病的病因，那么普通男性该如何决定何时何地去寻求治疗呢？

在美国，人们对这个问题的答案因地理位置、种族、阶级和国籍的差异而有很大的不同。试着比较一下他们的情况：一个是住在城里能接触到各种训练有素的医学专家的北方白种人；另一个则是住在中西部农村的贫穷波兰移民，他远离任何医生，不得不在县集市上排队五分钟，等候一位旅行"医生"。[7] 或者他是一个黑人佃农，在南北战争后的几年里住在南方，几乎得不到正规的医疗保健，害怕接受医学实验，就像在几十年后参加美国公共卫生署臭名昭著的"塔斯基吉梅毒实验"的男性一样。[8] 然而，笼罩在这些人头上的是与这些疾病有关的道德谴责。

与生殖器疾病相关的羞耻感和耻辱感并不局限于性病。从肿胀和疼痛到阳痿和不孕，面对各种各样的性和生殖问题，男性可能会遇到多种尴尬，因担心自己的男性气概，从而延迟寻求帮助，并从兜售奇迹疗法的推销员那里寻求解脱。事实上，托马斯·布利扎德·柯林，伦敦医院的外科顾问医生，维多利亚时代权威的睾丸教科书的作者,[9] 在描述男性遗精（一种以精子丢失为特征的疾病，据信是由手淫引起的）时，就提到了这些问题:[10]

> 这些人的状况已经够令人忧郁的了。他们意识到自己的行为受到了人们的憎恶，所以犹豫不决不敢去请教正规的医生，反而去无知而狡猾的庸医那里寻求解脱，他们的金钱和资源被庸医榨干了，为此他们只能以极度失望而告终。这就是人类对性的严重放纵所付出的沉重惩罚——一种堕落的本性和一种毁坏的体质，使他在最美好的日子里痛苦不堪，有时甚至导致精神错乱或自杀[11]。

在易卜生聚焦梅毒的戏剧风靡全球之际，泌尿生殖科专家凯斯博士发起建立一个名为"男科学"（andrology）的新医学专业，致力于解决这些持续存在的问题。他和他的同事们希望将男性生殖器官的治疗从阴影中带出来，使之进入受人尊敬的领域。本章描述了这些努力，并解释了它们失败的原因。

医学专业化与生殖

现代医学的特点是拥有一系列令人眼花缭乱的专业，由科学家和临床医生组成，他们只专注于特定的身体部位或人群。例如，心脏病专家专门研究心脏，儿科医生专门研究儿童，儿科心脏病专家专门研究儿童的心脏。但情况并非总是如此。虽然一直都有治疗师，但直到 19 世纪中叶，医生才开始将自己组织成一个自主的职业，将他们所学的业务与助产士和其他被他们称为"庸医"的服务区分开来。[12]

美国医学会成立于 1847 年。在接下来的几十年里，这成了精英医生的一个普遍的传统仪式——接受培训的医生去欧洲旅行，因为那里的专业化已经开始占据主导地位。面对医学知识的迅速普及，医生们宣布无法跟上时代的步伐。他们受短期教育的启发后回到美国，开始围绕特定的身体部位与过程形成新的亚专业小组：眼睛、耳朵、大脑和分娩等。[13] 记录医学专业化历史的学者同样指出，医学知识的增长**解释了**为什么医学专业开始细分。[14] 躯体各部分被分在不同的专业，但并不是所有的部分都能被某专业认领。

在这一章中，我认为 19 世纪末，特别是 19 世纪 80 年代末是生殖医学专业化历史上的一个"关键时刻"。[15] 在这一时期，我们当然可以想象这样一种情景，即涉及男女双方的生殖可能成为一个包括女性和男性身体的统一医学专业的基础。但事实并不是这样的。与之相反，妇科和产科这两个专门针对女性生殖身体的专业很早就出现了，并在 19 世纪的最后几十年迅速彻底制度化。[16] 事实上，妇女的生殖器官和生殖过程与一般医疗分开，被指定为一个独特的医学知识和治疗领域。那么男人的生殖躯体发生了什么？他们真的像一些学者声称的那样被忽视了吗？如果没有，那么科学家和临床医生是从什么时候以及如何关注男性的生殖器官和生殖过程的呢？

为了回答这些问题，我收集了从医学专业开始呈现基本形态到今天的不同历史线索。这些线索包括对流行性性病的控诉、"男性专科诊所"的兴起、对性学和优生学这些新兴专业的兴趣，以及现在已经不熟悉的情况，如遗精的科学研究。与启动和发展面向女性生殖的医学专业巨大而持续的努力相比，我发现为男性启动平行专业的尝试是停滞的和被嘲笑的。根据我在引言中勾勒出的摄影师的比喻，我认为围绕女性生殖身体的专业化相对容易和成功，与为男性建立这样一个专业的难度有着深刻的关联。事实上，尽管过去的一个世纪里有间歇性的努力，但仍然没有一个充满活力、欣欣向荣的专门针对男性生殖健康的专业。

围绕女性生殖躯体的医学专业化

在此，我就妇产科的发展作一简要概述，来论证这些早期医学专业提供的组织基础架构如何为后来的激素和避孕药研究做出贡献，而这些反过来又进一步强化了女性身体作为生殖器官的观念。虽然这不是一部详尽的女性身体生殖方面医学方法的历史，但我的目标是提供一个"概念证明"，证明从19世纪到现在，在妇女身体和生殖躯体的持续联系中，存在一种强化反馈循环的模式。然后，回到男性，我描述了建立以男性身体为导向的医学专业的失败尝试是如何导致缺乏组织基础架构的结果的，这反过来又阻碍了关于男性和生殖的医学知识的形成。

而反馈循环的这一部分强化了男性身体不具有生殖能力的观念。

在19世纪的最后几十年，出现了最早的医学专业之一——妇科学，医院和诊所、专业协会和期刊都集中于"妇女疾病"。欧纳拉雅·莫斯库斯认为，在19世纪之前，妇女疾病不被视为任何一个医疗从业者群体的领域。[17] 这种情况在20世纪中叶开始改变，当时临床医生开始认为，女性的生殖功能主导了她们的生理和心理。一位著名的内科医生认为，"在女性的病理史上，身体的属性比在男性的病理史上更为重要，这些属性深深地烙印着她作为一个女性的形象，指导、控制和限制着她的能力的发挥"。[18]

虽然子宫是人们最初感兴趣的器官，但卵巢很快就占据了中心位置。[19] 到了19世纪70年代，通过手术切除女性卵巢来治疗从月经疼痛到精神错乱的各种生理和情感问题已成为公认的临床实践。[20] 女人和男人有着天壤之别，女人的病理学来源于她独特的生物学构造，这两个假设都定义了妇科学的专业并使之合法化。新成立的女子医院集中大量"同一房间同类病例"，为妇女生殖体的生物医学研究做出了贡献。[21] 医学专业化一开始，一个强大的反馈回路就被实例化了，它将女性定位在生殖道和女性的生殖系统中。

这种反馈回路在整个20世纪不断得到加强。阿黛尔·克拉克记载了1910年代生殖科学领域的出现，涵盖了医学、生物学和农业。在医学领域，重点完全在妇女的身体上，产科医生和妇科医生的人数呈指数增长，并在20世纪30年代正式合并为一个单一的专业。[22] 这些专家和其他专家对妇女的生殖进行了一项又一项的研究，研究主题从月经、生育、更年期到避孕和堕胎。关于不孕症的研究，虽然现在已经认为男性和女性对这种情况的影响是相等的，[23] 但往往仍然更强调对女性身体的诊断和治疗，有时甚至排除简单的精子计数。[24]

当研究人员忙于创造有关女性生殖身体的新知识时，他们也在创造一个由科学家、临床医生和诊所组成的密集网络，专注于这个问题。耐莉·欧德肖恩在分析 20 世纪 20 年代和 30 年代激素模型的兴起时，强调了这些网络的基础结构意义。生物医学研究人员借鉴了关于女性特征源于卵巢和男性特征源于睾丸的古老观点，推测这些器官会释放出女性和男性物质。[25] 为了鉴定和分离出他们所说的"性激素"，科学家们求助于大量已有的妇科诊所，这些诊所使女性的身体，特别是她们的尿液和卵巢，随时可供研究人员使用。相比之下，欧德肖恩指出，由于**缺乏**男性诊所和以男性为中心的临床医生，男性的生物材料更难获得，她认为，这使得睾酮的鉴定推迟了好几年。[26] 后来，尽管在男性身上发现了"女性激素"，在女性身上发现了"男性激素"，但早期的内分泌学家仍然将雌激素与女性联系在一起，将睾酮与男性联系在一起，这种联系一直延续到今天。[27]

过了几十年之后，激素模型和对女性身体（而不是男性）的广泛研究的一个结果是，开发出一种女性避孕药，而不是男性避孕药。[28] 正如欧德肖恩所说，作为内分泌学研究对象的男性"逐渐消失"。她强调了组织基础架构的重要性，认为"将男性与生殖联系起来的知识主张不可能稳定，因为不存在研究男性生殖过程的**制度背景**"。[29] 因此，仍然没有男性避孕药，而女性避孕药的普遍存在进一步将女性的身体刻画为生殖实体。

女性本身进一步加强了妇女身体与生殖之间的联系，因为社会活动家将生殖问题列入整个 20 世纪女权运动的议程。20世纪早期，玛格丽特·桑格的努力都集中在使妇女能够"计划生育"。[30] 20 世纪 60 年代和 70 年代的女权主义者试图对妇女的生殖躯体有新的认识，并主张堕胎权。[31] 而倡导"生殖公正"的当代活动人士则采用交叉的方式，将重点扩大到堕胎之外，并指出国家和临床对弱势边缘化人群的虐待，认为妇女不仅需要**不生育**的权利，还需要在安全健康的环境中生儿育女和为人父母的权利。[32] 在每一个案例中，学者和社会活动家都强调了怀孕发生在妇女身体内的社会和政治意义。

把这些历史时刻放在一起，就有可能看到某种模式在重复：将女性的身体和生殖联系起来的反馈回路的具体化和强化。19世纪末，妇女生殖躯体医学专业的初步出现，建立了生物学、文化和组织联系，许多 20 世纪的研究议程就是建立在这些联系之上的。反过来，这些关于激素、生育和避孕的研究议题（仅举几例）加强了妇女身体、女性文化规范和生物医学基础架构之间的联系，以产生更多关于妇女和生殖的知识。相反，正如我在本章接下来的部分所描述的，男人的情况恰恰相反。19 世纪后期的文化形势使得男科学很难作为一门专业开展，这导致了生物医学基础架构的缺乏，从而抑制了关于男性生殖躯体的医学知识的形成。事实上，这种差距，这种缺乏关注，这种信息缺失的产生，被证明几乎不可能打断，即使有明确的要求去这样做。

男科学作为一个专业？

在19世纪80年代，当医生们看到新的专业知识在他们周围涌现时，一小群医生聚集在纽约市，成立了一个面向男性身体的新协会。几年内，他们的努力使其登上了《美国医学会杂志》的版面，1891年该杂志发表的一篇未署名的社论赞扬了男科作为一个新的医学专业的诞生（见图3）。这篇文章大约500字，夹在一篇关于剖宫产的社论和另一篇题为《呕吐生理学》的社论之间。

对这一简短陈述的详细解释，使我们有可能在这一时期绘制男性生殖体临床方法的轮廓线和断层线。社论的第一句话将男科学的主题确定为"泌尿生殖系统疾病"，并称之为"朝着正确方向迈出的一步"，即它应该成为一个"独立和独特的专业"。作者列举了前几年出现的其他一些专业——"妇科学、眼科学或皮肤学"，指出"男科学和妇科学之间的平行性尤其明显"。正如妇科学成为一门独立于全科医学的专业之后，治疗"女性特有疾病"的"外科艺术"也随之改进，作者希望"男在另一例死亡病例中，外科医生同时切除了一个纤维瘤，这是一个并发症。

男科学将成为一个医学专业

在将泌尿生殖系统疾病划分为一个独立和独特的专业方面，朝着正确方向迈出的第一步是在美国内科和外科医师协会成立了男科。这个命名激起了许多负面的批评和一些嘲笑，但美国泌尿生殖外科医师协会组成的这一组织结构最终被通过了。美国男科协会现在是这个协会的一个重要组成部分，已经取得了圆满成功，并证明了它有能力将男科专业放在与妇科学、眼科学或皮肤学同样高的位置上。男科学和妇科学之间的平行性尤其明显。全科医学的迫切性最终要求建立一个专门研究和治疗妇女特有疾病的外科，这一点得到了充分的承认。这一外科的特殊分支在分化为一个专业之前，其特点是粗糙和不完善的工作（我们要说的是外科手术的野蛮），鉴于该科目前正在进行的宏伟工作而言，很难实现。毫无疑问，男性特有的疾病被忽视的更多，被理解的更少，更经常的治疗是"为了它所包含的东西"，而不是为了让病人受益，这在妇女的疾病是从未有过的。我们相信，在这一类感情中所做的工作完全是野蛮的、草率的和不诚实的，正如在妇科疾病中所观察到的那样。男性疾病一直都是庸医和江湖骗子扎堆的领域，必须承认的是，某些医生在其他方面可能表现出相对诚实的目的和实际技能。他们一直是硕果累累的土壤，在那里，职业偏见和普遍无知的有害原则蓬勃发展，并在一批错误、古怪的借口和无能的手术中茁壮成长。在可敬的医生的漠不关心和急视下，庸医的行为像一株毒菌一样在医学界的橡树根上茁壮成长。

现在是时候了，一个专门研究男科学的协会应该会被大专业的观点所鼓舞。这个时代终将到来，那时新分出的和新命名的专业实践将与今天的妇科学一样受青睐。

但男科永远不会占据应有的地位，除非普通医生不再认为只要病人有钱继续治疗，他就以为自己有能力治疗最复杂的泌尿生殖系统疾病。身体的任何部位都不会像男性的泌尿生殖系统那样，如此迅速而痛苦地被痛恨无能，需要修补补补。

呕吐生理学

除了疼痛，没有比呕吐更常见的疾病症状了。它发生在各种各样的情况之下，包括一般情况和局部情况，而且在许多疾病的鉴别诊断中具有如此重要的参考意义，因此必须对其产生的机制有明确的认识。我们在生理学方面的标准著作存在一些相当大的差异。Foster说，呕吐过程中出现的不同冲动大都被认为是从位于延髓的中心开始，靠近呼吸中心。Landois和Sterling认为，呕吐运动的中心位于延髓。Mills说，呕吐中枢通常位于延髓；然而，他认为，目前形式的中枢学说，特别是在生理和解剖上有如此精确的限制的情况下，是无法维持的。在这件事上，他认为我们一直忽略了各部分之间的联系，而忙于界定它们的界限，我们对整个过程的解释很可能不足以揭示其真正的复杂性。Hlasko（Inaug.Dis.Dorpat.,1887）经过大量的实验得出结论，尽管球部没有中心，但胃部贲门的收缩是由中枢神经冲动

图3　《美国医学会杂志》社论《男科学将成为一个
医学专业》，1891 年

性特有的疾病"也能得到同样的改善，因为现有的治疗方法是"野蛮的、草率的和不诚实的"。事实上，社论直言，"毫无疑问"男性的疾病"被忽视的更多，被理解的更少，更经常的治疗是'为了它所包含的东西'，而不是为了让病人受益，这在妇女的疾病中是从未有过的"。

至于这种情况是如何形成的，社论者指责"可敬的医生的漠不关心和忽视"，他把人们交给"庸医和江湖骗子"，这是"职业偏见和普遍无知"的"有害"的同流合污。为了强调这些治疗方法是多么有利可图，作者还指控"普通医生"，"只要病人有钱继续治疗，他就以为自己有能力治疗最复杂的泌尿生殖系统疾病"。这篇社论的结论不祥："身体的任何部位都不会像男性的泌尿生殖系统那样，如此迅速而痛苦地被痛恨无能，需要修修补补。"

作为进入历史上特殊时刻的切入点，《美国医学会杂志》的社论提出了许多吸引人的问题。首先，男科学一词的词根是"人类科学"的意思，这个术语和反复出现的短语"男性疾病"或"男性特有"表明，该专业的创始人打算把重点放在男性身体上。同时，他们还将自己的研究对象定义为"泌尿生殖系统疾病"。既然男性和女性都有一种当时常被称为"泌尿生殖系统"的东西，这就引出了一个问题：这些最早的雄激素学家是如何在自己的领域和妇科领域划清界限的？是不是仅仅是患者的性别决定了该由哪个专业的专家来治疗？

除了"泌尿生殖系统疾病"这一名称，这篇社论也很有趣，它从未明确指出哪些疾病是"男性特有的"。关于体面的讨论和对"庸医"的提及表明，名单可能包括梅毒和淋病等性传播疾病，以及阳痿、遗精等病症。虽然这些疾病受到了一些学术上的关注，但它通常来自性历史学家，他们更关注性行为，而不是生殖和父亲身份的问题。[33] 我把这些疾病和那些试图专门研究这些疾病的临床医生放在性别政治和生殖政治的历史框架内一起分析，试图揭示男性身体和医学专业化之间关系的新方面的转变。

谁，什么，何地，何时，为什么

我从基本问题开始，询问谁参与了男科这个新生的专业，他们是如何定义他们的学科范围的，以及他们的目标是什么。虽然有一些学者简要地指出了《美国医学会杂志》社论的存在，[34] 但我找不到任何关于它提到的美国男科学会或是该组织创办人的深入历史研究。因此，我梳理了医学期刊和会议记录，以及个人信件、回忆录和讣告，回答了两个问题：19 世纪末的男科是什么？为什么它消失了？

后来发现，社论中提到的男科组织是由一群精英医师新发起成立的，他们最初把自己命名为泌尿生殖外科医生协会。这个团队在爱德华·L. 凯斯（1843—1924）的领导下走到了一起，他是一长串医生中的一员，也是威廉·H. 范布伦的明星学生，而范布伦是纽约贝尔维尤医院医学院专门研究泌尿生殖系统的教授。[35] 这就是凯斯从耶鲁大学毕业并在内战中短暂服役后，在纽约做医学生时遇到他的地方。[36] 23 岁时完成医学学位后，凯斯听从范布伦的建议，于 1866 年乘船前往巴黎，在那里他跟随著名的性病学家，如菲利普·里科德一起学习。[37] 回国后，凯斯加入了范布伦的实践项目，1874 年，两人合作出版的书，后来成为 19 世纪末最主要的泌尿生殖教科书之一。除了教科书，凯斯还以治疗梅毒的方法（1876 年引进）和在贝尔维尤建立美国第一个泌尿生殖外科病房而闻名。[38] 他一直在那里教书到 1890 年，他当时戏剧化的讲课风格给学生留下了深刻的印象。凯斯的开场演讲常以一位病人坐担架进来开始。凯斯转向病人，"从溃烂的裸体下抽出一张床单"并宣称，"先生们，这是梅毒！"[39]

考虑到凯斯作为泌尿生殖专家的突出地位，他在 1886 年收到一封信，信上询问他是否有兴趣成立一个新的专业协会。亚拉巴马州莫比尔市的克劳迪斯·马斯廷博士正在发起建立美国内科和外科医师协会，[40] 那是美国医学会当时暂时存在的一个竞争对手。[41] 马斯廷的目标之一是通过将越来越多的医学专业带来的专业学术会议组织在一起，从而简化学术旅行。[42] 学会每三年一次的会议第一次于 1888 年在华盛顿特区举行，而当时还没有一个泌尿生殖外科医生协会。马斯廷写信给凯斯，问他是否愿意去组织建立一个。[43]

信头显示，凯斯从他居住和工作的公园大道 1 号发出了回信，[44] 他最初表示反对，1886 年 5 月他回应说："我是个体，不是组织领导者。我担心我不是那个采取主动行动的最佳人选。"[45] 但凯斯确实主动提出了建议，并写信支持这样一个组织。马斯廷一定是抓住了这个机会，因为就在几个月后，凯斯给他回信，最后确定"谁应该被邀请参加这个美国学会的第一次会议，这次会议的目的是提高我们对泌尿生殖和梅毒方面的知识"。为了形成这个学术团体的"核心"，凯斯邀请了24位男士：15位男士被他归类为"以泌尿生殖系统工作而闻名的外科医生"，9位男士被他归类为"在梅毒实践、教学或研究方面特别出名的绅士"。大多数人来自美国东北部，但也有来自芝加哥、圣路易斯、旧金山甚至"美国梅毒的圣地"阿肯色州温泉城的医生。[46] 只有一位医生拒绝参与，理由是"梅毒属于皮肤病"。[47] 事实上，在该组织成立的最初几年里，人们反复讨论了新专业的范围，包括哪些疾病和身体部位将纳入其领域，以及其名称的基本问题。

讨论新专业的名称和范围

当凯斯和他的同行们努力安排他们的第一次会面时，他们是在快速医学专业化的背景下这样做的。新成立的专业之间的界限可能有点模糊，但凯斯试图将对泌尿生殖系统疾病和性病治疗有专长的医生聚集在一起，这并非偶然，因为性病可能会产生皮肤病变，因此会与皮肤科重叠。然而，凯斯打算将新的专业范围扩大，而不局限于性病。

1886年10月16日，有十名男性聚集在凯斯家中讨论成立新的专业协会。[48] 议程上的议题是：名称、管理结构和招募新成员的方法。[49] 经过讨论，在场的人投票自称为泌尿生殖外科医生协会。由于其生殖器官和泌尿系统的分组，这一说法引来了多家医学杂志的评论，报道了新学会的出现，这是一个明确的尝试。事实上，出席第一次会议的著名梅毒学家艾伯特·莫罗亲王在两个月后写了一篇社论，宣布他编辑的这本建立四年的杂志《皮肤和性病学杂志》，今后将被称为《皮肤和泌尿生殖系统疾病杂志》，以反映"拓宽期刊范围，便于纳入对一大类泌尿生殖系统疾病的考虑"。[50] 虽然莫罗之后继续关注皮肤病和性病并发表了许多这方面的文章，但"泌尿生殖系统疾病"的独特措辞被认为更为"宽泛"。

至于泌尿生殖外科医生协会希望将哪些特定器官和条件纳入其职权范围，在新泽西州莱克伍德举行的第一届年会上，被选为临时主席并担任该组织第一任主席的凯斯，滔滔不绝地说了以下几个部分：肾、尿道、膀胱、精索、睾丸，以及梅毒学，后者被他描述为"一个充满惊喜的华丽王国"。[51] 这些相同的身体部位中有许多出现在他与范布伦合著的教科书的目录中，尽管有些是男性特有的，如"精"索和睾丸，但女性也有肾脏、尿道和膀胱。从一开始，这一新的专业就缺乏清晰确切的身体基础。泌尿生殖外科医生打算同时治疗男性身体和女性身体吗？如果是这样的话，他们如何从已经存在和彻底制度化的妇科专业中脱颖而出？

平行于妇科学的专业？

最早在泌尿生殖学会议上发表的论文及在其期刊上发表的文章表明，凯斯和他的同事确实讨论了包括男性和女性身体以及儿童身体在内的诊断和治疗。在《皮肤和泌尿生殖系统疾病杂志》上，女性生殖器皮疹的图像与男性生殖器皮疹的图像出现在一起（在这里就不显示这些影像了）。但与此同时，很明显，这些早期的专家们正在努力开拓一个不同于妇科的专业领域。妇产科已经充分地宣称对女性的"泌尿生殖系统"拥有支配权，以至于新成立的泌尿生殖外科医生协会默认其成为男性身体的一部分。

这种动态在重复的平行修辞中尤其明显，男科被描述为与妇科学"平行"。例如，《美国医学会杂志》的社论通过提及"男性疾病"来对应"女性疾病"的语言，指出针对每一种疾病的专业的"平行性"是"特别明显的"。19世纪的作家们偶尔会发表评论，指出对女性和男性的身体关注存在差异，这也揭示了对平行性的期待。[52] 例如，格拉斯哥*的医生唐纳德·坎贝尔·布莱克在一本关于"泌尿和生殖器官"的教科书的序言中指出，在以前的著作中，"男性性精神错乱"并没有得到"足够的科学精神"的治疗，但"奇怪的是，**过度的注意力**（nimia diligentia）却被放在有同样疾病的女性身上"。[53] 《俄亥

---

* 苏格兰第一大城市，英国第四大城市。——译者注

俄医学杂志》上关于"女性疾病"的三本书的评论也提出了类似的观点，其中包括早期使用的"男科学"一词：

> 与普通医学相比，妇科文献数量巨大，正变得与其重要性不成比例。有许多论文和无数的专著，更不用说专门研究这个专业的期刊了。妇科学正在"蓬勃发展"，儿科学也有相当的代表性。只有男科仅有一点背景；可能是因为男性的特殊疾病并没有为医学的雄辩提供如此吸引人的领域。[54]

其中一个最丰富多彩的例子出现在莫斯库斯《妇科史》的开头，她引用了英国外科医生托马斯·斯宾塞·威尔斯（Thomas Spencer Wells）的话，描述了对女性生殖器和男性生殖器不同程度的关注。威尔斯反对切除女性卵巢的常规做法，提及女性临床医生令人不可思议的形象，"宣扬男性大多数无法控制的疾病都可以追溯到生殖器的某种病态变化的学说，成立了讨论这些疾病的协会和治疗这些疾病的医院，其中一个坐在她的诊疗椅上，旁边放着她的小炉子，熨斗都是烫的，每一个经过她的男人都会被烫伤"。[55]

在1889年举行的美国泌尿外科医师协会第三届年会上，凯斯本人也参与了类似的活动，当时他提出了一项动议，将该组织的名称改为美国男科学会。[56] 第二年，在如今被称为美国男科学和梅毒学协会的年会上，他的动议被正式批准，[57] "梅毒学"一词被加了进去。我徒劳无功地寻找任何关于凯斯更名的理由，但他通过构建一个意味着"男人"的词根"andro"，唤起与妇科学的类比，因为妇科学词根"gyneco"的意思是"女人"。[58] 至少从 1837 年以来，德国医生就开始使用男科这个术语来描述那些治疗男性生殖系统疾病的人，他们也常常把妇科作为男科的陪衬。[59] 在美国、巴黎（凯斯学习的地方）和德国之间，繁忙的医师培训让他们把这个术语带回了美国海岸。[60] 尽管 19 世纪的医生不会这么说，但将男科学定位为与妇科学平行的说法是可能的，因为性别被建构为二元论。但是，新的男科学术语并没有解决这些平行的说法到底意味着什么的问题。男性和女性的身体是否足够相似，可以由同一个专业来处理，或者他们是如此不同，以至于需要不同的专业？

男性与女性身体的异同

无论他们自称为"泌尿生殖外科医生"还是"男科学家"，对于他们想将哪些身体部位称为专业领域，一直缺乏明确的认识。这种不确定性的一个例子出现在《美国柳叶刀》杂志的报告中，即"泌尿生殖外科医生已经成立了一个全国性协会。我们**推测**这意味着主要针对男性的生殖泌尿器官。这些绅士对男人的意义就如同妇科医生对女人的意义一样"。[61] 事实上，凯斯和其他人已经使男科与妇科学"平行"，这表明他们的重点将放在男性而不是女性身体上。但与此同时，他们的日常工作也包括看望女性患者，有时还发表有关女性生殖泌尿器官疾病的文章。这类问题，即哪些身体部位结合在一起是有意义的，是任何一个医学专业化过程的核心。而泌尿生殖外科医生在不知不觉中也在努力解决一个相关的问题：当这些部位被性别区分时，它们需要不同的专业吗？

这个问题的答案在当时并不清楚，正如我将在结论中讨论的那样，即便是现在也不总是清楚的。而造成这种不确定性的原因并不是因为科学家们还没有弄清楚关于生理性别和社会性别的"实际"真相。相反，清晰性的缺乏源于这样一个事实：在特定的历史背景之外，人们永远看不清或不了解身体；没有一种身体是"非文化的"或非历史的。[62] 随着对身体的信仰的改变，关于男性身体和女性身体的定义也随之改变。在这个特定的时间和地点，在19世纪晚期的欧美科学家和临床医生中，关于男性和女性身体（以及黑人和白人身体或异性恋和同性恋身体）的相似之处和不同之处产生了激烈的辩论。[63] 在占主导地位的范式下，专家们对身体采取了某种机械的、基于部位或器官的方法（距离激素模型产生还需要几十年的时间），他们特别关注他们所称的"生殖器官"、"性器官"或"传代器官"。这些不同的描述源于18世纪开始的一种修辞转变，当时带有生物色彩的术语"生殖"（reproduction）开始取代带有宗教色彩的术语"世代"（generation）。[64] 然而，19世纪的作者们仍然几乎互换使用着这些术语。[65]

这些器官对于女性和男性而言本质上是否相似，或是否应将它们更好地理解为"平行"但不同，为了解决这些问题，可以从同时代的医学论文中寻找答案。有许多厚重的大部头书籍，如《泌尿生殖器官外科疾病实用论》，包含梅毒、生殖器官的功能和疾病、泌尿生殖系统疾病、梅毒学和皮肤病学等内容。[66] 通常，这些论文集中在"男性生殖器官"或"女性生殖器官"上，有时完全排斥另一种性别，或在不同的章节中单独考虑男性和女性的身体部位。[67] 这类文章通常通过描述阴茎、尿道、睾丸、阴囊、精索、前列腺等来详细体现男性解剖学，然后将大段的篇幅都用在特定的疾病上，包括梅毒、淋病、阳痿、遗精、精索静脉曲张、不育和"烟囱清洁工癌"（即健康的年轻男性在反复接触煤烟后发展于阴囊上的癌症）[68]。因此，虽然男女都有生殖器官，但这些器官并不是不分性别的；必须说明它们是男性还是女性，这意味着很难将这些器官与它们所在的性别身体分开来考虑。

当教科书作者明确比较女性和男性的身体时，他们有时强调其相似性，有时则强调其差异性。[69] 例如，在关于睾丸的教科书中，柯林类比了男性和女性器官的结构和功能：

> 在人类正常发育过程中，任何一种性别的生殖器官都发育成两个不同的部分：生殖物质形成的部分（睾丸或卵巢）和将生殖物质排出体外的部分（即精液或输卵管）。[70]

其他人在强调不同之处的同时，也指出了两者完全相同的部分。詹姆斯·乔治·比尼（James George Beaney）的总结与亚里士多德关于（雄性）种子和（雌性）土壤的古老比喻[71]相呼应，他认为"两性器官之间的主要区别在于，雄性的器官构成是分泌和给予型的，而雌性的器官则完全适应并用于接受"[72]。

当生物学家能用显微镜检查精子和卵子的时候，关于男性身体和女性身体的差异和相似性的争论也在细胞水平上展开。[73]科学家，包括那些以"精子专家"或"卵子专家"身份出现的科学家，他们关于在男性和女性对后代的贡献上的观点很不相同。[74]弗洛伦斯·维恩（Florence Vienne）认为，到了19世纪末，胚胎学家已经开始将卵子和精子视为"含有同等比例遗传物质的细胞"[75]。当时关于所谓的不育的新看法也随之而来。但从历史上看，无子女家庭的大部分责任还是归在女性一方。到了19世纪末，医生开始在检查女性患者的同时，一起评估她们的男性伴侣，计算精子数量并检查其外生殖器。[76]

然而，即使一些专家指出了女性和男性身体的相似之处，一个深刻的差异仍然存在：男性生殖器从来没有像女性生殖器那样被视为健康和心理的核心。事实上，尽管莫斯库斯称之为"惊人的"，妇科学的发展并没有与"互补的'男性科学'或'男科学'"相结合，她指出，"男性生殖系统的生理学和病理学并**不被视作**可以定义男性的本性"[77]。虽然性别政治使得凯斯在语言和概念上有可能称他的新专业为男科学，他们确实也这样做了，然而提议关注男性的生殖器官以及困扰他们的病理状况，使男科学家们遭到了同事们的无情嘲笑，迫使他们只能仓促撤退。

广泛的讥讽

当这个新兴的协会成员努力定义他们的专业领域并准备确定名称时，他们面临着两方面的批评。医学期刊的编辑版对这个专业的必要性感到疑惑，并对其名称提出了尖锐的质疑。1888 年《柳叶刀》发表了一篇最突出、最尖锐的评论。这个简短的评论指出，即将召开的美国泌尿生殖外科医生协会年会的初步计划已经到来，并在一定程度上反映了英国人对医学专业化的不情愿。[78] 它反对该协会的名称及其意图："在我们看来，泌尿生殖外科医生这个表述并不令人愉快，它表明了建立一个新专业的意愿，我们相信这一点将得到重新考虑。"它还继续嘲笑该计划中所表现的"主诉的多样性"，想知道它们怎么可能形成一个连贯专业的基础结构。具体来说，它会问："外阴梅毒瘤是不是应该被视为与众不同和特殊的东西？"[79] 在接下来的几个月里，《柳叶刀》多次回到这一主题，称该协会的名字"令人讨厌"，[80] 并问为什么在第一届美国内科和外科医师协会的报告中，"女性输尿管触诊"是在美国妇科学会上讨论的，而不是在泌尿生殖外科医生协会上讨论的。[81]

凯斯和他的同事们当然不可能不回应《柳叶刀》的攻击。1889 年 1 月，他们在《皮肤和泌尿生殖系统疾病杂志》的版面上发表一篇社论为自己辩护。社论用"笑到最后的人笑得最好"这句警句嘲讽"自伦敦《柳叶刀》创刊以来，人们对协会的冷嘲热讽"，并指责"那篇令人尊敬的社论"是"腐朽的"。它指出，最近《美国泌尿生殖外科医生协会学报》的出版业务显示，会员和研究的质量不言而喻：

> 如果英国的医学界还没发展到这个时代，还不能承认一组特殊器官的疾病构成了一个合法的特殊研究领域，那就太令人遗憾了……在这个国家，在泌尿生殖外科问题中分组进行以梅毒为对象的研究的优势早已得到公认。[82]

《柳叶刀》将"泌尿生殖"一词标注为"令人讨厌的"，也许正是这样的侮辱激发了凯斯将这一专业更名为男科学。就在社论发表几个月后，他在协会年会上提出了这一动议。然而，新术语只会招致更多批评。《英国医学杂志》（*British Medical Journal*）援引莎士比亚的名言，发表了一篇题为《名字里有什么?》的简短评论，报道该协会"从此以后将以'美国男科学和女性学协会'这个令人惊讶又令人深思的名称而闻名"。[83]虽然《英国医学杂志》增加了一些额外的复杂用词，但这种嘲弄并不局限于英国人。事实上，《美国医学会杂志》的社论《男科学将成为一个医学专业》指出，在美国内科和外科医师协会1891年的年会上，"美国男科协会"的命名"激起了许多负面的批评和嘲笑"。[84]

事实上，男科协会在华盛顿特区举办了第五届年会，为了配合1891年的内科和外科医师协会年会，他们允许其成员同时参加这两个会议。而他们一定亲身感受到了被嘲笑的刺痛。在次年六月的后一次会议上，罗伯特·W.泰勒（Robert W. Taylor）医生担任该协会的第一秘书，他提议将该协会改回原来的名称，"理由是现在的名称让它成了笑柄，'男科学'意味着'男性的科学'"。

然而不幸的是，医学期刊和会议记录中对该协会更名的简短提及并不能确切地揭示是什么让男科成为笑柄。这似乎不是一个过度专业化的问题；协会的领导人对这个问题非常关注，仍然将泌尿生殖外科医生纳入他们的计划。[85] 而泌尿生殖外科医生想要声明的身体部位，可能是男科学专业术语中的特定内容。当时，男科学也是哲学和人类学界使用的一个术语，这可能导致医生们对它的嘲笑延伸到男性生殖器官。

无论如何，凯斯反对泰勒的提议，因为"协会的成员不是泌尿生殖**外科医生**，而是泌尿生殖**器官**或**系统**的研究者"[86]。最终，凯斯被否决。泰勒关于废除男科学名称并恢复"美国泌尿生殖外科医生协会"原名的动议以9票对3票通过。[87] 正如我在下文详述的，伴随着这个更有限的名字，关注的焦点也更加有限，第一个真正有可能创建一个专门研究"人类疾病"的专业，其广度和可能性都消失在历史中。

为体面而战，却输了

招致嘲笑的不单是泌尿生殖学（genito-urinary）或男科学

（andrology）的名字，也不单是关于该专业打算治疗哪种身体的问题。这家总部设在纽约的组织还试图为长期以来与性病、不道德和庸医相关联的身体部位带来体面。这些联系在《美国医学会杂志》的社论中很清楚，它指出"男性疾病一直都是庸医和江湖骗子扎堆的领域"，它强调了"大专业"的必要性，以鼓励一个"专门研究男科学的协会"，并乐观地得出结论，"这个时代终将到来，那时新分出的和新命名的专业实践将与今天的妇科学一样受青睐"。[88] 但这不是命中注定的，新团体面临的文化阻力太大了。

19 世纪末的男性气概与种族

在医学领域之外，19 世纪末现代（白人）男子的男性气概日渐衰弱引起了广泛关注。[89] 那些曾经在家庭农场辛勤劳动的人，当时如果侥幸找到一份工作，就整天坐在办公桌前无所事事；工业化进程使许多人根本没有就业前景。[90] 一些中产阶级男子甚至被诊断出患有神经衰弱症，这是一种以现代生活中身心极度疲惫为特征的神经紊乱。[91] 为了消除久坐不动的弊病，健康倡导者伯纳尔·麦克法登在流行杂志和书籍中宣传"体育"的重要性，他写道：

> 有成千上万的男孩、年轻男性，甚至是老年男性，他们的智力、身体和性能力都在迅速下降……每个成年男性的首要职责就是成为一个男人。所有其他需求都应服从于

此。没有地基，你就不能建造一座房子，而男性气概就是一切的基础，会影响教育和文明生活所产生的所有结果……因为如果你不是一个男人，你就是一个微不足道的人![92]

新教领导人在呼吁"强健的基督教"时表达了类似的观点，强调了男子竞技体育和体育教育的重要性，特别是在天主教移民潮抵达美国的情况下。[93]

白人的优越主义意味着在这些著作中讨论的男性身体的具体类型并不总是被命名，但男性气概绝不仅仅指社会性别。[94] 在同一时期，新兴的性学领域与当时的"种族科学"共享了许多相同的方法和研究人员，利用科学比喻阐明了两类男性，这两类男性与精疲力竭的白人异性恋者形成了鲜明对比：①女性化的白人同性恋男性，和②纵欲的黑人男性"野兽"，他们被认为倾向于强奸白人女性，并仅能通过阉割或私刑或两者并用来控制。[95] 正如梅利莎·斯坦（Melissa Stein）指出的，对弱势白人男性的关注与对种族统治的担忧密切相关。[96] 蓬勃发展的女权运动，主要由白人女性组成，呼吁女性接受高等教育和投票，这只会进一步加剧社会对白人男性减少关注。[97]

正是在这种更广泛的背景下，莫罗亲王这样的医生对性病的传播发出了警报。尽管很少有卫生部门收集统计数据，莫罗和其他人在 1901 年估计，纽约市 80% 的男性曾在某个时候感染过淋病，也许多达 18% 的男性是梅毒。[98] 虽然淋病被认为不比普通感冒更严重，但梅毒被认为是更严重的疾病，一般来说，性病被认为是对男性体质的进一步威胁。[99]但并非只有男性才面临这种疾病的危险。公共卫生报告指责男人在道德上容易犯错误，导致他们把传染病传染给"无辜"的妻子和孩子，[100]而这正是易卜生《群鬼》的核心问题。尽管泌尿生殖学家在他们的会议记录或期刊上很少提及种族或移民，但疾病和卫生、优生学和本土主义的交织叙述可能意味着这些联系是他们对男性身体思考的一部分。[101]

把男性疾病让给"庸医"

性病和不道德之间的联系不仅使感染这种疾病的人产生猜疑，而且使那些屈尊治疗这种疾病的人产生猜疑。[102]事实上，长期以来，"人类特有的"疾病一直是治疗师们的领域，自视为"正规"的专业医生嘲笑那些被形容为逐利的业余医生。[103]在19世纪，医学界致力于巩固其专业力量，它试图通过使用"庸医"这个标签来消除各种形式的竞争，将其应用于助产士、顺势疗法者，以及在这种情况下，那些专门治疗男性疾病的人。[104]因为这个贬义的称呼不一定植根于有关护理质量或疗效的科学证据，所以读者应该想象一下，接下来每一次提到"庸医"都把引号加上。

这两组人之间的一个重要区别是，正规医生不太可能像庸医那样承诺一定能治愈疾病，有些医生甚至会勉强承认实际上那些病人没有获得更有效的治疗。[105]庸医也更倾向于广泛地做广告，而这是正规医生拒绝做的。事实上，美国泌尿外科医师协会很可能是为了将自己与庸医区别开来，拒绝允许其成员在名片上列出这一专业，尽管美国医学会本来是允许这样做的。而他们之所以这样做，是因为"学会是为相互促进科学发展而组织起来的"，是"工人们的可靠结合"。[106]

鉴于如此多的男性患有性病和其他影响其生殖器官的污名化疾病，他们到处寻求治疗是可以理解的。虽然很难具体说明19世纪到底有多大比例的男性到这些被称为"男性专科诊所"的庸医诊所就诊，但苏珊娜·菲舍尔（Suzanne Fischer）将其定义为"曾经无处不在的医疗机构"[107]。一些是固定的店面，限制为"只允许男人进入"，另一些则是旅行诊所，只要有病人排队，就会在某个地方停留。他们承诺治疗与泌尿生殖科专家声称能够治疗的相同的疾病：梅毒、淋病、阳痿、遗精和不孕症。[108] 菲舍尔在追踪这样一个家族机构的发展历史时发现，海德堡医学院（Heidelberg Medical Institute）由圣保罗的莱因哈特兄弟（Reinhardt brothers）创办（两人拥有著名机构的医学学位），1890年代到1910年代，在美国中西部地区发展了30多家诊所。[109] 图4展示了他们当时的一个广告。[110]

这些机构面临着来自医学界的严厉批评。例如，那些编写有关泌尿生殖问题教科书的人，往往会先为写了这些不光彩的话题道歉，然后又会进一步强调，正规医生必须注意这些疾病，以免患病男性发现自己被庸医欺骗。詹姆斯·乔治·比尼在

男人，到我们这里来

避免危险的和无效的治疗

有用的治疗

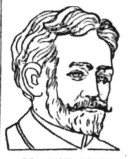

私密所有疾病的咨询-皮肤和血液疾病，膀胱疾病，肾虚，疝气，静脉曲张，黏膜炎，神经紧张，胃和肝脏疾病。

男性背部无力、面颊凹陷、眼睛凹陷的受伤的年轻人和中年人，我们便宜治疗了。

血液病口腔溃疡、牙龈疼痛、毛发脱落、肿胀、铜斑、积垢、疖子。我们的治疗比泡温泉有效。来电咨询吧，免费。

静脉曲张在皮肤纹理和背部产生沉重的感觉。它们常常损害整体健康，引起许多忧虑。

你是吗紧张、沮丧；虚弱；晨起无力；精力不足；死气沉沉；早期疲劳；易激惹易怒；眼睛凹陷；红疹；粉刺；烦躁；骨痛；喉咙痛。

"在西北地区，我们的男性病治疗处于领先"

来吧，没有风险，我们免费治疗你

如果您现在打电话来，3月1日前我们将免费为您提供一周的治疗。如果您愿意，给我们机会证明能治好您。您没有收到或听说过比这更公平的报价吧？如果您不能打电话，可以写信要求 242 页的医疗资料，**免费** 发送。

外地男性到我们这所城市来

到达后立即咨询我们，也许您可以在回家前治愈。许多病例可以在一次或两次或多次就诊后治愈，回家后可以继续治疗。会给您免费咨询和建议。

海德堡医学院

明尼苏达州，东……市，第五街和杰克逊街路口附近，第五大街，东151号。离联合车站仅三个街区。西北地区最大的医学院，根据明尼苏达州法律注册成立，注册资金100000美元。历史悠久，非常可靠。

工作日：上午8点到晚上8点　　　周日和节假日：上午8点到下午1点

图4　海德堡医学院的广告

《生成系统》（*The Generative System*）的序言中说，他对"主题的本质"感到"尴尬"，但"生殖器官"的"不完善的知识"促使他写作。"男女生殖系统"由于某些"虚假的微妙"原因而被忽视，所以这主题被"江湖骗子"抓住了。[111] 法国医学教授克劳德–弗朗索瓦·拉勒曼更是直言不讳地指出该行业对此类疾病的无知，而且"普遍同意"忽视这些"当然令人厌恶的微妙"主题。不过，结果是"那些发现自己被普通医护人员忽视的患者，在他们看来即使仅有一线机会获得救治的地方，也会急于寻求治疗；而无知贪婪的发广告的庸医们，却能迅速而有利可图地出售他们有害的秘方"[112]。抱怨庸医的并非仅是个别医生。在 20 世纪初的几十年里，美国医学会和揭发丑闻的报纸都发起了揭露男性专科诊所欺诈行为并向其索赔的运动。[113]

可为什么有这么多的人，会从被嘲笑为庸医的医生那里寻求治疗呢？那些负担得起正规医生治疗费用的人，不用说泌尿生殖科专家了，可能并不想透露自己感染了这种疾病。考虑到与男性器官疾病相关的道德缺陷，毫无疑问，男性会有极大的羞耻感，这可能导致他们更喜欢匿名和保密的做法，就像莱因哈特兄弟经营的诊所那样。对于那些经济资源较少的人，包括城市地区的工人阶级，男性专科诊所会提供他们负担得起的、方便的治疗，有时甚至会用新移民的语言提供护理。对于那些生活在医生稀少的农村地区的人来说，这些城市诊所会接受邮寄咨询，并承诺从一个不显眼的地址用谨慎的包装回复。[114]

但医生指出，即使男性的生殖器状况与非法性行为无关，他们也会犹豫不决是否去寻求治疗。例如，两位书写睾丸教科书的中世纪作者写了几个故事，讲到男性在去看医生前忍受了几个月的痛苦，尽管他们只是半夜撞到了抽屉，或者骑马时把他们的睾丸压碎在鞍座上这种"最常见的暴力原因"。[115] 正如柯林所说，"生殖器官出现任何缺陷都很容易扰乱人的心智"。[116] 他和库珀都提到了一些案例，其中睾丸畸形或睾丸缺失对一个男人的男性气概构成了严重的攻击，导致了自杀或谋杀事件。[117]

正是这种羞耻感和人们对庸医能轻而易举地获得，促使凯斯、莫罗和其他专家希望男科能尽快获得"与妇科一样高的地位"[118]。尽管他们努力把自己与庸医区别开来，并为男性疾病治疗带来尊重，但他们没有成功。[119]

去除"生殖"成为泌尿外科

事实上，几年后，当"新式"泌尿科医生成功地从泌尿生殖外科学中去除"生殖"字眼并将重点放在不那么污名化的泌尿系统时，类似的情况也出现了。对这些进展的深思熟虑还有待于进一步的学术关注，因为除了20世纪早期泌尿科医生写的几篇文章外，似乎没有全面的泌尿学史。简单地说，美国泌尿学协会成立于1902年，当时纽约泌尿生殖学会投票解散，并给自己起了一个新名字。他们特别担心会被当作"淋病医生"而被打得"鼻青脸肿"。[120]

伴随着这个新名字而来的，是某种有意的非性病和非生殖的关注。作为创办人和第一任主席，哈佛大学毕业的内科医生雷蒙·吉特拉斯在《美国泌尿学杂志》(*American Journal of Urology*) 第一卷中解释说，这个新协会"去除了泌尿生殖系统疾病中的大部分生殖器疾病……除尿道感染和病变外，性病被排除在外，生殖系统疾病也被排除在外（除非是对泌尿器官有影响的疾病)"。他接着指出，一些人怀疑新的泌尿学协会是否是美国泌尿生殖学协会的"对手"，但"事实并非如此"，因为它的"范围"是"完全不同的"。[121] 事实上，仅从事性病的医生将不被允许加入美国泌尿协会，关于性病的论文也不会被他们的学术会议所接受。[122] 尽管泌尿生殖协会和泌尿学协会都设在纽约，但他们没有一个创始成员是相同的。[123]

凯斯的泌尿生殖教科书也反映了泌尿学的转变。1906 年的版本是与他的儿子，一位泌尿科医生合著的，他们的序言呼吁人们注意，与以前的版本相比，这本教材对性病的关注减少了。[124] 美国泌尿生殖外科医生协会确实到今天都存在，并且它授予凯斯勋章，以表彰其"对泌尿外科进步做出的杰出贡献"。[125]

男性气概、道德与市场激励机制的失灵

19 世纪末的医学界正处于积极的扩张模式中，试图通过声称拥有更多的身体地盘来扩大其科学领域。然而最终，无论是普通医生的推动还是男性专科诊所的吸引（1891 年《美国医学会杂志》的文章称之为"职业偏见和普遍无知"的"有害"混合体），男性的生殖器官大部分仍掌握在庸医手中，直到 20 世

纪。事实上，正规的医生很容易就放弃了市场，因为当时的市场既相当病态又唯利是图。换言之：在医疗行业初期结构形成的关键时刻，医生忽视了一半人口即男性的明确需求。厌恶和面子战胜了职业化甚至利润动机。

我在这一章中的论点，只有把通常被分开处理的两个主题放在一起才有可能。性病大多是由性学历史学家研究的，庸医则是医学专业历史学家研究的领域。而生殖历史学家们大多关注女性的身体、女性的经历以及女性的专业，如妇产科。把男人的生殖、性病和庸医这三个话题放在同一个分析框架中，就可以对为什么男人的生殖躯体没有医学专业这一问题给出新的答案。

事实上，我提出的事件版本提供了一个至关重要的措施，来纠正医学专业化与性别躯体之间关系的传统观念。长期以来，社会性别学者和医学家一直认为，男性的身体没有受到与女性身体同等程度的关注和干预。[126] 特别需要强调的是，许多研究人员指出，妇产科等专业的早期制度化是导致对女性生殖器官和生殖过程无休止干预的原因。相应的假设是，男性的身体几乎被忽视，他们的生殖器官无人关注，他们的身体不受干预。不过，近年来，历史学家开始对这一长期以来的假设提出质疑。通过深入研究性病学、性学、心理学和胚胎学的历史，性别学者们了解到，事实上，19 世纪晚期的男性身体曾被仔细地检查、戳、注射，甚至电击。仅举一个例子，克里斯蒂娜·本宁豪斯（Christina Benninghaus）写到，治疗男性不育的医生"触摸并挤压了男性生殖器"：他们刺穿睾丸，用探条扩张尿道。他们用导管来处理尿道狭窄，他们给睾丸通电和用冷热浴来促进精子的产生。[127]

在这一章中，我与这些学者一起推翻了一个"陈词滥调"，即在 19 世纪末，男性生殖躯体在很大程度上没有成为科学和医学关注的对象。不过，我更进一步解释了学者们是如何发展出这种假设的，即男性生殖器官被忽视：男性大多在被庸医治疗着。未能将男科作为一个医学专业开展，加上庸医在市场上的主导地位，意味着人们对男性生殖躯体给予了极大关注，但不是在医学专业期刊的版面上或者医学专业学术会议上。回到反馈回路的概念，男性生殖器官确实存在一些关键因素，例如专科诊所、医生和病人，但超出了常规医学专业的范围。正如俗话所说："历史是由胜利者书写的。"在这种情况下，结果是没有一个公认的、可持续的、后来被人们**记住**的生物医学基础架构来把对男性生殖器官和男性疾病的各种研究结合起来。

19 世纪末男科学的失败——一场由男性气概和道德观的危险组合引发的市场失败——造就了专业化发展史上的一个关键时刻，它至今仍然困扰着医学界。在下一章中，我将把这个故事带到现在，缺乏正式的专业意味着没有一个组织基础架构来联合相关的医生和科学家，而那些对男性生殖的各个方面的知识感兴趣的医生和科学家，数量本身就很稀少。因此，在整个 20 世纪，即使曾有人努力试图将其聚焦，男性生殖躯体的形象仍然模糊不清，处于阴影中。

第二章
又是男科

自从凯斯博士失去男科的话语权，已有将近八十年了，另一份医学杂志上出现了另一篇社论，题为《男科作为一种新的医学专业》[1]。这篇文章由专门研究性病和男性不育症的德国皮肤科医生卡尔·希伦（Carl Schirren）撰写，发表于 1969 年 10 月他新推出的杂志《男科学》第一卷。文章第一行定义了这一新的专业："男科学是研究人类生殖能力和所有相关疾病的学科。它被认为是妇科学的对应物。"作为德国生育与不孕研究学会的新任会长，希伦无疑熟悉该组织成立于 1967 年的新部分——男科学[2]。希伦在其就职演说中对该领域的定义与妇科学相似，正如凯斯在 19 世纪 90 年代所做的那样。[3] 然而，这位德国内科医生并不知道他不是第一个提出以男性生殖身体为导向的医学专业——男科学——的人。

自从第一次尝试推出男科学以来，世界上发生了很多事情，不仅仅是两次世界大战和大萧条。优生学者的生殖健康观念在被利用为美国的大规模绝育和德国希特勒的大屠杀辩护时，经历了起起落落。[4] 生物医学经历了另一个范式转变，因为身体的激素模型是在先前基于器官的模型之上分层的。[5] 随着基本卫生保健在疾病预防和预期寿命方面的改善，公共卫生也上升到了新的高度。[6] 尽管东南欧的政治和医学趋势意义重大，但我在这几年中花费的时间相对较少，因为有一点没有改变：医学界仍然没有全面的、统一的努力来研究和治疗男性生殖身体。

也就是说，直到 20 世纪 60 年代，不仅希伦建立了《男科学》杂志，而且西班牙和阿根廷的医生也联合成立了一个国际男科医师协会，随后他们定期召开专业会议，甚至有更多的杂志专门讨论这一主题。在 20 世纪 60 年代，这样的专业如何以前所未有的方式变得可思考、可驾驭、可见？而且（在互相不知情的情况下）为这些研究选择了相同的标签"男科学"，这是否预示着他们的研究范围有类似的意图？

20世纪初的男性生殖健康：缺乏持续吸引力

明确地说，在 20 世纪上半叶，男性生殖健康并非未受关注。[7] 性病继续在人群中肆虐，给第一次世界大战期间的军事领导人带来了特别的挑战，他们努力招募足够健康的男性参加战斗。[8] 在致力于激素研究的实验室里，科学家们正努力描述睾丸激素的特征，尽管他们仍然更多地关注女性的身体。[9] 生育医生在评估怀孕困难的夫妇时，方法很可能包括精子测试，并且他们已经悄悄开始提供他们称之为"捐赠者人工授精"的服务。[10] 优生学家主要关注潜在母亲的生殖健康，但偶尔也讨论父亲体质的影响。[11] 一些男性专科诊所的"庸医"持续经营到 20 世纪 50 年代。[12]

随着这一时期更多的资料被数字化，甚至可以在医学期刊和教科书中找到一些有关男科学的参考资料。例如，1900 年首次出版的《美国图解医学词典》（*American Illustrated Medical Dictionary*）以及随后的许多版本将男科学定义为"对男性体质和男性疾病的科学研究"[13]。然而，无论是 1895 年版的《韦伯斯特学术词典》（*Webster's Academic Dictionary*），还是 1896 年版的《医学索引》（*Index Medicus*），都没有男科学的条目，这表明该术语并未被广泛使用。

它的再次闪现是在 1910 年的教科书《全科医学中的男性疾病：男科学导论》的副标题中，该书由一位名叫埃德雷德·莫斯·科纳的英国外科医生撰写。在序言中，他哀叹"男性没有经历与分娩类似的生理过程，没有像女性那样受到如此多的关注"，并认为需要"一门研究男性疾病的科学……称为男科学；一个与妇科学相当的名称，正如妇科学是研究女性疾病的科学"[14]。科纳间接地提到了他那个时代的女权主义者，提出了这个缺乏关注的假设：

近来，当女人的"不公正"被如此大声地宣扬时，发现有一个专业科室对她的关注多于男性是一种宽慰。也许考虑到差异是由于医生是男性导致的；有人患病是每个医生工作的一部分，而妇女的疾病则形成了一种专业。但这一职业不再仅仅从男性中招募，并且必然应该出现一门特殊的男科学和人文学科。[15]

这本书在《美国医学会杂志》和其他地方受到好评，但《英国医学杂志》讽刺地指出，"科纳先生透露了他对男性疾病话题的热忱和激情"，这让他描述了"不少于十次针对睾丸下降不全的手术"，并批评"将他的研究对象提升为'男科学'[16]"。同样，《纽约医学杂志》认为，"男科学"一词"只是增加了老式专业'泌尿生殖和性病'与新式'泌尿学'之间业已存在的混淆"[17]。

几十年后，就在第二次世界大战结束后，另一位来自德国波恩的内科医生再次呼吁建立一门名为男科的医学专业。哈拉尔德·西布克（Harald Siebke）是一名妇科医生，他在波恩大学管理妇女诊所，历史学家拉尔夫·福斯巴赫认定他在纳粹时期进行过强制绝育手术。[18] 虽然尚不清楚西布克是否也对男性进行过绝育手术（因为他在一家女性医院工作），但弗洛伦斯·维恩更普遍地认为，在这一时期，男性生殖躯体在德国成为一个特殊的"知识对象"，不仅在纳粹进行的绝育手术中，而且在他们对大屠杀受害者进行的医学实验中。[19]

在 1951 年发表的一篇庆祝德国妇科医生同行生日的文章中，西布克发表了一篇社论，认为治疗女性不育症的医生需要与治疗男性不育症的医生更紧密地合作，所有这些都是为了帮助夫妇怀孕。西布克强调需要评估男性的生殖器和精子，他特别担心完全不检查男性身体的情况。至于这种情况是如何发生的，他认为部分责任在于那些专门研究男性不育的人，即自称为"皮肤科医生"的人，他们沿用了早期的命名法，因为当时皮肤学和性病学密切相关。相反，他建议这些医生采用"男科医生，或男性医生（Männerarzt），就像女性医生（Frauenarzt）"的名称。他承认这只是"文字游戏"，但可能有助于男性去看医生。[20] 正如凯斯和科纳在他之前所做的那样，西布克阐述了男科学和妇科学之间的相似之处，利用了性别身体的二元论概念，为特定性别的专业提供了依据。

然而，最终，在 20 世纪上半叶，这些对男科学时不时出现的呼吁都没有得到重视。正如引言中摄影师的比喻一样，医生们鼓励将重点转移到男性形象上，希望它不那么模糊，但几乎没有生物医学的基础架构来支持男性生殖健康方面的努力。没有团结的研究人员和临床医生群体来倾听这些呼吁，更不用说以知识生产或医疗保健的形式将其转化为行动。但这一趋势在 20 世纪 60 年代开始发生转变，男性生殖躯体逐渐开始成为人们关注的焦点。[21] 究竟是什么发生了改变呢？

20 世纪 60 年代的男科

即使是最随意的历史研究者也知道，20 世纪 60 年代和 70 年代是一段非凡的社会动荡时期，那些经历过种族主义、性别歧视和异类压迫的人聚集在一起，发起了强大的立法和文化变革运动。民权活动家寻求有色人种的公民权，从投票站到学校，再到工作机会。[22] 女权主义者认为，在社会的各个领域，妇女都应该被视为与男子平等，特别是她们发起了以避孕和堕胎为中心的生殖自主运动。[23] 男女同性恋者从阴影中走出来，在金赛性学报告等科学研究的支持下，寻求多种性身份和性行为的"解放"。[24]

在医学领域，医生的文化权威在 20 世纪 50 年代达到顶峰，鼓动妇女健康和患者权利的社会活动家努力改变医生和患者之间不平衡的权力动态。[25] 有关"男人和父亲的角色"的专家论述，在 20 世纪中叶也繁荣起来，这有助于改变男性气概的观念，并促成了各种改革，例如父亲从候诊室搬到分娩室。[26] 而在 19 世纪 90 年代，还有人高声反对所有这些变化，担心（白人）男性被阉割。[27]

这些社会运动不仅改变了政策和实践，它们还改变了关于人体的文化信念的概念基础。性别差异的"天然性"以及生物种族和异性恋不可避免的观点受到了抨击，这使得人们有可能就身体和社会之间的关系提出新的问题。我认为，围绕性别和父母身份不断变化的文化规范与生殖和遗传学的新兴生物医学知识结合在一起，使得以前所未有的方式将男性身体和生殖健康联系起来成为可能。事实上，当世界各地的科学家和临床医生在 20 世纪 60 年代末再次呼吁男科时，他们实际上在推出这一"新"专业方面取得了一些成功。

谁，什么，何地，何时，为什么

尽管有新的、更为坚决的要求来扩大妇女、有色人种和性少数群体的人权，但也有人在不断努力监测和控制他们的生殖行为。在美国，在整个 20 世纪，通常未经她们同意，就不断让贫穷妇女或少数民族妇女或两者兼而有之的妇女接受绝育手术。[28] 男性囚犯，特别是有色人种，有时会被阉割，作为"惩罚"的一部分，这其实是在延续白人暴徒的私刑做法并将其医疗化。[29]

当谈到其他地方的贫困和边缘化人群时，美国科学家在第二次世界大战后开始使用"人口控制"的修辞，而不是直截了当的优生说法。[30] 对于被认为人口过多的国家，洛克菲勒资助的人口委员会等组织鼓励医学和社会科学家制订"教育"计划和节育计划。[31] 在某些情况下，他们将政策眼光放在男性绝育上，认为"发展中国家"的"传统价值观"使男性成为家庭中的主要决策者。[32]

在这段时间里，有一个呼吁关注男性生殖器官的声音来自爱荷华大学解剖学教授沃伦·O. 纳尔逊（Warren O. Nelson），而美国中部*的这个大学本来不太可能是精子研究的温床。他有一篇与泌尿科医生雷蒙德·邦格（Raymond Bunge）作为共同作者发表在《美国医学会杂志》的文章，这个医生在当时同时

＊ 美国中部相对比较保守。——译者注

与动物学研究生杰罗姆·K. 谢尔曼合作，他们一起开发了一种冷冻和解冻人类精子的技术。[33] 他们的工作使商业化的精子库从 20 世纪 70 年代开始崛起成为可能。[34]

1954 年，纳尔逊被任命为新成立的人口委员会的第一位医学主任。[35] 他的研究方向包括男性生育和男性避孕，作为精子发生生物学方面的专家，他参与了泌尿学、内分泌学和解剖学的专业组织。[36] 20 世纪 60 年代初，纳尔逊与细胞生物学家查尔斯·勒布朗（Charles LeBlond）合作，成立了男性生殖生物学俱乐部。1964 年纳尔逊去世后，他的同事们聚集在解剖学家年会上，为纪念他重新命名俱乐部。[37]

到 20 世纪 60 年代结束时，一个由科学家和临床医生组成的松散的国际网络组织，包括男性生殖生物学俱乐部的一些成员，正在努力组织一个跨学科的分支领域，他们称之为"男科学"。就在德国皮肤科医生卡尔·希伦出版第一卷《男科学》（原名 Andrologie，很快改名为 Andrologia）的一年后，西班牙和阿根廷的医生从人口委员会获得资金，成立了一个名为国际男科学委员会的研究小组。在巴塞罗那泌尿科医生安东尼奥·普伊格维特（Antonio Puigvert）和罗伯托·尤塞比奥·曼奇尼（Roberto Eusebio Mancini）的领导下，该基金会于 1966 年在布宜诺斯艾利斯成立了生殖研究中心（Centro de Investigación de Reposación），它激励了全球各地男科学国家协会的成立。[38] 这些国家协会中的大多数随后加入了国际男科学委员会，并将《男科学》作为其官方出版物。[39]

除了在各自的国家组织专业协会，新的男科学家们还相互通信，参观彼此的实验室，共同参加题为"人类睾丸"的国际研讨会。[40] 该研讨会于 1970 年在意大利波西塔诺举行，由雪兰诺制药公司资助，并由两位以男性避孕研究而闻名的美国科学家组织：伍斯特医学研究所的尤金尼亚·罗森伯格和华盛顿大学的 C. 阿尔文·保尔森。希伦出席了研讨会，阿根廷科学家曼奇尼在介绍性发言中指出，科学界对"男性性腺"缺乏关注。在包含研讨会会议记录卷宗的前言中，曼奇尼总结说，如果它"激发了我们对进一步研究的兴趣，并且……开辟了新的和原创的研究领域，那么这次会议的组织是充分合理的"[41]。

事实上，尽管这些科学家和临床医生来自不同的国家，但他们在回应 19 世纪 90 年代他们前辈的悲叹方面是相似的，即与女性相比，对男性生殖躯体的关注相对较少。然而，他们完全没有意识到，前辈曾做出过努力，试图将男科作为一门专业建立起来。[42] 直到 19 世纪末，新的男科学家们在《男科学》初版出版二十年后才了解到凯斯的努力。芬兰解剖学家和生育专家米克科·尼米无意中发现了 1891 年的《美国医学会杂志》社论，他发现该社论非常"有远见和坦率"，其中的段落"甚至在九十五年后都是相关的、有效的"，因此他全文重印了该社论。[43] 斯德哥尔摩卡罗琳斯卡研究所的内分泌学家、国际男科学委员会第一任主席鲁恩·埃利亚松在推测为什么"男性生殖系统"方面的研究相对于"同类"而言还不够发达时，间接地提到了在国际男科学委员会组织的 1976 年第一届国际男科大会上的致辞中提及的"历史、社会学和其他原因"。[44]

与19世纪90年代的男科医生（临床医生专注于性病、阳痿和不育等特殊情况）不同，20世纪60年代和70年代的男科医生建立了一个更大的保护伞，将从事男性不育研究的临床医生和研究特定生物过程或实体（如精子）的基础研究科学家（包括那些研究仅限于动物的科学家）合并到一起。1981年，当国际男科学委员会成为国际男科学会时，其出版的统计数据对男科学进行了宽泛的定义："科学和医学的分支，涉及动物和男性的男性生殖器官以及这些器官的疾病。"[45]

美国男科学会

受世界各地同事努力的启发，沃伦·O. 纳尔逊的门生、男性生殖生物学俱乐部成员埃米尔·斯坦伯格于20世纪70年代初开始组织美国男科学会。根据斯坦伯格的三卷自编回忆录，这本回忆录的一部分是献给"W.O.*，我职业生涯的基石"，他是受纳尔逊的招纳，在艾奥瓦州的研究生院毕业的。[46] 他逃离了波兰的大屠杀，战后在德国短暂读了医学院，1948年移居美国。1955年，他完成了医学博士学位，达到了该学位的几乎所有要求。[47] 1971年，他被招募到休斯敦得克萨斯大学新成立的医学院，建立并主持生殖生物学和内分泌学系。[48] 从那时起，他开始通过在专业会议上与同行们打交道为新的男科学会

---

* 为沃伦·O. 纳尔逊的缩写。——译者注

寻找潜在成员。[49] 生殖内分泌学家理查德·谢林斯后来在 20世纪 80 年代担任美国男科学会主席，他回忆起斯坦伯格在 1975 年的一次会议上接近他的情景："一只胳膊搭在我肩上，他说，'理查德，我现在称你为男科学家。'我不知道他在说什么，因为'男科学'还不是我科学词汇的一部分。"[50]

斯坦伯格并不是一个人在孤军奋战。一小群医生和科学家，包括几名妇女，致力于启动美国男科学会，并于 1975 年在底特律召开了第一次会议，会议副标题为"人类精液和生育调节"。在仅仅两个月的时间里，斯坦伯格和时任伍斯特医学研究所科研主任的尤金尼亚·罗森伯格通过一系列信件交流，以内分泌学会为模板，敲定了会议议程和组织结构。[51]

罗森伯格出生于布宜诺斯艾利斯，在那里完成了医学院的学业，与国际男科学委员会联合创始人罗伯托·曼奇尼在同一时间完成了同样的课程。曼奇尼是两位专攻男科的科学家之间的早期纽带。[52] 后来，罗森伯格和曼奇尼共同撰写了关于睾丸的研究文章。[53] 在由人口委员会部分资助的伍斯特医学研究所，罗森伯格与格雷戈里·平卡斯（Gregory Pincus）和张明觉（Min Chueh Chang）一起为口服避孕药的开发做出了贡献。[54] 1970 年，她在回到伍斯特医学研究所之前，在美国国家卫生研究院工作了一年，担任避孕药具开发主管；在这两篇文章中，她都强调了男性避孕的重要性。[55]

几年后，当罗森伯格在底特律组织美国男科学会的首次会议时，她写信给斯坦伯格，建议他担任第一任主席。[56] 他回答说，她或华盛顿大学生殖生理学教授阿尔文·保尔森应该担任副主席。她曾与保尔森在意大利共同组织了一次关于人类睾丸的研讨会。[57] 相反，罗森伯格选择担任次年美国男科学会第一次科学会议的项目主席。[58] 她与该组织的联系如此之深，去世后，她给该组织留下了一大笔钱，用于资助一年一度的"杰出男科学家奖"。[59]

在1975年美国男科学会的第一次会议上，斯坦伯格分发了一份登记表，其显示出潜在成员的学科归属和兴趣的多样性（见图5）。[60] 虽然一些与会者希望男科能够成为自己独立的医学专业，但斯坦伯格并不认为这是必要的。他在美国男科学会发表的就职演说中指出了男性生殖系统研究的"显著滞后"，"无论出于何种原因，男性似乎一直被实验室科学家和医生忽视"，并描述了美国男科学会"刺激男性生殖研究"的目标及其"致力于基础医学和临床医学的整合"。[61] 同时，他认为美国男科学会的"跨学科"性质使得专业的建立"不恰当"甚至具有"破坏性"。[62] 几年后，他在第二届国际男科学大会上做了题为《男科的过去、现在和未来》的演讲，软化了这一立场。他指出了国家差异在医学专业发展中的重要性，并描述了美国的情况：

> 传统上，泌尿科医生声称手术领域涉及男性生殖系统，近年来，一些泌尿科医生也表达了管理男性不育的愿望……几年前，妇科医生建立了生殖内分泌学的子专业，据

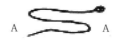

美国男科学会

（1975年成立于密歇根州底特律）

请填写：

姓名：

　（姓氏）　　姓名首字母缩写　　　学位

收件地址：

　　　　　　　　　　　　　　　邮编

大学或医院附属机构：

专业（请勾选一项）：
- ☐ 男性生殖生物化学
- ☐ 泌尿科
- ☐ 妇科学
- ☐ 男性不育
- ☐ 生殖生物学
- ☐ 其他（请具体说明）

研究和临床兴趣（请勾选一项）：
- ☐ 男性生殖器官的形态学
- ☐ 雄性动物生殖器官的形态学
- ☐ 垂体性腺关系
- ☐ 精液生理学
- ☐ 精液生物化学
- ☐ 睾丸生物化学
- ☐ 性附属器官
- ☐ 男性不育
- ☐ 雄性动物不育
- ☐ 男性避孕
- ☐ 免疫学
- ☐ 管理
- ☐ 其他（请具体说明）

图5　美国男科学会成立大会的登记表，1975 年

称该专业也包括男性生殖障碍。但大部分患有生殖系统疾病、性腺机能亢进或不育的男性患者仍由内科医生进行治疗。因此，没有一个特定的专业能够为患有生殖系统疾病的男性患者提供全面的护理。[63]

斯坦伯格继续指出，如果这些"现有的既定医学专业"中没有一个明确宣布"男科学是他们的责任"，这就阻碍了"对'男科学家'的适当培训"。他接着辩称，这也给"患有生殖系统疾病的男性患者和寻求并需要适当顾问的医生带来了困惑"。他最后指出，"如果其他专科的医生不愿意应用快速积累的知识，也不愿意牺牲必要的时间，那么可能就必须发展男科学的临床专业，为患有生殖系统疾病的男性患者提供适当的现代护理"。[64]

我在采访那些当时在医学院学习、后来成为全国公认的男科生殖健康专家的医生时，听到了对这些观点的共鸣。一位泌尿科医生后来开设了美国第一家、最终也是最大规模的商业精子库，他描述了自己曾在20世纪70年代初作为住院医生的经历：

对男性不育知之甚少。当我还是一年级住院医师时，我的导师指派每个住院医师学习泌尿学的不同方面。他给了我一个问题：精子是如何从睾丸进入外部世界的？这很吸引人。我们所知甚少，对人类一无所知，所有的一切都必须从畜牧业和兽医学中推断出来。我们知道精子在睾丸中发育，但不确定附睾、输精管、精囊和前列腺的机制；究竟是什么导致精子从睾丸附睾区域进入外部世界以协助怀孕？第二年，他给了我一个主题"勃起机制"。我们不知道一个男人是怎么勃起的。所以我花了两年的住院时间研究精子和勃起。当我完成实习时，我真正对男科领域产生了兴趣，这个领域是空白的。所以它是对男人的研究，就像妇科学是对女人的研究一样。我被这门新学科吸引，那时的我年轻并且热情。所以我决定尝试专门研究男性不育。我很幸运，因为在西海岸城市，没有一个泌尿科医生想处理这个问题，我很快就变得很忙。[65]

十年后的20世纪80年代中期，另一位后来成为男性生殖研究学会主席的对泌尿学感兴趣的医学生，向他的导师解释说，他进入该领域是为了关注男性不育。"他们看着我就像是从太空来的，因为大多数泌尿科医生不关注这个领域。你知道的，他们做前列腺增生（即前列腺肥大）、前列腺癌、肾癌或者结石这类的手术。"当他描述21世纪第一个十年的生物医学景观时，其在过去的半个世纪里没有太大的变化：男性生殖健康继续处于两个专业之间。"这是我们在泌尿科工作的一小部分。这是初级保健的一小部分。这是内分泌学的一小部分。但大多数生殖内分泌学家对精子一无所知；他们是'卵子医生'。"[66]

关于1975年的美国男科学会登记表（见图5），需要注意的另一件事是，精子的形状构成了页面顶部的S形，美国男科学会在 2013 年重新使用了最新徽标（见图 6）。[67] 该组织的历史中还隐藏着其他幽默的音符。虽然他们最初依赖《男科学》作为其官方出版物，但财政困难以及与出版商的沟通问题，最终导致美国人创办了《男科学杂志》。该杂志于 1980 年首次出版，目前仍在印刷中（2013 年与《国际男科学杂志》合并，现为《男科学》）。[68] 第一位编辑回忆说，行政助理给了拖欠任务的失职审稿人一个"黑睾丸奖"，该奖"在我们通讯录的索引卡上被注明"。[69] 在 2005 年庆祝美国男科学会成立三十周年时，美国男科学会的档案委员会起草了该组织的简史，指出"我们是唯一一个用一顶超大'避孕套'帽子向年轻男性学家致敬的组织。戴上和放置这顶帽子已成为协会一项重要而光荣的传统"。[70]

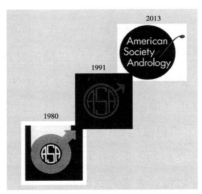

图 6　美国男科学会标志的演变，1980—2013 年

然而，尽管有众多的国家级学会、众多科学期刊，以及越来越多自称男科学家的人，该领域在美国仍然很小众，基本上无人知晓。在 1976 年的第一次学科会议上，美国男科学会共有

235 名成员。[71] 到如今，已有"超过 600 人"，美国男科学会网站上列出的专业仍然相当多样化："男性生殖、内分泌学、泌尿学、解剖学、妇产科学、生物化学、动物科学、分子和细胞生物学以及生殖技术"。[72] 微软 Word 仍然在"男科学"（andrology）一词下加上红色的波浪形符号，表明其内部词典缺乏对该词的识别能力。正如男科学家们自己在美国男科学会三十周年纪念活动前夕承认的那样："在每次会议上，电梯里的陌生人都会问，'什么是男科学？'"[73]

围绕男性生殖健康的医学专业的缺失

在整个 20 世纪，随着生殖问题受到科学和医学的关注，文化领域继续为女性身体被重视提供肥沃的土壤，尤其是在妇产科学这一大型专业领域，以及在围绕激素和避孕药的久盛不衰的生物医学研究议题方面。[74] 但这并不是说在这一时期对男性的生殖躯体没有任何关注。科学家们正在研究男性，医生们也在治疗他们，但由于缺乏一个专门的、有凝聚力的专业，很难维持对男性生殖健康的科学研究和临床研究的关注。

医学专业化的过程通常伴随着组织基础架构的发展：专家交流和合作的年度会议、用以研究和讨论的重要期刊，以及确保培养新一代专家的培训项目。简言之，在 20 世纪前半叶，这些都没有将研究男性生殖躯体各个方面的不同领域的研究人员和临床医生统一起来。因此，对男性生殖健康的任何关注仍然分散在关系松散的各种专业领域里，如泌尿学、不孕症和内分泌学。正是在这种背景下，人们才能够理解为什么会对男科学屡屡呼吁，才能明白为什么这些呼吁会被置若罔闻。或者更准确地说，可能听到这些呼吁的人非常少，不太可能与其他有类似兴趣的人有组织地联系在一起。

直到 20 世纪 60 年代和 70 年代的社会运动，将男性躯体与生殖健康主题联系起来的概念才变得更加可行。随着围绕性别和生殖的科学研究、临床实践和文化信仰的彻底改变，男性生殖健康的话题变得比以前更容易被思考、处理。[75] 而且，这样就有可能打断将"女性"和"生殖"这两个类别联系起来的强大反馈回路，哪怕只是轻微地打断。20 世纪 60 年代末出现的另一个生物医学专业——男科学，就是 20 世纪后半叶这一领域不断变化的象征。事实上，尽管 19 世纪 90 年代的男科学家被医学期刊嘲笑得一文不值，但后来的男科学家确实成功地创建了专业基础组织架构并使其制度化，哪怕这只是一个小型的、狭义的专业基础组织架构，包括专业协会、年会和期刊。

现在，正如许多历史论据一样，人们当然想确认社会环境与男科学的因果关系。究竟是社会环境促成了男科学，还是男科学改变了社会环境？在这种情况下，我认为可能是社会环境促成了男科学，而不是相反。因为男科学由一些相对较小的亚专业组成，到今天为止，在美国，这些亚专业在它们的领域之外仍旧不广为人知。

同样需要重点关注的是，即使 19 世纪 90 年代和 20 世纪 60

年代的男科学家们选择了相同的名字，历史上仍没有明确的证据将两者联系起来。它们采取了不同的组织结构，有着不同的目标，因为它们始终都处在各自时代的男性政治和医学中。男科学的每一次化身都集中在男性身体及其生殖部位，19 世纪 90 年代的分组主要由对性病感兴趣的临床医生组成，而 20 世纪 60 年代的分组则包括基础研究科学家和临床医生，他们主要关注精子和男性不育。早期的男科学家也面临着比后来的男科学家更高的耻辱感和羞耻感。然而，尽管他们的项目不尽相同，但他们在一个关键方面是相似的：两个时期的男科学家都试图将他们的专业定义为与妇科学"平行"，这一点在他们对希腊语词根的选择以及他们感兴趣的科学和医学的内容上都很明显。这是因为 19 世纪 90 年代和 20 世纪 60 年代的男科学家都在回应一种持续的文化模式，即性别二元论，也就是女性身体是生殖的，男性身体不是生殖的。

医学专业化的可能性和过程深受当时生物学知识基础和文化模式的影响。卫生政策学者指出了医学专业化的好处，例如，长期深入培训带来的专业知识不断增加，从而改善了对特定疾病的诊断和治疗。[76] 但研究人员也对专业化的病理学提出了担忧，包括能够治疗"全人"的"多面手"临床医生人数较少，特别是那些愿意在农村地区生活和工作的临床医生较少，这导致人们获得基本医疗的机会减少。[77] 在这场辩论中，我想补充一点，当**缺乏**专业化时会发生什么。它可能导致缺乏集中的生物医学关注，缺乏临床护理，正如我在下一章中所展示的，缺乏知识。

第二部分

关于男性生殖健康
知识的传播

第三章
了解父源性效应

尽管目前仍处在努力争取专业认可的状态中，但男科学现在确实存在。当科学家和临床医生致力于为这一新的专业进行生物医学基础架构、创办期刊和创建专业协会时，他们的努力伴随着从 20 世纪 70 年代开始的对男性生殖躯体的普遍关注。为了说明这一点，图 7 至图 9 显示了一系列 Ngrams*图表，这些 Ngrams 跟踪一个单词在大量科学、流行和其他文本中出现的次数，这些文本可以在谷歌内部扫描。基本上，Ngrams 提供了一个关于特定单词在特定时间段内有多普遍的粗略描述。[1] 图 7 显示了 1800—2008 年"男科学"或"男科学家"一词的出现频率。[2] 这个词从 19 世纪中叶开始偶尔出现，在 19 世纪 90 年代出现了一个小波峰，这反映了凯斯博士和他的同事们的努力（见第一章）。但最显著的变化发生在 1970 年左右，当时男科学这一术语的流行率呈指数级增长。这一峰值持续到 1990 年，然后趋于平稳。类似地，如图 8 所示，对更一般的术语"男性生

---

* 谷歌书籍词频统计器。——译者注

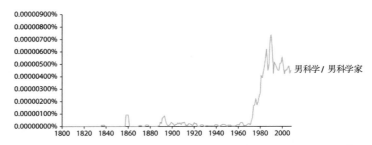

图7　谷歌 Ngram 搜索"男科学"或"男科学家"，1800—2008 年

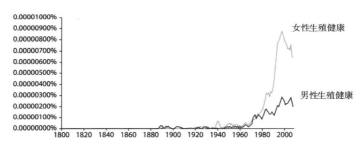

图8　谷歌 Ngram 搜索"女性生殖健康"或"男性生殖健康"，

1800—2008 年

殖健康"（men's reproductive health）或"男性生殖"（men's repro-duction），及其同源词"男性生殖健康"（male reproductive health）或"男性生殖"（male reproduction）的搜索显示，1970 年前后出现了类似的拐点，随后在 2008 年稳步增加。[3]

当时，研究人员并没有忘记对男性生殖健康的日益关注。著名的细胞生物学家唐·W. 福塞特在 1976 年写道：

毫无疑问，从子孙后代更加平衡的角度来看，1960 年至 1980 年的几十年将被视为对男性生殖生物学基本认识有所进展的黄金时期。[4]

埃米尔·斯坦伯格是美国男科学会（见第二章）的第一任主席，1981 年他在国际男科大会发表的演讲中指出，"20 世纪 70 年代见证了男性生殖生理学知识的真正爆炸"[5]。

然而，即使男性生殖健康的话题逐渐脱离了图表的 x 轴，并开始受到一些关注，它也远没有达到对女性生殖健康的关注高度。无论是使用通用搜索词"女性生殖健康"和它的同源词（见图 8），还是比较女性生殖躯体和男性生殖躯体的医学专科获得的相对提及次数，这种动态都很清楚。图 9 显示了从 19 世纪中期开始，"产科学"和"妇科学"的被提及次数越来越多。[6] 相反，直到 1910 年代，"泌尿外科学"才进入词典。尽管在 20 世纪有稳步增长，但其从未达到产科学或妇科学的水平。男科学与其他几个名词的比较尤其具有启发性：相对于前三个专业，"男科学"几乎没有出现在图表上。

在接下来的内容中，我将更仔细地阐述这部分研究：关于男性年龄、行为和暴露如何影响精子，进而影响其子女健康的生物医学研究。这项研究统称为"父源性效应"，与男性不育相关，但与之不同。20 世纪的临床医生试图评估精子的生育力或"质量"，他们主要依赖于精子细胞的一些方面，这些方面很

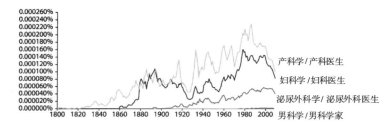

图9 谷歌 Ngram 搜索"产科学"、"妇科学"、"泌尿外科学"

和"男科学"，1800--2008 年

容易通过显微镜看到：精液样本中精子的数量（计数）、运动（活力）和形状（形态）。很明显，任何这些参数中的问题，即精子数量低或为零、精子运动迟缓或形态畸形，都可能导致男性不育。[7] 但是，一般来说，科学家和临床医生都认可的假设是，如果精子存在并且能够使卵子受精，那么它们就是健康的。[8] 直到 20 世纪末，生物医学研究人员才开始把精子的**生育能力**和精子的**健康状况**区分开来。在过去几十年中，人们越来越认识到，影响精子数量、活力和形态的一些相同因素，如男性的年龄、行为和暴露，也可能对精子内的遗传物质造成损害，并对儿童健康产生影响。

通过对科学文献的筛选，我将在本章详细介绍有关父源性效应的主张的证据基础，然后在下一章中讨论这些主张是否正被传播给公众。我之所以选择将父源性效应作为男性生殖健康这一更广泛范畴内的一个范例，是为了探讨有关新知识的产生和传播问题。最重要的是它的"新颖性"。相比之下，通常大多数与男性生殖健康相关的话题——男性不育、性传播疾病和勃起功能障碍——与19世纪末医生们所关注的情况完全相同，尽管术语已经更新（分别来自男性不育症、性病和阳痿）。另一个20世纪新出现的问题是男性避孕药，但这些都已经成为历史或社会科学学术的主题。[9] 因此，我对父源性效应的分析挖掘出了一条新的、鲜为人知的关于男性生殖躯体的生物医学研究线索。

我选择父源性效应这一主题，还因为它可以与母源性效应相关知识的产生和传播作比较，更具体地说，可以与公共卫生官员最近对"孕前健康"的关注作比较。这一领域的大多数关注点和资源都是针对妇女的，但关于父源性效应的新知识表明，这些努力可以扩大到包括男性在内的孕前健康。[10] 此外，这些问题超出了临床范畴，进入了法律和政策领域，特别是考虑到妇女在怀孕期间被限制的行为。[11] 虽然男性的孕前健康不能完全等同于女性的孕前健康（因为怀孕发生在女性体内），但有足够的相似性，可以对已知的和已发表的父源性效应相关研究进行比较。

父源性效应 *

父亲的健康可能影响其后代，这是一个古老的观念，甚至

---

* 本部分与詹娜·希利（Jenna Healey）合著。

在古希腊已经存在。[12] 几千年后的 19 世纪，反对酗酒和性病的运动引起了人们对男性体质虚弱可能导致"虚弱"的孩子或根本无法生育孩子的担忧。[13] 自从基因学出现以来，许多人现在已经熟悉了某些疾病"家族遗传"的观点。例如，全身性神经节苷脂病（Tay-Sachs）和亨廷顿病，即 DNA 中的致病突变从父母遗传给后代。

然而，近几十年来，科学家们发现了另一种形式的基因损伤，即 DNA 周围的化合物发生了改变，而不是 DNA 本身。然后，这些化合物可以影响特定基因是否以及如何表达，被称为"表观遗传"修饰，它们可能来自个体所做的事情或他们所接触的物质。[14] 这就是为什么一个男人的年龄、行为和他遇到的毒素会损害他精子中的遗传物质，并可能影响他的孩子的健康。除了表观遗传效应，这些因素还可导致精子发生过程中 DNA 的自发新突变（又称新生突变，de novo mutations）。这些过程通常被归为"父源性效应"一词的总称，但明确定义仍有点悬而未决。就在 2014 年，科学研究人员还在做一些基本的定义工作，题目是"什么是父源性效应？"[15]。

对父源性效应这一概念的抵制持续了很长时间，因为除了提供一半的 DNA 外，没有明确的方式表明男性对生殖结果的重要性。[16] 而 DNA 通过精子传播的实体被认为是无休止的"新"，因为它在不断地被补充。但现在，表观遗传学提供了一种新的机制，通过这种机制，精子可以被破坏，但仍然能够使卵子受精。关于男性的身体健康何时以及如何影响精子，最终影响子代，有了新的问题。

在研究父源性效应时，生物医学研究人员关注三个因素：①男性年龄；②他们的"行为"——他们通过饮食、饮酒、吸烟和吸毒，合法的或其他方式所消耗的东西；③他们在家庭、工作和环境中接触的毒素。精子遭受表观遗传损伤的关键时期是**受孕前**的两个半月。这也是精子细胞在男性体内发育和成熟所需的大概时间。但科学家们已经了解到，即使在这个长达数月的窗口期之前，男性在生命早期的暴露，甚至回到他们作为胎儿的日子，都会在未来几十年影响他们精子的健康。[17] 随着证据的积累，特别是在过去十五年左右的时间里，研究表明，男性的年龄和身体健康不仅会影响流产和出生体重等妊娠结局，还会对出生缺陷、自闭症等儿童疾病造成影响，[18] 甚至会影响精神分裂症等成年发病情况。[19]

就数据而言，父源性效应研究者通常会进行遗传研究、流行病学研究或动物研究。根据这些作者的报告，遗传证据被认为是最可靠的，因为它指出了父亲身体健康的变异可以传递给后代的特定途径，即使这种变异并不总是与特定的疾病结果相关。相反，流行病学研究通常仅限于观察特定父亲特征（如年龄或暴露）与儿童病理效应之间的相关性。任何上过统计学入门课的人都可以解释，相关性不是因果关系。[20] 最后，动物研究——典型的啮齿动物实验——允许在实验室环境中对父源性效应进行系统测试，之后研究人员可以跟踪其数代的后代。但关于动物研究的结果能否以及如何转化为人类研究的结果，始终是一个未决的问题。[21]

以下是对三种研究的主要发现的总的概述，看起来父源性效应与男性年龄、行为和暴露三方面影响因素有关。[22] 其中，关于父亲年龄的记录最完整：在顶级科学期刊上发表的大量遗传和流行病学研究发现，父亲年龄较大的孩子患各种疾病的风险较高。相反，关于男性行为和暴露的研究往往出现在发育毒理学相关的较小的专业期刊上。已有确凿的证据表明父亲吸烟的负面影响，动物研究、流行病学研究和少数人类基因的研究均表明，生殖细胞系突变会被遗传给后代。关于男性饮食、体重指数和锻炼的影响的研究最近才出现，主要依靠动物研究和一些流行病学研究。[23] 至于各种职业和环境暴露所造成的风险程度，则尚无定论；对大鼠和小鼠的研究表明，研究人员称之为"雄性介导的发育毒性"的可能性很高，但很难从人类身上分离出特定的基因，不足以产生令人信服的遗传学证据。

父亲年龄

现在大家都知道，**母亲**年龄越大，孩子患唐氏综合征的风险越大，但大多数人对**父亲**年龄越大的后果并不熟悉。[24] 然而，一个多世纪以来，科学家们一直在研究老年男性精子带来的潜在问题。第一篇相关文章出现在 1912 年，由威廉·温伯格（Wilhelm Weinberg）撰写，他是斯图加特的一名医生和"精明的统计学家"，是德国医学遗传学方面的领先权威；他的名字保存在哈迪-温伯格平衡定律（Hardy-Weinberg equilibrium）中，至今仍被人口遗传学家使用。[25] 在对遗传的众多研究中，温伯格观察到软骨发育不全（一种侏儒症）更常见于家庭中最后一个出生的孩子，他推测父亲年龄的增长是一个可能的因素。四年后，伦敦大学遗传学家兼优生学教授莱昂内尔·彭罗斯（Lionel Penrose）利用来自三个国家的数据进一步证实了父亲年龄和软骨发育不全之间的联系，并发表在《柳叶刀》上。彭罗斯指出，某些情况似乎与母亲年龄有更密切的关系，如唐氏综合征，但他同时也指出，根据他对侏儒症的研究结果表明，**同时考虑母亲和父亲的年龄是至关重要的**。他总结说，需要"在这一领域进行准确和全面的调查"。[26]

然而，由于父系年龄与染色体异常之间缺乏明确的联系，这种全面的研究似乎受到了阻碍。[27] 唐氏综合征（21 号染色体有三个复制而不是两个复制）中发生的整条染色体的增减（技术术语是染色体非整倍体）与母亲年龄明显相关。相比之下，父亲的高龄最初被发现与特定染色体上特定基因的特定突变有关，因此在进行详细的遗传学分析之前，很难在男性年龄与其后代健康之间建立明确的联系。随着基因检测精度的不断提高，20 世纪 70 年代和 80 年代的几项研究发现，男性年龄与常染色体显性突变（如软骨发育不全）引起的罕见遗传病（如马凡氏综合征、克鲁宗综合征和菲佛氏综合征）之间存在关联。[28] 它们现在被称为"父系年龄效应障碍"，被追踪到人类生长因子基因的一组突变。[29]

基于这一新证据，早在 1984 年，精子库就开始对男性捐赠者实施年龄限制，当时美国组织库协会（American Association of Tissue Banks）发布的第一个标准规定就是，精子捐赠者应小于36岁，以最大限度地减少与年龄相关的"基因异常"的机会。[30] 几年后，美国生育学会（American Fertility Society，现在的美国生殖医学学会，American Society for Reproductive Medicine）将精子捐献者的最高年龄提高到50岁，但随后很快又修改为40岁，因为1991年出现了一篇新的综述，其中有"令人信服的证据"，证明严重的非染色体病出生缺陷的风险随着父亲年龄的增长而增加。[31] 然而，正如我在下一章中详述的，这些关于高龄父亲潜在风险的早期预警并没有传播到生物医学研究实验室和精子库之外。

直到21世纪初，研究人员才开始确定高龄父亲的精子与一些常见疾病之间的联系，如癌症、自闭症，以及精神分裂症和双相情感障碍等心理疾病。[32] 流行病学研究表明，父亲年龄较大的孩子患白血病、视网膜母细胞瘤以及早发乳腺癌的风险较高。[33] 关于高龄父亲年龄与精神分裂症和自闭症相关的初步发现也已被多次证实。[34] 2012年《自然》杂志上的一篇文章登上了《纽约时报》的头版，它令人震惊地宣称，高龄男性精子的新突变率现在被认为同高龄女性染色体非整倍体与发育障碍的比例相同。[35]

尽管科学家们仍处于研究的早期阶段，即父亲高龄与相关疾病的确切风险水平仍未知，但有一些统计数据已经能够说明这些数字的重要性。与30岁以下的男性相比，40多岁的男性生育患有自闭症谱系障碍孩子的风险增加了 1.78 倍；而 50 岁以上的男性风险则增加了 2.46 倍。[36] 怀孕时年龄超过 45 岁的男性生育的孩子成年后患精神分裂症的可能性为 45 岁以下男性的 3.6 倍。[37] 事实上，研究人员估计，15% 的精神分裂症病例可能与男性在 30 岁以后生育孩子有关。[38] 佛朗斯（Frans）和他的同事们发现，55 岁及以上男性生育的孩子被诊断为双相情感障碍的可能性是 20 岁出头男性生育的孩子的 1.37 倍。[39] 最近的一项研究表明，父亲的年龄与后代患抑郁症的风险之间的关系实际上是一条 U 型曲线，在生殖生活的早期和晚期风险都会增加。[40]

一些研究还表明，除了在儿童期及以后患上严重疾病，年长父亲的后代更可能天生有出生缺陷。一项对美国约 500 万例新生儿的回顾性队列分析表明，父亲年龄超过 50 岁，出生缺陷风险就会增加 15%。[41] 最近的另一项队列研究跟踪了 150 万名 40 岁以上父亲所生育的儿童，发现他们在 5 岁之前死亡的风险更大，因为这一人群中出生缺陷和其他恶性肿瘤的发病率更高。[42]

随着越来越多的男性成为高龄父亲，其风险成为人们关注的焦点，[43] 研究人员和临床医生还在继续争论是否应该告知男性这些风险。早在 1981 年，遗传学家简·M. 弗里德曼就指出，所有男性都应该警惕成为父亲的年龄，并指出"如果所有男性都在 40 岁之前生下了所有的孩子，那么由于新的突变造成的疾病发生率将大大降低"。因此，"如果可能的话，建议男性和女性在 40 岁之前完成家庭生活，这将是一项良好的公共卫生政策"。[44] 与此相反，美国医学遗传学学院（American College of Medical Genetics）在 2008 年发表的关于高龄父亲生育年龄咨询意见的声明中，以"对于高龄父亲年龄没有明确的公认定义"为开头。报告还列出了随着父亲年龄的增长可能以"最低程度增加"的各种风险，但它指出，目前还没有具体的"筛查或诊断测试套餐"，因此夫妇应该只接受"针对特定问题的个性化遗传咨询"。[45]

事实上，一些人指出，自闭症、精神分裂症和其他疾病的基线风险水平相对较低，认为即使是高龄父亲的风险"翻倍"也并不令人担忧，至少对个别男性而言是如此。多洛雷斯·马拉斯皮纳（Dolores Malaspina）是研究量化父亲年龄因素影响的科学家之一，他在《美国医学会杂志》上解释说："我不会阻止一个男性生育孩子，因为这对个体来说风险很小，尽管在人口水平上还是很有意义的。"[46] 在关于"多大岁数太老"问题的研究文章中，也有人告诫要权衡父亲年龄增长的健康后果及其好处，例如年长的父亲"更有可能在事业上取得进步并获得经济保障"。[47] 另有一些科学家和临床医生则怀疑，鉴于目前的证据仍然"薄弱"，要求未来的父亲改变生活方式是否"合理"。[48] 值得注意的是，在对妇女进行高龄产妇风险的科普教育时，人们不太可能会遇到这些特殊的情绪。在下一章中，我将回到这个问题上来，我对新闻报道的分析表明，记者们过于轻视风险，并担心公布父亲高龄的不良影响可能会引起"恐慌"。

父亲的行为和暴露因素

也是在 20 世纪 70 年代，随着环境保护运动的兴起和联邦机构的建立，研究人员加强了化学品对男性生殖躯体影响的研究，以解决职业安全和健康问题。[49] 除了在工作和家庭中的暴露因素，发育毒理学专家还研究了个体男性所摄入物质的影响，如吸烟或饮酒。虽然证据基础不如父亲年龄的证据基础坚实，但表观遗传学的出现为科学家在这一领域的努力注入了活力。表观遗传学提供了一种机制，通过这种机制，男性的暴露因素影响可以传递给后代。[50] 该领域的研究人员现在同意，"大量啮齿类动物的证据明确表明，父亲接触各种化学物质会导致胚胎死亡和其他异常生殖结果"。然而，父亲接触毒素会恶化生殖结果之间的联系在人类身上没有足够确定，这一事实应归因于"证明效果的艰巨方法挑战"，而不是一定不存在男性介导的发育毒性。[51]

吸烟、饮酒、吸毒和饮食

关于男性吸烟、饮酒和吸毒对生殖影响的初步研究出现在 20 世纪 70 年代，并在关注母亲滥用药物的同时达到顶峰，比如 20 世纪 80 年代，围绕吸食快克可卡因的孕妇爆发的种族化道德恐慌。[52] 但是，尽管有大量关于父亲行为对精子的影响的研究，包括精子的数量、活力和形态，仍很难精确地指出特定生殖结果的影响，比如流产和孩子的健康。

现在有足够的证据让科学家们明确指出，怀孕前父亲吸烟会对儿童构成严重风险。[53] 它不仅阻碍男性生育，还增加了精子遗传损伤的风险。[54] 特别是，吸烟的父亲更有可能发生所谓的"种系突变"，这种突变不仅会遗传给自己的孩子，也会遗传给孩子的后代。[55] 还有一个科学共识，即怀孕前吸烟的男性会增加他们的孩子患癌症的概率。2009 年，国际癌症研究机构得出结论，父亲吸烟与儿童白血病和肝母细胞瘤风险增加有关。[56] 2012 年，米尔恩（Milne）及其同事证实了这些发现，并建议"应告知男性和女性这些风险，并应该大力鼓励男性戒烟，尤其是在计划组建家庭准备生育时"。[57]

相比之下，关于父亲饮酒与生殖结果之间关系的共识要少得多。[58] 对啮齿类动物的研究表明，它可能对后代产生各种负面影响，如出生体重低、先天畸形和行为异常，但对人类的结果并不一致。[59] 初步研究表明，父亲酗酒的孩子更容易患注意力缺陷多动障碍（Attention Deficit and Hyperactivity Disorder），但最近的一项研究反驳了这种联系。[60] 两项针对人类的大型研究也发现，适度饮酒与男性生育能力之间没有关系，但两组作者都承认他们的无效结果与之前的研究相矛盾，并得出结论，酒精对男性生殖健康的影响仍然是一个悬而未决的问题。[61]

与酒精一样，出于技术和道德原因，对大麻和可卡因等非法药物影响的研究更多的是针对动物而非人类进行的。啮齿类动物在其父亲接触此类物质后表现出学习困难和其他行为障碍，但仅有两项针对人类的流行病学研究表明，男性吸食大麻与先天性心脏病发病率增加有关。[62] 面对阿片类药物危机，有关药物对精子影响的问题再次出现。[63]

关于男性饮食，人类和动物研究都提供了越来越多的证据，证明父亲饮食的数量和质量会影响孩子的代谢健康。[64] 对瑞典奥佛卡利克斯地区男性的研究表明，那些在 8 岁到 12 岁有充足食物供应的人的孙子（但不是孙女）患糖尿病和心血管疾病的风险较高。[65] 在第二项针对人类的研究中，研究人员发现，中国台湾地区男性食用槟榔与患代谢综合征的风险有关，他们更有可能生下患有代谢综合征的孩子，即使这些孩子自己从未吃过槟榔。[66] 关于大鼠的研究，那些在子宫内饮食受到限制但出生后被正常喂养的雄性大鼠，其后代出生体重减轻，糖耐量受损。[67] 那些在受孕前 24 小时内被剥夺食物的人，其子代的血糖水平较低。[68] 另一方面，《自然》杂志的一项研究表明，当雄性大鼠食用高脂肪食物时，它们的女儿成年后会出现类似糖尿病的糖耐量和胰岛素分泌受损的情况。[69]

职业和环境暴露

在 20 世纪的大部分时间里，存在着"保护性"劳动法，以保护（某些）妇女免受危险工作条件的伤害。虽然学者们注意到，这些法规包含了女性娇弱的错误观念，[70] 但其实这些法律也反映了关于男性工人无懈可击的假设，因为人们认为男性工人不需要类似的保护。这些假设在 20 世纪 70 年代开始发生变化，一系列科学研究与一些引人关注的工作场所毒性案例相结合，敲响了化学品对男性生殖影响的警钟。[71] 这段历史上的一个重要时刻发生在 1977 年，当时加利福尼亚州一家工厂的一群男性工人在午餐时开始谈论他们中的几个人如何难以生育孩子。他们的工会向美国家职业安全与健康研究所请求帮助，该研究所最终确定陶氏化学公司（Dow Chemical）的杀虫剂二溴氯丙烷（dibromochloropropane）是造成该工厂普遍出现男性不育的罪魁祸首。[72] 到那时为止，已有二十年的啮齿动物研究清楚地证实了二溴氯丙烷造成的生殖危害，但这些风险从未向工人们告知。[73] 1979 年，在全美媒体的关注下，[74] 美国颁布了二溴氯丙烷的全面禁令，除了夏威夷的菠萝林（在那里可使用二溴氯丙烷的规定最终也在 1985 年被禁止）。然而，多年来，这种杀虫剂在拉丁美洲、菲律宾和一些非洲国家还在继续广泛使用。[75] 它对农业工人的毒性影响是 2009 年一部名为《香蕉!》的纪录片的主题。

20 世纪 70 年代，科学家们不只在农业劳动者中调查了男性介导的发育毒性的可能性。一项研究表明，男性职业性接触碳氢化合物，如机械师、矿工和油漆工接触的碳氢化合物，会增加其子女患癌症的风险。[76] 而铅暴露是 1979 年一起法律案件中的问题，该案件最终于 1991 年提交到最高法院，全美汽车工人联合会起诉美国江森自控有限公司。虽然该案件的中心问题是一家电池制造商拒绝雇用女性，因为她们可能怀孕并面临铅暴露，但工会的案例实际上也证明，这种暴露同样会对**男性**的生殖健康构成风险。[77] 除了广泛的媒体报道，这一主张还激发了 1991 年美国科学促进会（American Association for the Advancement of Science）年会上关于父源性效应的报告。[78]

工作场所毒性并不局限于低薪工作。[79] 从事致癌物研究的男性实验室的科学家生下的孩子更可能患有"严重畸形"。[80] 男性牙医和医生反复接触笑气等麻醉剂似乎会增加流产和低出生体重的风险。[81] 除了在特定职业中使用特定化学品，研究人员还研究了受辐射者的父源性效应，如 1986 年的切尔诺贝利核灾难或在英国塞拉菲尔德一座核电站工作的工人子女中形成的癌症群。[82] 然而，确切的风险仍然不清楚。[83] 科学家们还调查了男性在战场上的暴露情况，包括越南战争期间接触橙剂，以及海湾战争中接触一些其他不确定的物质而导致退伍军人的一系列折磨。[84]

就其他环境暴露而言，内分泌干扰物一直备受关注，特别是它们是否导致全球精子数量下降的问题。[85] 然而，这场辩论通常集中在生育能力问题上（以精子数量、活力和形态的形式），而很少涉及对儿童健康的潜在影响，因此我在这里不详细讨论。

总之，无论男性在家中、工作中还是在更广泛的环境中暴露，研究人员仍然很难准确确定个人暴露于哪些物质以及浓度。因此，科学家们承认，关系到父源性疾病的"有力证据"仍然"有限"。[86] 随着工会保护工人的权力持续下降，环境法规被进一步削弱，[87] 这种缺乏明确性的情况可能会继续下去。

将男性纳入生殖方程式

正如这篇对科学文献的简要回顾所表明的那样，男性的年龄、孕前及生命早期摄入和接触的物质，都有可能影响精子细胞及其所含的遗传物质。现在，关于父源性效应的科学研究开始逐渐积累，重要的是要认识到，这一领域的早期研究人员在确定其研究的合法性方面面临着诸多挑战。政治学家辛西娅·丹尼尔斯采访了几位最先开始研究男性身体健康状况如何影响生殖结果的学者，如格拉迪斯·弗里德勒（Gladys Friedler）、芭芭拉·黑尔斯（Barbara Hales）和伯纳德·罗贝尔（Bernard Robaire）。在充斥着持怀疑态度的顾问、不信任的同事以及一次又一次的资金申请被驳回的故事中，这些科学家和其他科学家拼凑时间和金钱来进行其他人认为"完全不可信"的研究项目，部分原因是他们相信精子"永远年轻"。[88] 丹尼尔斯得出结论说，"在生殖医学中，关于男性特征的假设不仅影响科学研究人员提出的问题，而且影响什么是可接受的答案"[89]。这些挑战一直持续到今天，例如，对健康和疾病的发展起源感兴趣的流行病学家近年来发出呼吁，要求停止忽视父源性效应。[90]

值得注意的是，这些科学家中有许多是女性，这是 20 世纪60 年代和 70 年代男女同校风潮的产物，她们留在学术界并获得博士学位。[91] 除了弗里德勒和黑尔斯，其他研究父源性效应的杰出女性包括流行病学家戴夫拉·李·戴维斯（Devra Lee Davis）和精神病医生多洛雷斯·马拉斯皮纳。这可能不是巧合，这些女性进入长期以来由原本几乎只关注妇女生殖躯体的男性主导的科学领域，并开始对父源性效应提出新的问题。这一现象并没有在这个领域消失；在《纽约时报》最近一篇关于精子研究的文章中，生殖生物学家珍妮丝·L.贝利（Janice L. Bailey）指出："奇怪的是，这一领域有很多女性。我们有时称自己为研究男人的女人（Gals for Guys）。"[92]

但是，即使科学家和临床医生更加关注男性的生殖健康，个人研究也倾向于关注父源性效应的某一个或另一个方面，如男性的受孕年龄、吸烟数量或特定化学物质的影响等。为了全面评估男性对生殖结果的影响，我们需要确凿的证据，不仅要证明男性的年龄、行为和暴露会带来多大的风险，还要证明这些因素是如何相互作用的，以及父源性效应和母源性效应之间的潜在相互作用。[93]将生成累积风险评估所需的关于男性身体的各种知识可视化的一种方法即图10所示的"生殖方程"。[94]目前，科学家们可以对该方程的特定方面进行风险评估，例如男性的年龄与其子女患自闭症的风险。然而，这些因素的证据水平各不相同，而且几乎完全没有关于这些因素如何与母亲因素相互作用的信息，因此不可能对任何个体男子进行累积的、个性化的风险评估。

简言之，要阐明男性生殖健康与其子女健康之间的确切关系，还有大量工作要做。但是，即使科学家们还需要大量努力争取资金、时间和空间来填补这个方程的细节，他们的初步结果已经表明，男性的年龄和身体健康确实对他们的子女有重大影响。这一信息对作为父母身份的个人来说是有用的，对和病人讨论生殖计划的临床医生也是有用的。我将在下一章讨论这一问题，在这一章中，我将考察有关父源性效应的科学证据在多大程度上应向更广泛的公众公布。

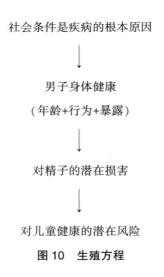

图 10　生殖方程

医学专业化与知识创造之间的关系

在这里，我回到了医学专业化和新知识创造之间的关系问题。19 世纪 90 年代男科学家无法开展广泛的专业的情况已经得到了详细说明，20 世纪 60 年代又出现了一个名为男科学的专业，以及自 20 世纪 70 年代以来，关于男性生殖健康的生物医学知识不断增加（尽管产量仍然不足），我的分析强调了伴随医学专业化而来的生物医学基础架构对于产生新知识的重要性。所谓生物医学基础架构，我指的是组织实体，如专业协会、科学会议和期刊，它们将生物医学研究人员聚集在一起，并允许其交流和积累想法、知识及技术。简言之，我认为，由于 19 世纪末男科学的失败而导致的这种基础架构的缺乏，至今仍反映出人们对男性生殖健康的关注程度不高，尽管男性占总人口的一半。

20 世纪 60 年代，男科学的发展开始搭建一些生物医学基础架构，通过这些基础架构，对父源性效应等主题感兴趣的研究人员可以开始分享和扩大他们的工作。本章讨论的一些科学研究发表在男科会议上，或发表在男科杂志上，但男科领域在美国仍然很小，甚至对许多医生来说几乎是未知的。自 20 世纪 70 年代以来，关于男性生殖躯体的知识并不局限于那些自我认同为男科学家的人。然而，仍然没有一个广泛、大型、知名的专业可以囊括所有对男性生殖健康各个方面感兴趣的人员，这个话题远远超出了父源性效应，包括避孕、不孕、性传播感染和勃起功能障碍等。与之相反的是，由各种各样的专家进行的研究，已经广泛发表在多种专业期刊上，例如那些专注于发展心理毒理学、遗传学或职业健康的期刊，而不同的临床和科学专业之间没有太多的交叉对话。

因此，与其将 20 世纪 60 年代男科学的出现视为增加有关男性生殖健康的生物医学知识的唯一刺激因素，不如更准确地说，这两者都可能是由那个时期不断变化的文化和政治动态造成的。正如围绕性别、种族和性的社会运动对工作、家庭、教育和法律等社会制度产生了深远的影响，它们也改变了医学知识和临床护理的概念基础。生物医学界对性别躯体的理解发生了变化，这足以让研究人员（其中一些是女性）开始提出关于男性躯体对生殖结果重要性的新问题。

回到引言中摄影师的比喻，在科学家和临床医生中，现在有一个弱反馈回路将"男性"和"生殖健康"联系起来。在下一章中，我将从关于生殖躯体、生殖相关的生物医学专业化和新知识的形成与否之间的关系方面的问题，转向关于这些知识是否以及如何在更广泛的公众中传播的问题。记者们在报道父源性效应吗？政府机构和专业协会是否宣传这一新知识？这些新的发展是否会导致隐喻中的摄影师改变男性和女性生殖躯体的"图像"？

第四章
一半大众的生殖健康

既然生物医学研究人员已经确定男性的年龄、行为和暴露会损害精子并可能影响其子女的健康，那么下一个问题就是，这些信息是否正在向公众传播。社会科学家通常采用一种知识扩散模式，即从科学之口（或页面）到更广泛的公众之间直接相连。然而，历史学家玛丽·费塞尔和罗杰·库特认为，"循环"比"扩散"更准确地描述了这一过程。[1] 根据 18 世纪"自然知识"的实证例子，他们认为，这种知识的传播不是从"科学"到"社会"的分层直接传播，而是通过大众和商业出版物、个人通信和对话，甚至是实物进行扩散，更像是一颗煎了一面的鸡蛋里不均匀溢出的流淌的蛋黄。

蛋黄是"科学"，蛋清是"公众"这一令人难忘的比喻是有用的，因为它不是假设科学知识将不可避免地传播，而是考虑到特定类型的信息**是否**被接受，以及被哪些类型的实体所接受的问题。在本章中，我考察了一些潜在的网站，人们可能希望在这些网站上找到关于父源性效应科学的讨论：国家报纸、有关健康和育儿的消费者网站、联邦卫生机构和专业医学协会。[2] 总的来说，这使得新闻媒体（报纸和消费者网站）与能够发布关于男性生殖健康的"官方声明"的组织（联邦机构和专业协会）之间可以进行比较。

学者们在之前的两项研究中考察了关于父源性效应的新闻报道。辛西娅·丹尼尔斯搜索了 1985 年至 1996 年的 9 家全国性报纸，只找到了 17 篇关于"父亲和胎儿"关系的文章。这些报告倾向于通过提及科学信息的不确定性来尽量减少潜在风险，即使它们将产妇风险描述为"确定的和已知的"。[3] 坎波·恩格尔斯坦（Campo Engelstein）及其同事注意到丹尼尔斯的文章发表于 20 世纪 90 年代末，他们想知道在这二十年中，父源性效应证据基础的扩大是否会反映在新闻媒体的更多关注中。[4] 他们特别关注老龄化问题，比较了 1978 年至 2012 年美国关于女性和男性的新闻文章（64 篇）。关于高龄母亲的文章比高龄父亲的文章多得多，记者们更倾向于将怀孕前的伤害归咎于女性，同时通过将风险最小化为男性提供"安慰"，这一发现总结在文章标题《坏妈妈，无过错爸爸》中。

在检索《纽约时报》过去五十年来对父源性效应（不仅是高龄衰老，还有男性的行为和毒性暴露）的新闻报道时，我发现美国主要报纸对男性生殖健康这一方面的报道水平是一致的，尽管都很低。此外，记者往往将报道局限于对精子的潜在损害，即男性年龄或身体健康对精子数量、形状或活力的影响。除此之外，他们很少提及男性健康对子代的潜在影响。而这些信息通常都带有对男性气概的幽默暗示，以及科学家在这一领域的持续不确定性的陈述，这两者都有助于减少对父系风险的担忧。我们再转向生物医疗组织，即联邦卫生机构和专业医疗协会，看看它们是否也在宣传关于男性对生殖结果重要性的新近科学研究，我发现答案是"并非如此"。这就提出了一个问题，为什么人们会在新闻媒体上看到这些信息，却没有从负责改善公众健康的医疗机构那里听到。

新闻媒体

《纽约时报》

我的第一次搜索是为了全面了解过去半个世纪男性生殖健康的覆盖范围、父源性效应的科学证据开始积累的时期（见第三章），以及男性气概和父亲身份的文化规范开始转向强调男子参与子女生活的重要性。[5] 我在 1968 年至 2018 年的《纽约时报》上搜索过所有包括"精子或精液"词条的文章；《纽约时报》经常被用于媒体分析，因为它对其他国家新闻机构和地方报纸的新闻议程有着巨大的影响。翻阅报纸头条，我发现《纽约时报》在这段时间里经常报道男性不育的问题，因此我将注意力集中在提到父源性效应的文章子集上（即使没有使用这种特定的语言）：总共有 138 篇新闻报道和观点文章。[6]

在过去五十年中，关于父源性效应的文章出现得相当有规律，平均每年出现 3 篇（见图 11）。[7] 覆盖率有两个小高峰，第一次是在 1977 年（10 篇文章），当时发现杀虫剂二溴氯丙烷导致男性不育。第二次高峰出现在 1991 年（11 篇文章），涉及更多不同的主题，包括当年最高法院裁决美国江森自控有限公司（Johnson Controls）之后，对男性工作场所暴露的关注，以及一些关于男性使用药物或酒精的研究（见第三章）。然而，总的来说，《纽约时报》对父源性效应的关注程度一直很低，这与自 20 世纪 60 年代以来关于这一主题的科学文章发表数量迅速增加形成了鲜明对比。

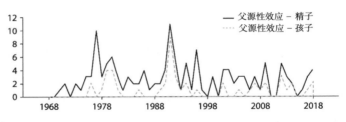

图 11　《纽约时报》讨论父亲对精子和儿童影响的文章数量，1968—2018 年

为了系统地分析这些新闻报道的重点，我根据是否仅讨论了男性年龄、行为、暴露对**精子**的影响（如精子数量、活力或形态）或是否也讨论了对**儿童**的潜在风险，对每篇文章进行了编码。图 11 显示，在 138 篇文章中，仅有略多于三分之一的文章明确指出了存在儿童健康风险的可能性。[8]

就主题而言，五十年里发生了显著变化。样本中最久远的文章来自20世纪70年代，重点关注大麻和环境毒素的影响，包括二氯二苯基三氯乙烷（滴滴涕）、核废料和橙剂。样本中第一篇提到男性身体健康可能不仅对他的精子而且对他的孩子有影响的文章出现在1976年；这是美联社关于美国国家职业安全与健康研究所对氯乙烯研究的报道。它以这样一句话开头："工作中使用氯乙烯的男性，其妻子流产或死产的可能性是其他男性的两倍，可能是因为氯乙烯会导致丈夫的精子细胞受损。"[9] 在20世纪80年代和90年代，《纽约时报》关于父源性效应的文章中最常见的话题是干扰内分泌的化学物质，因为科学家们开始识别和测量这些化学物质对野生生物和人类繁殖的影响。在此期间被反复讨论的其他问题包括使用类固醇对男性生育能力的有害影响和男性在工作场所暴露的风险。偶尔也有报道称，一些公司希望从这些担忧中获利，包括一家制药公司销售一种膳食补充剂以"改善精子质量"。[10] 从21世纪初开始，随着新的生物医学研究将年长父亲的年龄与其子女的疾病风险联系起来，关于高龄父亲后果的警告文章层出不穷：精神分裂症、自闭症、双相情感障碍，甚至更低的智商分数等。

有些文章只是简单地提到了父源性效应，正如20世纪90年代关于环境毒素的各种影响的大量报告所述，其中之一是"精子数量下降"的可能性。[11] 在其他情况下，整篇文章或专栏文章都致力于深入讨论男性身体的年龄或健康如何影响生殖效果，比如，长期从事健康报道的简·布罗迪在1981年发表了一篇题为《精子特别容易受到环境的影响》的文章；再比如《新共和国》科学编辑在 2012 年发表了一篇题为《为什么父亲真的很重要》的专栏评论。[12] 这些文章引自各种各样专家的研究：流行病学家、毒理学家、泌尿科医生、妇产科医生和内分泌学家，反映出男性生殖健康缺乏统一的专业。结果是：《纽约时报》几十年来一直在报道父源性效应；这类文章并不常见，但也并非没有。

关于父源性效应的畅销书

接下来，我看了两本书的新闻报道，它们是为大众读者撰写的关于父源性效应的图书：由泌尿学专家哈里·菲施（Harry Fisch）撰写、2004 年出版的《男性生物钟》，以及十年后出版的《父亲重要吗?》（*Do Fathers Matter?* ），作者是科学记者保罗·雷伯恩（Paul Raeburn）。使用 Nexis Uni 数据库，我在每本书出版日期后的两年内搜索了主要新闻媒体，有 21 篇新闻报道了《男性生物钟》，19 篇新闻报道了《父亲重要吗?》（这些数字不包括重复报道，即同一篇文章在多家报纸上发表）。虽然两位作者都设法获得了全国性的新闻报道，但事实上，每本书都被大约 20 份报告讨论。这一事实提供了额外的证据，证明这一主题在随后的十年中并没有获得更多的关注。就像《纽约时报》的报道一样，关于每本书的新闻文章只在一小部分（25%）报道中提到了父亲对儿童的影响。

消费者网站

在这个时代，报纸不是唯一的新闻来源，所以我也在消费者网站上搜索关于男性生殖健康的讨论，特别是父源性效应。2015 年 3 月，我访问了两个领先的健康网站：WebMD 和 Mayo Clinic。两个领先的育儿网站：《父母》（*Parents*，也以印刷杂志出版），《孕期完全指导》（*What to Expect When You're Expecting*[*]，也以书籍形式出版）；以及专门关于男性健康的网站：《男性健康》，也以印刷杂志的形式出版。

这些受欢迎的网站会发布普通读者撰写的文章，代表了公众在互联网上随意搜索时可能遇到的信息类型。这五个网站都有关于男性生育能力的网页，一些网站甚至指出，男性的年龄、行为和暴露程度会影响精子的数量、形状或活力。有时，这些因素被冠以"精子的健康"，或听起来更优生的"精子质量"。[13] 例如，Mayo Clinic 的"怀孕"页面包括"健康的精子"的讨论，并鼓励男性"了解生活方式因素会如何影响精子，以及你可以做些什么来提高生育能力"。[14] 然而，与新闻报道不同的是，健康和育儿网站几乎从不讨论精子质量，即讨论父源性效应如何影响子代的健康。当然也有一些例外，且这些例外往往与父亲的年龄有关。2006 年，WebMD 网站发表了一篇专题文章，2015 年其仍在该网站上发布，标题为《男人可

---

* 原文直译名：《当你怀孕时，你在期待什么》。国内采用意译名：《孕期完全指导》。——译者注

能也一样有生物钟》，副标题为《一些研究人员认为，男性的年龄不仅可能影响他生孩子的能力，而且可能影响他后代的健康》。[15]

性别、不确定性和风险个体化

从全国性报纸到育儿杂志，在这些论坛上阅读有关父源性效应的信息，我发现新闻媒体通常不是只关注精子。在我对这些材料的分析中，我还注意到了其他三个趋势。首先，关于父源性效应的新闻报道充斥着对男性气概和性别关系的提及。其次，与之前的研究一致，记者经常强调生物医学领域关于父源性效应的说法的不确定性。[16] 最后，新闻文章通常表现出一种默认假设，即如果存在风险，则应由个人来管理。

性别

性别暗示是持续存在的，这在《纽约时报》的样本中最为明显。尽管这些文章跨越了五十年的时间，在此期间发生了巨大的社会、政治和经济变化，但有一件事保持不变：记者利用性别来构建关于男性对生殖结果贡献的生物医学辩论。一些人将性别作为幽默的来源，引入了一个大家不熟悉的父源性效应的概念，比如科学作家娜塔莉·安吉尔在文章开头的一个笑话："为什么一个卵子需要一亿个精子才能受精？因为没有精子会停下来问路。"[17] 其他记者和专栏作家以女权主义者的方式提及性别问题，以强调不平等，特别是鉴于目前在生殖领域对男性的持续关注不足。在一篇题为《科学的反女性偏见》的合著评论文章中，一位公共卫生教授和一位女权活动家对当时酒瓶上只针对女性的新警告标签提出了质疑：

> 为什么新闻界对显示男性长期饮酒与精子产生异常和睾丸萎缩之间关系的研究不感兴趣，或者对为什么喂食酒精的雄性动物后代会出现行为异常不感兴趣？[18]

同样，记者塔马尔·勒温指出在考虑到生殖危害时的性别不对称。她在报道一项关于化学和电子公司的新研究时指出，它们"以对女性生殖健康存在潜在风险为由限制了女性的工作选择，但大多数人忽视了男性面临的生殖危害"。[19]

十三年后，勒温在一篇关于"性器官衰老的结果"的文章中再次提出了这个话题。这篇文章的焦点是多洛雷斯·马拉斯皮纳的开创性研究，勒温写道："（年长父亲和患有精神分裂症的后代之间的）相关性很久以前就没有被注意到，这似乎令人费解。但科学家们的发现取决于他们在寻找什么。"她强调了一种曾经被认为是由"坏母亲"引起的疾病可能与男性的年龄有关的"讽刺"。[20] 安吉尔也在一篇关于高龄父亲的文章中指出了生殖缺陷的性别历史：

> 当谈及对出生缺陷和遗传疾病的责任划分时，女性历

来承担了大部分责任……相比之下，男人被认为是永远有生育能力的，能够在高龄时生育健康的孩子。[21]

即使是新闻文章中引用的科学家，在讨论他们关于父源性效应的工作时，有时也会指出性别文化偏见。例如，罗妮·凯伦·拉宾在一篇关于父亲年龄与儿童较低 IQ 分数之间关系的文章中，引用了马拉斯皮纳的话："我认为，即使是看这个问题（父亲年龄效应），也有一点文化偏见，但最终人们会愿意接受这一点。"[22] 十年后，西奈山的医生莎娜·史旺（Shanna Swan）也表达了这一观点，她在内莉·鲍尔斯的一篇文章中讨论了她关于精子计数的研究："美国国家卫生研究院长期以来一直专注于男性，但生殖从未被视为男性问题。"史旺得出结论说，研究界并不想"知道他们将要发现什么"。[23]

正如关于父源性效应的生物医学研究可能因女性进入科学领域而受到推动一样（见第二章），许多关于父源性效应的新闻文章都是由女性撰写的，这可能不是巧合。作为职业女性，她们的工作文化中仍然充斥着对母亲的指责，女性记者可能对显示男性年龄和身体健康对生殖结果有影响的新研究特别感兴趣。事实上，尽管新闻编辑室中的男性人数始终超过女性，[24]但在《纽约时报》抽样的 39 篇指出男性可能对儿童产生影响的署名文章中，有 64% 是由女性撰写的。[25]

健康和育儿网站的标题和细则中也充斥着对男性气概的提及，但使用了更随意、更吸引眼球的语言。例如，Mayo Clinic

关于健康的精子的页面以"你的精子是否合格?"这个问题开头,然后提供"帮助您的精子成为最佳表现者"的提示。[26]《男性健康》上各种文章的标题也唤起了类似的情绪:

"四种使精子更强壮、更快和更具生育能力的方法"[27]

"在一小时内强化你的精子"[28]

"你有健康精液的七个标志"[29]

这种有关表现和力量的语言是由与工作场所和运动相关的当代男性气概的概念支撑的,在这里被转移到微小的生殖细胞上。

尽管消费者网站确实使用了"精子"或"精液"这两个术语,但它们会比报纸更多地使用俚语,大概是为了吸引普通读者。精子会被称为"游泳运动员"或"小男孩",而有时男人的生殖系统会被委婉地称为"你的破烂"。例如,《男性健康》的文章包括《你的游泳运动员是否达标?》和《喝太多酒可能会让你的游泳运动员处于危险之中》。[30]《海蒂怀孕育儿大百科》(*What to Expect*,世界上最畅销的怀孕和育儿系列)的文章《女性和男性生育食品》详细介绍了如何"让男性的小游泳运动员保持健康"。[31]

尤其是在育儿网站上,人们发现了另一个指导报道的性别假设:几篇关于父源性效应的文章实际上是写给女性的。《父母》的文章《十种方法让他拥有更好的能生的精子》明确地针对女性,期望她们能将信息传递给她们的男性伴侣。[32] 第一段建议"为了让他的孩子们保持最佳状态，他应该做出这些改变"，然后是一个明确的具体建议列表，例如"为了让他的游泳运动员得到锻炼，你的男人应该戒烟"。在一篇题为《叶酸与男性生育能力》的问答中，作者海蒂·莫科夫嵌入了女性作为家庭主妇的过时观念，并建议"给你的男人上一份丰盛的沙拉"，以帮助"守卫他的男孩"。[33]

然而，即使记者们经常开性别玩笑，并提及性别规范和偏见，也几乎没有讨论男性气概与种族、阶级或性行为的交叉内容。只有少数几篇报纸文章提到了这些问题，而且都只是简单地提到，比如一篇文章假设精子数量存在种族差异，或者一篇专栏文章指出"贫困和失权"在父源性效应中的潜在作用。[34]这样的参考在消费者网站上更为罕见。[35]

不确定性

报道父源性效应的另一个明显趋势是，无论是记者还是他们引用的专家都强调，该领域仍然缺乏确定性。在某种程度上，这是沿用了处理新闻报道的老办法，也就是为了避免偏见而试图呈现多种视角的观点。为了避免科学研究报告中的偏见，记者通常会找出支持所公布的任何发现的专家以及质疑其有效性的专家。然而，正如丹尼尔斯在分析20世纪80年代和90年代的新闻报道时所发现的那样，令人惊讶的是，记者们如此强烈地强调对父源性效应的研究是多么"有限"，特别是与讨论母源性效应的方式相比。[36]

当然，在早期，对父源性效应的研究很少而且彼此相差甚远，因此即使是科学家自己，也会偶尔将他们的结果标记为"推测性"，正如 1991 年一项流行病学研究的一位作者发现父亲吸烟会增加儿童患癌症的风险。[37] 同样，美国国家研究委员会（National Research Council）发布的一份关于内分泌干扰物的报告以《专家不确定某种污染物的影响》为标题进行了讨论，然后引用专家组主席的话说，"这个领域充满不确定性"[38]。在极少数情况下，科学家确实指出，即使研究稀少或结论不确定，也并不意味着父源性效应不真实存在。著名环境流行病学专家戴夫拉·李·戴维斯在 1991 年美国江森自控有限公司的裁决之后，撰写了一篇专栏文章，指出"缺乏能详细说明关于父亲的暴露是如何影响他们未来婴儿的研究，并不意味着不会发生这种影响"。[39]

但随着时间的推移，研究开始积累，记者们仍然会发现一些专家在质疑这些影响的程度，并怀疑这些风险是否真的值得一提，因为它们可能使男性"担心"，甚至导致他们"恐慌"。在最近的一篇文章中，一位医生表示，他担心对精子数量的研究会导致"男性歇斯底里症"[40]。这是一个旧式术语，通常指**女性**失控的情绪根植于生殖系统——来自她们"游走的子宫"*（wandering womb）[41]。在这段引文中，社会性别和不确定性的融合很可能是男性女性化的结果，当男性的生殖能力受到探究和

---

* 因为其子宫"欲望没被满足"而"到处游走"造成疾病。——译者注

质疑时，就会出现这种情况。

事实上，在我起草本章时，在另一篇关于精子数量和男性恐慌的文章中，这种动态已经浮出水面。由内莉·鲍尔斯撰写，在《纽约时报》发表的文章报道了一项科研综述（一项对大量研究的系统回顾），标题为《男性对他们的精子数量低感到非常害怕》。第二天，同一篇文章被重新命名为《男半球（Mano-sphere）陷入恐慌：你的游泳运动员处于危险之中吗?》[42]。不出所料，这篇文章确实指向了一些"持怀疑态度"的专家，但也引用了一位男性健康专家的话，他希望将"精子恐慌"转变为"预防性保健工具"。鲍尔斯还与一些参与男性权利活动家进行了交谈，他们参与了被称之为"男半球"的活动。他们表达了对"现代社会如何削弱男性"的担忧，这是19世纪末辩论的回声（见第一章）。

在关注高龄父亲的媒体报道中，性别、不确定性和恐慌等相互交织的主题尤为明显。现在已经有相当多的文献证明，父亲年龄的潜在生殖意义在21世纪初开始受到更多关注，引起了人们的关注。例如，马拉斯皮纳关于父亲年龄与精神分裂症之间关系的一项早期研究在《纽约时报》的一篇文章中进行了讨论，该文章将其他科学家标记为"怀疑论者"[43]。仅仅几年后，泌尿外科医生哈里·菲施出版了一本关于男性生物钟的书，而生物钟是一个长期以来一直与女性身体联系在一起的时间隐喻。[44] 正因如此，他在全美各地的报纸上遭到了彻底的谴责。《纽约新闻日报》的一篇文章称，这本书是"煽动性"的，并将其描述为"对社会习俗和科学共识的挑战"。它引用了美国生殖医学学会前任主席拉里·利普舒尔茨（Larry Lipshultz）的话，将这本书描述为"危险的"，因为它引起了"不必要的危险信号"。此外，利普舒尔茨担心这本书会导致"许多非常焦虑的人跑去看医生"，因为"信息完全不真实"。[45] 同样，《今日美国》的一篇文章引用了一般的"其他人"的话，他们称菲施是"一个依靠粗略研究的危言耸听者"，然后引用美国生殖医学学会现任主席令人欣慰的说法，"很多男人晚年都有孩子"[46]。

事实上，正如坎波·恩格尔斯坦及其同事发现的，关于高龄父亲的文章比关于高龄母亲的文章更容易让人"放心"，也有许多记者和科学家试图缓解男性潜在担忧的例子。[47] 这通常以著名的"老爸爸"名单的形式出现，如歌手保罗·麦卡特尼、演员迈克尔·道格拉斯、喜剧演员戴夫·莱特曼和作家索尔·贝娄，用以强调男人可以在年老时养育健康的孩子。[48] 同样，科学家们甚至淡化了一些关于父亲年龄的更可怕的发现，如《纽约时报》头版关于《自然》杂志上的烈性威士忌（the Kong）研究的文章，该文章发现了高龄精子的新突变与后代自闭症和精神分裂症的发展之间的关联[49]。华盛顿大学的基因学家引用了一句话："你必须明白，这些突变绝大多数没有后果，而且很多五十多岁的男性生育了健康的孩子。"[50] 一些记者甚至煞费苦心地阐述了高龄父亲的**优势**，指出有更多生活经验的男性可能更能应对抚养小孩的压力，更不用说他们有更多的时间来获得事业成功和财务稳定。[51]

越来越多的关于父亲年龄的研究导致一些记者假设"关于性别的对话"是否发生了一些变化，就像丽莎·贝尔金想知道新的生物医学发现是否会带来一个不同的世界，在这个世界中，男性也会开始思考生儿育女的时机。[52] 其他人则不这么认为：查尔斯·麦格拉斯（Charles McGrath）对人们可能对父亲年龄感到恐慌的想法分析后认为，男性实际上"倾向于"让事情"轻松"，也许女性应该从中汲取一些"灵感"。[53] 但事实上，关于男性应该从容不迫、不要过于担心的建议助长了对风险的淡化，并极度减少了父源性效应的潜在意义。保罗·雷伯恩，著名的科学记者和《父亲重要吗?》一书的作者，其书中包括几章关于父源性效应的内容，他对这种心态提出了挑战。雷伯恩对相关研究的新闻报道进行了详细分析，这些研究表明，高龄父亲的孩子患双相情感障碍和注意力缺陷多动障碍的风险增加，他想知道为什么美联社和《纽约时报》的记者在他们的文章中隐藏了风险百分比。他写道："这些数字远远高于其他研究中发现的数字，它们应该在每个故事的开头突出显示。"[54]

风险个体化

即使媒体强调了与父源性效应研究相关的不确定性，记者们还是照例就**潜在**风险下男性可能采取的行动提供了建议。正如关于女性生殖健康的文章一样，新闻报道和消费者网站提供了信息图表和列表，鼓励男性吃不同的食物、多运动、戒烟、避免吸毒和远离化学品。这些建议包含了相当多的变化，但几乎所有这些都显示出一种隐含的假设，即男人有世界上所有的时间和金钱来改变他们的生活。例如，当《男性健康》建议"男性"多吃牛肉和去健身房锻炼时，[55] 却没有讨论实现此类建议所需的资源。

此外，几乎所有的建议都侧重于个人行为，而不是行政管理或环境因素对父源性效应的影响。例如，政府和相关机构的举措可以降低全体人口的健康风险；环境保护署可以努力确保空气和水的清洁；职业安全与健康管理局可以系统地评估和禁止工作中的有害化学品。[56] 哪怕健康行为通常被视为个人选择，监管和组织结构上的努力也可以产生相当大的影响。仅举两个例子，它们可以使人们获得负担得起的健康食品，并使治疗成瘾行为的计划得以广泛推行。当涉及女性生殖躯体时，我们已经采用了一些行政管理的方法，例如 1998 年联邦政府要求在常用的谷物产品（如谷类、面包、面食）中添加叶酸，以努力降低某些出生缺陷风险。2010 年《平价医疗法案》(Affordable Care Act) 涵盖了女性孕前健康检查预约，但它不包括男性的此类情况。

但在我回顾的数百篇新闻报道中，只有一小部分提到了这样一种观念，即通过行政管理和组织运作的方法甚至可能解决父源性效应问题。这与不确定性的主题不无关系：如果父源性效应的数据被认为是更加确定的，那么卫生官员和政府机构采取行动的责任将得到更明确的界定。因此，反复强调不确定性有助于将责任转移到个人身上。换句话说，由于生物医学研究人员无法完全确定各种父源性效应的类型和程度，所以男人们只能自己弄清楚他们应该采取什么行动（如果有的话）。

官方声明

从新闻媒体转向联邦政府卫生机构和专业医学协会，我考察它们是否也在努力将关于父源性效应的科学研究带给更多的民众。它们是否在自己的网站上发布官方声明，说明男性的年龄、行为和暴露会如何损害精子并影响其子女的健康？它们是否以易于理解的语言生成对患者友好的情况说明？答案通常是否定的。政府和专业组织，无论是对普遍关注的健康和医学问题，还是专门针对生殖健康的主题，对父源性效应的关注都相对较少。

联邦机构

美国负责医学研究的主要联邦机构美国国家卫生研究院有一整个部门——用该院"术语"来说是一个"办公室"——专门致力于女性健康研究，其拥有超过 300 亿美元的预算。这是女权主义健康活动家为确保女性被纳入生物医学研究和临床试验所做的重要努力的成果。[57] 然而，当代科学家和临床医生却对男性生殖健康研究资金的持续缺乏表示遗憾，尤其是相比于对女性生殖健康的高水平资助。[58] 而且不仅是国家卫生研究院。克利夫兰诊所（Cleveland Clinic）专攻男性不育的内科医生莎拉·维吉（Sarah Vij）最近在《纽约时报》上指出，"没有资金……没有很多基金会期望资助男性生育项目"。[59]

缺乏资金的同时，国家卫生研究院网站上也没有发布相关的官方信息。在主页上搜索"男性健康"会将读者带到有关衰老或特定疾病的特定页面，而关于"男性生殖健康"的页面却很少。它们进一步细分为三个研究领域："避孕、避免性传播疾病和不育/生育"。[60] 对于后者，国家卫生研究院列出了一些可能影响精子数量或形态的潜在"条件"，包括染色体异常、糖尿病或甲状腺疾病，以及药物或辐射暴露。[61] 但在这些网页中，没有任何一页提到这些因素不仅会对精子造成风险，还会对男性子代构成风险。甚至国家卫生研究院国家医学图书馆网站上发布的"男性生殖系统的衰老变化"一文也只关注精子生成和勃起功能障碍的变化，而没有提到父亲高龄与后代患多种疾病的风险增加有关。[62] 取而代之的是，这篇文章包含了一句令人安心的话："一些相当年长的男人可以（而且确实）做孩子的父亲。"

同样地，美国疾控中心，在网站上标榜"治病救人"的政府机构，也发布了大量有关不孕症的信息，而且其中大部分集中在女性的身体和健康上。[63] 在专门讨论男性不育症的小节中，确实提到了医疗条件、"不健康的习惯"和环境毒素会影响精子的数量、形状和运动，但它也没有进一步说明这些因素如何影响儿童的健康。

疾控中心确实有一个男性生殖健康主题的登录页面，其中包括可以点击获取更多男性信息的主题列表，从广泛的类别，如性健康或避孕，到更具体的问题，如自行车鞍座和生殖健康。[64] 在这里，男性可以找到一个标题为《男性孕前健康》的文档的链接。这是一个不属于流行词汇的质朴的短语，"孕前健康和保健"是疾控中心的一项倡议，旨在通过鼓励人们在怀孕前养成健康的习惯来改善生育结果。[65] 然而，该计划的大部分工作都是针对女性的，比如2013年米兰达·瓦格纳（Miranda Waggoner）在其著作《早孕三个月》（*The Zero Trimester*）中分析的一场名为"展示你的爱"的公共卫生运动。因此，创建一个关于男性孕前健康的页面也许并不奇怪，疾控中心只是简单地照搬了它对女性的建议并更改了代词（见图12）。虽然人们可能会合理地期望这是一个能直接解决父亲对儿童健康可能造成的风险的网站，但读者只能找到关于男性可以采取哪些个人层面的行动为成为父母做准备的一般性建议。关于"有毒物质"的影响和其他可以"改变"精子质量的因素——疾病、药物、年龄等——的影响也有一些要点，但这些警告并没有超出精子质量的范围去强调对子代的父源性效应。

2010年，在孕前健康倡议启动几年后，疾控中心召开了有史以来第一次关于男性生殖健康的会议。它最初是一顿自带午餐式（a brown-bag lunch）的会议，但随着越来越多的科学家和临床医生听说此事，它很快发展成一个为期一天的活动，有超过100名演讲者和与会者，其中许多人自己出钱资助行程。[66] 尽管有多洛雷斯·兰姆（Dolores Lamb）等研究人员发表过几篇

CDC **疾病控制和预防中心**
　　CDC24/7：拯救生命，保护人民™

对男性的建议

当大多数人听到"孕前健康"这个词时，他们会想到女性。然而，孕前健康对男性也很重要。男人可以为自己的健康做一些事情，也可以为生活中的妇女和儿童做一些事情。

1.制订计划并采取行动

不管你有没有写下来，你可能已经考虑过你生孩子或不生孩子的目标，以及如何实现这些目标。这叫"生殖人生规划"。制订计划并采取行动是非常重要的。每一个女人、男人和每一对夫妻都可以从基于自己价值观、目标和资源的生殖生活计划中受益。

制订计划 >>

2.预防和治疗性传播疾病（STD）

对任何性传播疾病进行筛查和治疗。怀孕期间继续保护自己和伴侣免受性病的侵害。怀孕并不能为携带性病的妇女或婴儿提供任何保护。如果妇女在怀孕期间感染性病，则性病对妇女及其未出生婴儿的后果可能会严重得多，甚至危及生命。此外，一些性病可能导致女性不孕（不能怀孕）。

了解关于性病的知识 >>
了解性病和怀孕的知识 >>

3.停止吸烟、使用街头毒品和过量饮酒

吸烟，使用"街头"毒品，过量饮酒（酗酒）有害身体健康。

图12　疾控中心网站截图，关于男性孕前健康，2015年

关于父源性效应的演讲，但总结当天活动的那份42页的报告仅提及了一次该主题。泌尿外科医生斯坦顿·霍宁（Stanton Honig）回顾了关于男性使用类固醇、烟草、酒精和可卡因如何影响精子生成及其形态的研究，但没有讨论对儿童健康的潜在影响。[67]那份报告其余大部分讨论了避孕、性传播感染和不孕症等常见话题。

还有其他一些联邦机构可能会发布关于父源性效应的官方声明。也许环境保护署会警告男性环境暴露的风险？然而并没有。也许职业安全与健康管理局会警告男性工作场所化学品的潜在影响？确实是的！在一份二十多年前题为《生殖危害》的情况说明书中，职业安全与健康管理局警告说，工作中的物质"可能会影响女性或男性的生殖健康，或影响夫妇生育健康子女的能力"[68]。提及"健康儿童"，标志着该网站是所有联邦机构中唯一一个将男性暴露与其子女健康直接联系起来的网站。[69]

然而，即使职业安全与健康管理局指出了化学暴露的潜在生殖后果，它也强调了关于这些风险可能带来的确切后果的数据的严重缺乏。不过，在这里，该机构并不能通过这些不确定性将风险降至最低。恰恰相反，同一份情况说明继续引用《国家职业研究议程关于生殖危害的声明》的序言，该声明指出，在商业用途的数百万种化学品中，只有一小部分经过测试。

工作场所中可能影响生育和妊娠结局的物理和生物因

素实际上尚未得到研究。现有知识的不足，加上工作场所暴露种类的不断增加，构成了一种潜在的严重公共卫生问题。[70]

职业安全与健康管理局不仅是唯一提到父亲对儿童影响的联邦网站之一，而且也是少数几个认真对待风险的网站之一。与此形成鲜明对比的是，美国国防部网站发布了20世纪90年代的各种新闻稿，这些新闻稿都忽略了战场上化学物质暴露的潜在影响，例如越南战争期间的橙剂和海湾战争中士兵面临的多种来源毒素（toxic stew）。国防部的声明强调，即使在研究继续进行的情况下，也缺乏将此类暴露与妊娠结局联系起来的"具体证据"。[71]

专业组织

专业医学协会的网站展示了一个类似的故事：它们几乎没有发布关于父源性效应的信息。在美国医学会的网站上搜索"精子"或"男性生殖健康"，关于父源性效应的结果为零。有一本《人体图谱》，但它只列出了"女性生殖系统"，而没有列出"男性生殖系统"。

那么代表生殖专家的组织，如美国妇产科医师学会或美国生殖医学学会，是否发布了关于父源性效应的资源呢？也没有。在这两个网站上，信息都局限于男性不育和偶尔提及的"精子质量"，定义为计数、活力和形态。[72] 美国妇产科医师学会的

"孕前护理指南"仅讨论女性的身体，虽然它确实推出了"父亲备孕指南"，但没有提及父源性效应。[73] 在美国妇产科医师学会和美国生殖医学学会网站上的所有页面中，唯一直接提到男性年龄、行为或暴露对儿童可能产生影响的是美国生殖医学学会关于酒精和药物使用的简短声明。[74] 这里是全文：

> 类固醇、香烟、大麻和酒精等药物会在许多方面对您的健康产生负面影响，包括严重影响睾丸功能，导致精子畸形、精子活力下降和/或精子生成量减少，而且这些药物对发育中的胎儿有着广泛的影响。

然而，即使到这里，美国生殖医学学会也没有具体说明对胎儿的影响是什么，或者它们如何影响后代，甚至直到成年的影响。

我在许多其他专业医疗机构的网站上搜索，查阅了数百页的材料，结果却证明，在男性生殖健康方面，尤其是对父源性效应方面，材料非常缺乏。美国医学遗传学学院对男性生殖健康一无所知。美国全科医师学会（American Academy of Family Physicians）和美国泌尿学协会都有几页关于男性不育的文章，但都没有提到父源性效应。有一个与美国泌尿学协会一起举行会议的男性生殖研究协会，以及一个隶属于美国生殖医学学会的单独的男性生殖与泌尿学协会，但两者都专注于男性不育。至于世界卫生组织等国际医疗组织，偶尔会提到化学品在工作中和环境中可能造成的损害。[75] 但通常在讨论生殖健康问题时，当提到男性的话题，这些组织致力于"男性作为支持女性伴侣"的定位，其最终目标是促进两性平等和减少亲密伴侣暴力。[76] 在这些文件中，没有提到男性自身的年龄和身体健康以及它们可能如何影响生殖结果。

对由联邦机构和专业组织制作的少量匮乏的材料进行编目分类，可以看出，在过去一个世纪中，围绕生殖医学专业化发展的另一个遗留问题：没有针对男性生殖健康的统一、连贯的专业，几乎没有正式的学术组织基础架构来宣传关于父源性效应的新知识。在那些确实有男性生殖健康页面的网站中，许多材料多年来没有更新，尽管生物医学研究人员已经发表了关于男性年龄、行为和暴露的潜在生殖意义的重大研究。

上述事实的例外：
关于父源性效应的全美公共卫生运动

尽管政府机构和专业协会在很大程度上忽视了父源性效应的问题，还是有一个非营利组织确实（尽管只是短暂地）关注了与男性年龄和身体健康相关的风险："一角钱游行"基金会（March of Dimes）。该组织由富兰克林·德拉诺·罗斯福总统于

1938 年创立，旨在根除脊髓灰质炎，如今它以致力于促进健康怀孕而闻名。它的努力主要集中在妇女的生殖健康上；他们目前的口号是"健康妈妈，强健宝宝"。而在 20 世纪 90 年代初一段很短的时间内，"一角钱游行"基金会发起了一场名为"男人也有孩子"的全美性公共卫生运动。它包括电视广告、广播节目和一本小册子，其中详细介绍了"父亲因素"如何导致流产并影响婴儿的健康（见图 13）。

我认为，"一角钱游行"基金会是美国有史以来唯一一个关注父源性效应的公共卫生运动，为了了解它是如何发展起来的，我开车沿着 95 号公路行驶了一个小时，去参观他们在纽约怀特普莱恩斯（White Plains）精心保存的档案。翻阅与媒体关系有关的内部文件，我得知"男人也有孩子"运动实际上起源于 20 世纪 80 年代末该基金会的大纽约地区分会。该分会的主任詹妮弗·豪斯（Jennifer Howse）在 1990 年至 2016 年继续担任"一角钱游行"基金会的会长。在一次采访中，她向我描述了纽约分会如何决定"男性生殖健康将成为我们的优先领域之一"：

　　20 世纪 80 年代中后期出现了一门关于精子质量及其与妊娠结局关系的科学。我们有一个科学顾问小组，我们会问他们："有什么新消息，什么是突破性的？"在一次会议上，有人说："关于精子质量的新数据，我们真的应该关注。"人们对此产生了兴趣，并进行了更多的研究。在某些

男人也有孩子

准爸爸指南

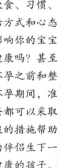

爸爸，你知道你的饮食、习惯、生活方式和心态会影响你的宝宝的健康吗？甚至在怀孕之前和整个怀孕期间，准爸爸都可以采取积极的措施帮助他的伴侣生下一个健康的孩子。

图13 "一角钱游行"基金会关于"男人也有孩子"运动的宣传册，1993年

父亲因素

美国每年约有56万婴儿死亡、流产和死产。在想要孩子的夫妇中，估计有230万（7.9%）的人发现自己不能生育。每年约有15万名婴儿出生时有先天缺陷；在这些病例中，60%到70%原因不明。

许多人认为，男人对生育的贡献从受孕开始，也在受孕结束，但如今越来越多的科学证据表明，父亲对生育过程和未出生婴儿的健康有着更大的影响。

事实上，父亲对未出生婴儿的影响可能早在受孕之前就开始了。科学家过去认为，只有当母亲在怀孕前或怀孕期间吸烟、饮酒、服用非处方药，或者在环境或工作场所接触有毒化学品时，才会发生不孕、流产或胎儿遗传损伤。但一些研究人员现在怀疑，如果生身父亲暴露在这些生活方式或职业危害中，生殖系统和胎儿发育也可能受到影响。在母亲怀孕期间，父亲的生活方式和对伴侣的情感支持会影响母亲的行为，甚至影响母亲的心理压力水平。而一些专家认为，母亲的压力可能会影响婴儿的健康。

不再有"男子汉精子"

过去科学家认为，如果精子受损它们就无法使卵子受精；因此只有"最适合"的精子才能使该物种遗传——有些人称之为"男子汉精子"（Macho Sperm）理论。研究表明，精子是脆弱的，即使受损它们仍可使卵子受精。一些毒素可能会改变精子的染色体，而染色体携带遗传信息。如果这种情况发生，其结果可能包括不孕不育、流产、死产、出生缺陷、学习障碍，甚至儿童白血病和肾癌等。

在这本小册子中，当我们说一种物质"被怀疑"会影响或"可能导致"某种问题时，我们的意思是一些研究显示出有害影响，但需要更多的研究来证实这些发现。然而，现在有足够的证据值得关注。国家职业安全与健康研究所表示："并没有生物学依据可以假设胚胎/胎儿或女性比男性更容易[受到毒性损害]。"

因此，明智的做法是，准爸爸和想当爸爸的男性应当改变不健康的生活习惯，并在可能的情况下，保护自己不受环境和工作场所毒素的影响。精子发育周期一般为三个月；一些专家建议男性戒烟、戒酒、戒毒，或者排除了其他毒素三个月以后再备孕。

基于上述考虑，本手册回答了准爸爸们提出的一些重要问题，并提供了男性如何为健康分娩做出贡献的指南。

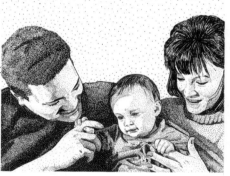

STEVEN CAVALLO插图

时刻，证据的重要性就在那里。我们坐在一个房间里，谈论着你能把这一切归结为的最简单的信息是什么。我们有过这样的讨论：这不全是关于女性的。工作人员中有人说："男人也有孩子。"男人需要积极地思考他们也在生孩子，这就是它的来源。[77]

1990 年，豪斯接任"一角钱游行"基金会的主席职位后，1991 年 12 月，她与美国妇产科医师学会主席和著名体育评论员弗兰克·吉福德（Frank Gifford）一起参加了该基金会纽约分会的"男性的角色新闻发布会"。在播放了两个新的以电视广告形式播出的公共服务通告之后，他们鼓励聚集的记者们写一些关于他们所说的"父亲导致的先天缺陷"可能性的故事。与会官员称这场运动对男性的关注是"前所未有的"，他们对自己是"第一个启动全面计划，问公众宣传男性在确保子女健康方面必须发挥重要作用的卫生组织"而感到自豪[78]。

仅仅几天后，全美"一角钱游行"基金会在纽约市林肯中心举办了一场相关的编辑午餐会。名为《真正的男人确实会怀孕：父亲在创造健康怀孕中的角色》的节目，由哥伦比亚广播公司新闻健康记者罗伯特·阿诺博士（Dr. Robert Arnot）主持，并邀请了研究父源性效应的科学家参加。"一角钱游行"基金会的工作人员追踪了这两次事件的媒体报道，在报纸和杂志上剪辑了许多文章，包括 1991 年圣诞节《纽约时报》上简·布罗迪的《个人健康》专栏，该专栏文章在全美各地的地方报纸上重印。

在 1992 年的大部分时间里，当地都在发布公共服务公告，"一角钱游行"基金会的大纽约分会接到了数百个电话，并迅速决定开发一本可以分发的新宣传册。[79] 国家办公室至少十年来一直在印制一本名为《爸爸，这也是您的孩子》的单面小册子，但它侧重于男性如何在怀孕期间"支持"他们的伴侣，并没有包括任何关于父源性效应的信息。[80] 如图 13 所示，"一角钱游行"基金会的大纽约分会使用了类似的标题——"男人也有孩子"——但将小册子扩展到五个内容明显不同的版块。这篇文章展示了几对夫妇，其中一些夫妇还带着婴儿，文章援引了男性气概的常见行为来反驳"男子汉精子"的概念，并在询问男性是否意识到自己的"饮食、习惯、生活方式和心态可以对宝宝的健康程度起到作用"时，表明了个人行为的重要性。在量化美国的流产、婴儿死亡和出生缺陷的数量后，报告指出：

> 许多人认为，男人对生育的贡献从受孕开始，也在受孕结束，但如今越来越多的科学证据表明，父亲对生育过程和未出生婴儿的健康有着更大的影响。

虽然这本小册子指出，一些研究结果尚不确定，"需要进行更多的研究"，但它特别提到了父亲吸烟和吸毒，以及男性在家和工作中接触危险化学品对儿童的潜在风险。

为了推广新的宣传册，"一角钱游行"基金会的大纽约分会发布了一份新闻稿，并在 1992 年父亲节之前及时将副本邮寄给媒体。[81] "男人也有孩子"运动非常成功，以至于国家办公室决定第二年继续在全美范围内开展这项运动。当年上半年，"一角钱游行"基金会的工作人员再次将该活动锁定在父亲节，通过举办活动、提交专栏文章、联系当地媒体在电视和广播上发布公共服务公告等方式，丰富新闻材料，鼓励其所有地方分会参与新的活动。一个当地分会与一家领带店合作，另一个分会与轮胎店合作，为"男人也有孩子"运动的宣传手册进货。国家办公室的媒体关系团队则发布了一份新闻稿，亲自采访了数十家全国性报纸和杂志的记者，其中包括那些关注健康和育儿的报纸和杂志，以及他们所说的《体育画报》和《花花公子》等"以男性为导向的杂志"。[82] 工作人员偶尔会在彼此的备忘录中使用"男性责任 PSA"这一简写形式，以便开展宣传活动，并努力跟踪媒体报道和分会活动。[83] 在回忆当时对这项运动的反应时，豪斯记得，"全国各地的'一角钱游行'基金会志愿者对这一特定信息有着极大的热情"，而且"媒体对这一信息的理解相当好"，因为"男性还没有真正获得他们所需要的信息，以做出关于为人父母的最佳选择"。[84]

尽管开展了以上所有这些活动，但与"一角钱游行"基金会在相关女性生殖健康的活动，如 1989 年发起的"健康婴儿运动"和 1998 年发起的"全国叶酸运动"[85] 之前和之后投入的努力和资源相比，"男人也有孩子"运动的投入则显得微不足道。1995 年，国家办公室确实启动了一项关于孕前健康的新运动，名为"超前思考：你的未来有婴儿吗?"。然而，其内部备忘录和宣传材料，包括一盒录像带和随附的小册子，都表明妇女的孕前健康是其首要的关注点。[86] 在这本46页的小册子中，只有2页是关于男性的孕前健康的，而关于父源性效应的信息远不如最初的《男人也有孩子》小册子详细。直到2000年中期，"一角钱游行"基金会还在持续印刷带有该标题的小册子，但它淡化了对父源性效应的关注。他们最新的男性宣传册《成为父亲》，则根本没有提到父源性效应。

因此，尽管20世纪90年代初的"男人也有孩子"运动确实代表了一个国家医疗组织致力于宣传男性对生殖结果的重要性的例子，但这是个例外，也正是这个例外证明了如下事实，即它提供了进一步的证据，证明将向公众传播男性生殖健康信息的机制制度化有多么困难。尽管有一段时间，一家致力于促进婴儿健康的著名非营利组织确实关注了男性，但该机构及其公共教育材料很快将主要关注点重新转向了女性和生殖健康。

传播关于男性生殖健康的信息

纵观男性生殖健康信息的背景，公众经常会遇到关于男性生育能力的讨论。但这类信息几乎总是局限于精子数量、形态和活动能力，而父亲年龄、行为和暴露对儿童健康的潜在影响很少得到承认。因此，即使消费者网站或联邦卫生官员使用"精子健康"或"精子质量"的表述，这些短语的使用方式也似乎"只是"生育问题，而不是关于对下一代的长期效应的问题。

正如第三章阐明的，自20世纪初以来，人们就提出了关于这些长期效应的问题，而在过去几十年中，证据基础也已经大大增加。然而，在公共卫生优先事项的雷达屏幕上，父源性效应的话题几乎没有出现过；只有政府机构、专业协会和致力于健康和育儿的网站在页边空白处提到了这一点。令人惊讶的是，在过去的半个世纪里，国家新闻媒体一直在持续报道父源性效应，这表明，这种知识并非不可能在产生它的小科学家群体之外进行传播。这让人想知道，为什么这些信息主要出现在新闻报道中，而不是官方声明中。报纸上此类信息的出现清楚地表明，这个问题的答案与信息本身无关。

相反，政府和专业网站上缺乏对父源性效应的关注的现状可以用我在书中提出的论点来解释：正如几乎没有生物医学基础架构来产生关于男性生殖健康的新知识，这种知识即使产生，也很少会有生物医学基础架构来进行宣传。一般是由个别记者（通常是女性）阅读个别科学家（通常是女性）撰写的个别文章，就男性对生殖结局的重要性展开讨论。其结果是，关于父源性效应的新知识很少向更广泛的公众传播，而连接女性身体和生殖结局的反馈回路则几乎完全畅通无阻，循环往复。

在本书的其余章节中，我将从关于生物医学知识的产生和传播的问题，转向它的吸收效果。通过对普通公众中的男性和女性个体进行的一系列采访，我首先对他们如何定义男性在生殖中的角色进行了广泛的分析，然后转向关于父源性效应的具体问题。他们遇到过这些信息吗？如果没有，当他们第一次了解到男性的年龄、行为和暴露会影响孩子的健康，他们会作何反应？

第三部分

男性的生殖观

第五章
性别、精子和父亲身份

目前没有专门研究男性生殖健康的医学专业，研究这一问题的研究人员更是寥寥无几；媒体报道很少，卫生官员也很少提及这一点。鉴于产生和传播有关男性生殖躯体的生物医学知识方面存在空白，普遍缺乏关注，公众究竟是如何看待男性参与生殖的？生物学和社会过程在多大程度上影响了他们对男性生殖重要性的定义？

社会科学家已经对父亲和父亲身份进行了大量研究，但他们通常对男性与孩子出生后的关系更感兴趣，例如父亲是否以及如何照顾子女；如果他们住在其他地方，他们是否愿意（和有能力）提供经济支持。[1] 历史学家指出，在 20 世纪后半叶，这些期望发生了重大变化，因为围绕性别的观念在不断发生变化，导致了父亲更多地与孩子相处的新常态。[2] 然而，关于男性如何看待自己成为父亲的过程，即生殖过程的研究很少。当然，人口统计学家和其他人会就特定的生殖主题对男性进行调查，例如他们的避孕药具的使用或不孕症的经历，但我找不到之前任何一项研究会向男性提出广泛、开放性的问题，询问他们如何理解自己参与生殖的情况。[3]

作为对这个话题的第一批定性调研者之一，我试图招募来自各种背景的尽量广泛的受访者。我想在相对普通的人群中寻找被调研的男性，而非仅来自医疗机构或一些与生殖相关的场所，比如生育诊所或精子库的男性。在这些地方，男性回答生殖相关的问题时通常很有倾向性。我在东北部一个小城市和在线论坛（如 Craigslist 分类广告网站和当地 Facebook 页面）上发布了传单，表明该研究的重点是男性的生活经历；这些广告没有提到生育或父亲身份，因为我不希望受访者对这些话题特别感兴趣。为了最大限度地增加男性背景的差异，我根据他们的年龄、种族/民族、教育水平、职业以及是否是父亲身份来对潜在的受访者进行筛选。

最后，我采访了 40 名男性，年龄从 18 岁到 49 岁不等。大约有一半是父亲，其中一个是祖父。一半人的社会经济地位较低，这一类别包括无家可归的男性和失业者，以及那些靠低工资工作勉强维持生计的人，如叉车司机和酒店清洁工；另一半人的社会经济地位较高，包括大学生、郊区中产阶级和国际商人。21 名男性为白人，11 名为黑人或非裔美国人，5 名为亚裔，3 名为西班牙裔或拉丁裔。9 人被认定为同性恋或"男男性行为者"。受访者的人口统计特征见表 A。[4]（我将在本章后面讨论我对女性的采访。有关采访和受访者的更多细节可以在附录中找到。）

表 A 受访者的人口特征

	男性 样本数 = 40	女性 样本数 = 15
年龄	平均：34 （18~49）	平均：31 （21~39）
种族/民族		
白人	53%	53%
黑人或非裔美国人	28%	27%
拉丁裔	8%	13%
亚裔	13%	7%
教育水平		
高中及以下	28%	20%
修习过部分本科课程	25%	40%
本科学历	25%	27%
研究生学历	23%	13%
职业		
高薪工作	30%	20%
低薪工作	28%	33%
失业者	25%	33%
学生	18%	13%
社会经济地位		
较低	45%	47%

	男性 样本数 = 40	女性 样本数 = 15
较高	55%	53%
是否在亲密关系中	48%	40%
是否是父母	43%	53%
同性恋/男男性行为者	23%	7%

注：由于四舍五入误差，总数可能超过100%。

在与每位男性用大约二十分钟的时间谈论他的过去，包括童年经历、工作经历和家庭生活之后，我问了一系列问题，以引出他对生殖尤其是精子的总体看法。鉴于如此多的研究都集中在父亲身份的社会方面，比如养家糊口和照顾孩子，我特别感兴趣的是，生物过程可能如何影响男性对生殖的叙述。因此，我决定用带有生物学色彩的"生殖"这个词来询问每位男性，"你如何描述一个男人在生殖中的角色？"[5]，而不是问关于"生孩子"或"当父亲"的一般问题。几乎所有人的回答都是讨论为家庭提供经济和情感支持的重要性，虽然这是公认的文化规范，但当许多人将男性的参与定义为性行为和提供精子时，我还是感到很惊讶。本章中，在分析男性对性、精子和父亲身份的描述时，我将密切关注他们何时以及如何将自己的观点根植于生物学。最后，我将讨论这些生物学故事是如何产生巨大影响的，不仅对个人如何看待自己的身体，而且对更广泛的性别政治也有重大影响。

定义男性在生殖中的角色

当我准备就生殖问题采访男性时，我发现自己正处于一种不同寻常的境地，因为我几乎不知道他们会说什么。我的不确定性是生物医学和社会科学对这个话题缺乏关注的直接结果，这也影响了我采访的男性。当被问及如何描述男性在生殖中的角色时，男性通常会停下来思考如何回答这个问题。内森，31岁，失业，高中学历，是最困惑的人之一：

> 男性在生殖中的角色？（停顿）哇。（停顿）男性的角色。（停顿）我以前从没想过。（停顿）真的，我认为这和女性的角色没有太大区别吧。（停顿）男性的角色。我的角色是什么？（长时间停顿）我猜（长时间停顿）。你能换一种方式来问这个问题吗？

在这里，我把停顿作为一种数据形式，语音中的间隙表明，对于一个以前从未考虑过的问题目前缺乏现成可使用的文化脚本。对于像内森这样的男性来说，出现停顿是因为他们真的不知道如何开始描述男性在生殖中的角色。[6]

然而，对于其他人来说，停顿是由于不确定我所说的生殖是什么含义，当他们试图澄清我的意思是"显而易见的"还是关于生孩子的更笼统的东西时，他们经常会笑。例如，45 岁的印度裔美国人尼拉杰，因谋杀罪服刑二十多年，刚刚从监狱中获释，他回答说："我想你的意思不仅仅是(笑)指最简单的生物学行为？"同样，在一家非营利组织工作的 35 岁的意大利裔美国人，同时还是三个孩子的父亲的鲍比笑着说：

> 嗯，我的意思是，我猜(停顿)是因为你把它表述为生殖，所以我认为这意味着它的生物学、性方面。所以我的答案有点偏向生物学的和性的答案，你知道的，在经典教科书意义上，男性提供精子，女性提供卵子，等等。

就像尼拉杰和鲍比一样，我采访的男性中，大约有三分之二的人在回答我的问题时，首先谈论了他们所宣称的男性参与生殖的"生物学"或"物理学"方面。但大多数人并没有就此止步，在详细阐述男性作为"提供者"的重要性之前，他们很快提到了性或精子。与标志着他们最初反应的停顿和咯咯笑不同，他们毫不犹豫地定义了做一个好父亲意味着什么。加里是一名 41 岁的非裔美国叉车司机，他和女友以及他们七个孩子中的四个住在一家酒店的房间里。他首先确认了我的意思是"生殖如同孕育生命一样"，然后说：

> 我认为他应该是提供者。我认为他应该是母亲和孩子们带来的新生活的照顾者。是支持者。我认为他应该是一

个女人和一个婴儿所需要的一切，以确保婴儿的安全，受到保护。我认为这是男人应该做的。我的意思是，我遵循自己的原则，但我认为这是每个男人都需要做的，以确保他们的家庭安全。

尽管一些男性描述了自己缺席的父亲，讲述了他们"陪伴在侧"或为自己的孩子提供经济支持这些方面的困难，[7] 但在采访中，几乎每个男性在某个时候都表达了一种类似的理想化的当代父亲身份愿景。

虽然情感照护和保护性保障等行为确实出现在许多男性对提供者的定义中，但这一角色的核心要素是提供金钱。德肖恩是一名 32 岁的高中毕业生，有一个 7 岁的儿子，偶尔也会在一家夜总会当保安，但他长期以来一直在寻找更稳定的工作。这反映了以往将男性作为养家糊口者的传统文化观念。[8] 德肖恩解释道：

> 作为一名父亲，你必须要有资金才能有样学样，如果你要生育。当然那只是我的想法。你知道的，宝宝需要有地方能躺下来休息，需要帮宝适，很多美赞臣，需要衣服，等等。[9]

未能履行作为提供者的抚养义务的男性，尤其是那些有孩子却离开的男性，会受到批评。将"赖账的父亲"* 这句老话换作技术性的现代化说法，一些受访者称这些男人为"精子捐赠者"。他们为创造一个孩子贡献了细胞，但并没有真正"养育"这些孩子。

父亲作为提供者的理想化形象是如此强大，以至于它不仅跨越了种族、阶级和国籍的界限，而且跨越了性别界限。汤姆是一名33岁的同性恋男子，他曾考虑雇用一名代孕人和他的新婚丈夫生一个孩子，他回答我的问题的方式与我采访的异性恋男子非常相似。

　　汤姆：嗯（停顿）。你说的生殖是什么意思？（笑）显然——

　　莱妮：你想到了什么？

　　汤姆：显然，他们性交并让女人怀孕是有标准流程的，但我的意思是，我认为不止这些。我觉得当女人怀孕和孩子在成长的时候，男人应该陪伴在她身边。一个男人应该在那儿提供帮助和支持。在母亲怀孕期间，父亲应该在那里支持她，帮助她做任何她需要的事情，以免给她或婴儿带来压力。因而我认为这个角色不仅仅是为了生孩子而性交。

---

　　* deadbeat dad，对已分居的妻子和孩子拒绝给抚养费的父亲。——译者注

汤姆对男性参与生殖的描述既没有反映他自己的经历，也没有反映他未来的计划。取而代之的是，它根植于一般异性恋的描写：一个男人和一个女人发生性行为，女人怀孕，然后男人抚养她和孩子。虽然我对同性恋者和男男性行为者的采访并不多，无法得出强有力的结论，但这种叙述在他们中出人意料地普遍，反映出对生殖的根深蒂固的假设，即便在家庭形式的数量和种类持续多样并蓬勃发展的美国。[10]

这些将男性作为提供者的描述并不令人意外。它们反映了广泛记录的关于父亲身份的文化规范，将男性和女性归化为不同类型的父母，为他们的孩子提供不同类型的照顾。我之所以引用这些话，主要是因为它们与男性对他们在生殖中的"生物学"参与的断断续续、不时停顿的描述形成了鲜明对比。男人们提及要成为一个提供者时，没有停顿或笑声，而这些理想化的描述表达出来的轻松和流畅，充分表明了关于父亲的文化脚本是多么强大，多么普遍和深入人心。

男性生殖讨论中的"生物性"

男性的反应也揭示了他们倾向于将男性参与生殖分为"生物"和"社会"两部分。这种分类反映了生物学亲子身份和社会学亲子身份之间更广泛的文化差异，这种差异出现在关于收养、继父母和使用辅助生殖技术（如卵子捐献、精子捐献和代孕）的讨论中。[11] 事实上，研究这些主题的学者们已经将大量注意力投入到个体如何定义和评价生物学亲子关系的问题上。关于亲属关系的经典的人类学研究指出，"生物联系"只是定义家庭关系的一种方式。[12] 最近，研究辅助生殖技术的社会科学家们记录了生物和遗传关系的各种含义，它部分取决于使用这些技术的人的意图。[13] 例如，为胚胎提供生物遗传物质，但并不怀孕或养育孩子的卵子捐赠者，可以辩称她"不是母亲"，因为她所给予的一切"只是一个卵子"[14]。同样，怀孕但不提供卵子或不会抚养孩子的代孕母亲，也可以通过声称她们提供的只是一个"肚子"来远离"母亲"的标签。[15] 然而，正如这两个例子所表明的，至少在生殖技术研究方面，重点通常在女性的叙述上，尤其是她们如何调动生物学（或不调动生物学）来定义家庭关系。[16]

鉴于向公众询问男性生殖问题的新颖性，我将在本章接下来的部分探讨一个相互关联但略有不同的问题，即男性在描述自己参与生殖时是否、何时以及如何讨论"生物学"过程。我的重点不是"相关性"（我采访的男性倾向于假设这一点），而是更多地关注男性如何概念化他们成为父亲的具体和生物学过程：用他们的话说——"性交"和"提供精子"。在描述他们角色的这两个方面时，有趣的是，男性认为它们是"显而易见的"，但不确定到底该说什么。例如，49 岁的高中毕业生罗布长期服用非法药物，正在康复中，他在阐述男性在生殖中的角色时，使用了一种略带质疑的语气，并在几个点上寻求安慰。

罗布：嗯，（笑）首先你必须得性交。一个男人的角色。那是，那是——这是一个有趣的问题。我不知道该怎么回答。

莱妮：你想到什么就说什么。这是一个非常开放的问题。

罗布：好的。嗯，男人有精液，让女人的卵子受精。这就是男人的角色，对吗？

莱妮：好的。嗯嗯。

罗布：在生殖中（停顿）。我想就是这样，对吧？

莱妮：这取决于你。我的意思是，每个人都可以有不同的方式来回答这个问题。

罗布：嗯，在生殖的问题上，我认为这个回答就涵盖了它的内容。

罗布是仅有的以这种方式回答这个问题的四名男性之一，他们只谈论性和精子，而没有继续讨论父亲身份的一些更具社会性的方面，比如社会资源的提供者。

然而，罗布的反应与其他人类似，既包括犹豫，也包括大笑。人们可能会把他的不确定性归因于他缺乏高等教育；也许他真的不确定受孕的基础知识。然而，拥有大学学位的男性的反应也可以非常相似。例如，特拉维斯，一位 33 岁的大学毕业生，与一名医生结婚，刚刚搬到城里找工作。在从事房地产工作并志愿担任教会的青年牧师之前，他主修动物学。

莱妮：你如何描述男性在生殖中的角色？

特拉维斯：（停顿）这是一个非常有趣的问题（笑）。你能详细说明一下吗？比如，怎么样？

莱妮：无论你想到什么都把它说出来。

特拉维斯：男人在生殖中的角色？从身体上看，我觉得这很明显。很明显，但是（停顿）。好吧，我想如果你不介意我更深入地探讨精神层面和神学的话？

与罗布和特拉维斯不同，查德似乎对这个问题感到很惊讶，也不确定该如何回答，尽管这位 26 岁的年轻人拥有心理学硕士学位，曾担任急救员（EMT），并且正在向医学院提交申请。

莱妮：所以如果有人让你描述男性在生殖中的角色——

查德：哦！

莱妮：——你会怎么形容呢？

查德：好的。男性在生殖中的角色。我想，我们是在谈论生物学吗？

莱妮：无论你想到什么都把它说出来。

查德：好的。好吧，男孩子们，我想（停顿）。哇，这真是个难题。我的意思是，从生物学角度讲，我觉得我们在谈论生殖的时候比较容易，因为那就是植入（笑），植入精子，然后就差不多了。

最后，大约 80% 的男性在回答这个问题时提到了"生物学"或"物理学"过程，或者是间接地（比如特拉维斯），或者是特地提到了性和/或精子。因此，关于他们到底应该说什么，表面上是不确定的，但呈现出显著的一致性来。然而，与父亲作为提供者的简单表述相反，这里的停顿表明，男性在其**身体**参与生殖的过程中缺乏现成的文化脚本。事实上，有几位男性指出，他们从来没有考虑过这个问题，当然也没有被要求大声说出来过。同时，男性认为答案是"显而易见的"，在某些情况下是如此显而易见，无须进一步阐述。此外，这种显而易见的事情往往伴随着轻微的不适和尴尬，正如男人们在讨论性和精子的过程中时不时爆发出紧张的笑声所证明的那样。从停顿和窃笑中，我们可以看出，在这一领域，历史上缺乏对男性的关注，男性对生殖的重要性这一基本问题没有被提及。

女性谈论生殖

当我听到 40 位不同的男性试图描述他们在生殖中的角色时，我开始想知道女人们会如何回答这个问题。鉴于女性身体更多地参与怀孕和分娩，我认为如果女性将自己的角色定义为包括"性交"或"提供卵子"，那将是令人惊讶的。我转回到社会科学文献中，想看看是否有人问过女性这样一个开放式的问题，她们如何将自己参与生殖的过程概念化。但在过去几十年已经发表的研究论文中，我找不到任何一项关于这方面的研究。取而代之的是，女性接受了某些特定生殖主题的采访，如生育、避孕、堕胎，而生殖本身则没有被定义。[17]

因此，我决定招募15名女性并形成一个小样本，看看她们如何回答关于女性和男性参与生殖的问题。我使用与采访男性相同的策略，从普通大众中寻找年龄、种族、社会经济地位和育儿状况各不相同的女性（参见表A）。事实证明，在描述女性在生殖过程中的角色时，只有一位女性提到了性，而另一位女性提到了卵子。（我怀疑这是因为她们每个人在描述男性的角色时都列出了这些因素。[18]）然而，当被要求描述男性在生殖中的角色时，女性的回答与男性非常相似，强调了**男性**通过性和精子参与身体的生殖过程，以及他们作为提供者的重要性。

少了什么？

注意人们没说什么和人们说了什么一样重要。当被问及男性在生殖中的角色时，令人惊讶的是，无论男性还是女性，都没有提到男性的年龄、行为和暴露可能会影响其子女的健康。事实上，只有两名男性在定义男性参与生殖时提到了自己的年龄或健康状况。安杰洛是一名39岁的律师，关注到了化学品的毒性作用，他描述了他和他的妻子如何难以怀上第二个孩子。在拜访过生殖科医生和针灸师之后，安杰洛推测可能是他的

"身体状况"甚至是他的年龄导致的，但他得出的结论是"我不知道"。第二个提到自己身体健康状况的人是 21 岁的社区大学黑人学生以利亚，他在多次被敦促详细说明他对男性在生殖中的角色的定义之后，提到了自己对传递"镰刀状红细胞贫血遗传特征"的担忧。只有一位女性，莎拉，29 岁的已婚妇女，在家全职照顾她两岁的孩子，她说，她意识到男性"不吸烟、少喝酒或许会更健康"。但她也指出，"根据我的经验，这对我们要怀孕来说甚至是没有必要的"。

由于目前很少有人努力宣传关于男性对生殖结果影响的研究（如第四章所示），因此在 55 名受访者中，只有 3 人提出了与男性年龄或身体健康相关的问题，这是可以理解的。但令我惊讶的是，在定义男性参与生殖时，居然也很少有人提到遗传学。在提到男性对胚胎的贡献时，只有几个男性（没有一个女性）提到了"DNA"或"基因"。然而，我下一个关于精子和卵子的问题确实引出了更多关于遗传的生物学参考信息。

精子故事

为了进一步探究人们对男性参与生殖的看法，我接下来问了受访者一个更具体的问题："你会如何描述精子和卵子之间的关系？"由于之前关于男性在生殖过程中角色的问题涉及面很广，而且只关注男性，所以这个问题旨在将他们的注意力集中在男性和女性身体参与生殖的方面。在使用"关系"这个词时，我希望受访者能够对两种来源的细胞都进行反思，而不是将它们作为独立的实体来讨论。

我虽然对男性如何描述他们在生殖中的角色没有明确的假设，但对人们对于精子和卵子的看法已经进行了足够多的研究。我可以合理地预期，他们会给这些微小的细胞注入男性和女性的刻板特征。[19] 尤其是，关于精子是"主动的"，而卵子是"被动的"的文化观念根深蒂固，甚至连研究受孕的生物学家都会受到影响。正如艾米莉·马丁所记录的，科学家们期望为"主动的-精子-穿透-被动的-卵子"的标准生物学故事找到证据，却无法在实验室里亲眼看到事情发生的过程。[20] 事实上，精子在漫无目的地游来游去，而女性生殖道内的肌肉将它们推向输卵管，此时卵子的化学信号开始吸引它们。[21] 尽管如此，关于主动精子和被动卵子的叙述仍在医学教科书、生物课、英国广播公司（BBC）《精子生命大赛跑》（*The Great Sperm Race*）等热门纪录片，以及 YouTube 上不断被讲述和重述。[22]

当卵子被动地等待时，男人们会不会重复同样的关于精子的老故事，把它描绘成多产的、活跃的、有穿透力的？或者他们会讲述关于这些细胞的其他故事？最后，在被问及这个问题的 33 名男性中，几乎每个人都讲述了主动精子和被动卵子的故事。[23] 有些版本比其他版本更详细，但精子竞赛、竞争和进入卵子的基本情节元素都在那里。然而，出乎意料的是，大约一半的男性还讲述了关于这些细胞的另一种生物学故事，一种更平等的说法，即卵子和精子作为"平等的部分"或者"整体的两半""相聚在一起"。在接下来的内容中，我将研究这些故事是如何被讲述的，以及谁讲述了哪一个故事。

精子故事版本一：主动的精子，被动的卵子

超过90%的男性讲述了各种版本的主动的精子、被动的卵子的故事，这是一种天生不对等的生殖概念。在讲述这个故事的过程中，有些人保留了最基本的细节。例如，23岁的以色列研究生阿维简明扼要地说："嗯，精子进入卵子，然后复制分裂，成为婴儿。"其他人则更为宽泛，他们利用赛跑、游泳或战斗的隐喻，来生成丰富多彩的描述，呈现大量精子在其获胜者胜利进入等待的卵子之前竞争的画面。下面是38岁的布鲁斯的一个例子，他在一家酒店当清洁工，独自抚养着十几岁的儿子。

我会将（精子）描述为一场比赛中的多个好管闲事的人，这或多或少像是"让我们看看谁能先到达那里"。精子之间都在互相推开，只是为了得到卵子，可以说这就是金奖。就像谁跑得最快、最聪明一样。我知道不一定完全是这样的，但这就像赢得比赛的人一样。

和布鲁斯一样，大约四分之一的男性强调数字的重要性，注意到男性制造的精子数量巨大，并指出只有一个会"赢得比赛"。正如艾米莉·马丁在医学教科书中发现的，对"数百万"

精子的引用表明，男性身体相对于女性身体来说是一个强大且多产的生殖细胞生产者，毕竟女性身体每个月只能释放一个卵子。[24]

正是大量精子导致了竞争，这是主动精子和被动卵子故事的核心情节元素。例如，环境律师安杰洛利用他在意大利长大的经历，将精子之间的"斗争"描述为类似于舞池中的男性：

> 卵子和精子之间的关系很像男人和女人之间的关系。这就像意大利俱乐部的舞池。俱乐部里的男女比例是3∶1，但舞池里的男女比例可能是7∶1。所以我猜这就是你拥有的，比如，有限的资源：一个女人。男人们正在为到达那里而战斗。

类似地，一位名叫魏的24岁生物学研究生讲述了这个故事的"科学"版本，其完全受竞争动态的驱动。

> 魏：在受精过程中，很多精子竞相争夺一个卵子。*(停顿)* 所以受精过程是一场非常激烈的竞争，而且在精子到达卵子之前还有很多预选机制。所以可能只有少数精子最终能到达卵子，然后取决于哪一个先到达。
>
> 莱妮：当你说预选机制时，你想的是什么样的事情呢？
>
> 魏：随着精子进入阴道，再进入子宫，已经有很多恶劣的环境杀死了大部分精子，其中许多精子没有动力到达

卵子。因此，只有少数精子能够攀登到达那些化学信号，能感应到化学信号，然后到达终点。这个过程里已经有很多竞争了。

采访结束时，当我向他汇总这项研究时，竞争的问题再次出现。我提到我对男人们讲述的关于精子的各种故事很感兴趣，他回答说：

> 魏：我在生物学方面的教育确实让我对正在发生的事情有了更多的唯物主义或客观的看法。我不认为它们是活跃的行为主体或活的行为主体或任何东西。我不给予它们任何个性。
>
> 莱妮：除了它们很有竞争力。*(低声轻笑)*
>
> 魏：这是一个描述性的词。如果我试图用数学来研究结果，那这只是一个描述性的词。

如下所示，我分析了第二个更为平等的精子故事，其他"描述性"词汇同样可以准确地捕捉精子和卵子之间的动态。当人们——科学家、记者或普通公众——将精子拟人化为竞争者时，他们会利用男性气概的文化观念来讲述这种特定的生物学故事，这种将男性细胞视为对抗性主角的故事。

精子不仅推动了这一行为，其充满活力的专职行为与卵子形成鲜明对比，卵子被描绘成只是在等待受精。亚伦的回答中有这种描述。他是一名43岁的同性恋男子，与汤姆已经结婚，目前正在攻读护理学位课程。

　　莱妮：如果要你描述精子和卵子之间的关系，你会如何描述呢？

　　亚伦：嗯，我认为（停顿）。我从来没有真正想过这个。我认为它存在于每个人的DNA中——精子和卵子——因为这是你生来的目的。好吧，精子，进去，然后受精。那么卵子就是，"好吧，我就在这里"这样的东西，我猜想是。我从来没有想过这个。（笑）

　　46岁的工薪阶层男子克雷格，将自己描述为双性恋者，在其意识流的回答中出现了一个略为暴力的版本："精子：入侵者，野蛮人，闯入大门，分而治之。这差不多就是我要描绘它的方式。"

　　我听到的最极端的被动卵子的版本来自托尼，45岁，大学学历，从事音响技术工作；当时他正处于第二段婚姻的离婚过程中。在他的描绘中，卵子不像精子那样活着，他反复重复进行强调"你来自你的父亲"这句话，赋予精子对后代的全部责任。

　　卵子不是会呼吸的、有生命的东西。这是一个细胞。你父亲的精子是一只只活的、会呼吸的蝌蚪。它吃东西。

它会呼吸。它在移动。它会游泳。它是一种活的、会呼吸的有机体，而你母亲的卵子只是一个外壳。你父亲的精子——如果你父亲在医院与护士发生性关系，你仍然会出生。你不会有你母亲的特质。你不会有你妈妈的眼睛。你可能没有你妈妈的鼻子。这不只是我的想法——这些只是事实。如果你真的很关注，你会想到生物学，真相是，你来自你的父亲。这就是你的基因——当他们检测你的DNA时，当他们测试你的孩子是否是你的，他们正在寻找——我有点糊涂了——他们在寻找X或Y。他们在寻找那个基因，因为有句老话，"母亲的孩子，也许是父亲的"。好吗？你来自你的父亲。你从他身上游了出来。

托尼的反应与当代生物学知识如此不一致，这是不同寻常的。他关于主动精子和被动卵子的故事实际上可以追溯到更早的对受孕的理解，即所谓的"预成型"（preformation）学说。18世纪的科学家们确信每个生殖细胞内都有一个微小的、预先形成的人类（称为微型人，homunculus），尽管他们也争论它是预先存在于卵子还是精子中。[25]罗布也提到了这个有数百年历史的理论，但将其与基因组时代的一个隐喻结合了起来，在基因组时代，DNA是"生命地图"。[26]

罗布：嗯，我会把它描述为精子是创造的种子，而卵子是宿主。我认为人类所有的DNA和所有的图谱都在精子里，对吧？我想？（笑）这会使雌性的卵子受精，我想无论是雄性还是雌性，这都是偶然的。我不认为这是孕前决定的。我不知道。

莱妮：把"宿主"的想法再详细扩展一下。

罗布：嗯，在我看来，女性会在孩子成长的过程中养育他：喂养他，只是给他生命，并维持生命的生长。

这种将女性和她们的卵子描述为"宿主"（或在托尼的描述中是"外壳"）的形象，将女性在字面意义上定位为男性生殖物质的容器。它根植于对受孕的真正古老的理解：亚里士多德写过男性是种子，女性是土壤。[27] 这种关于女性身体的观点受到了当代女权主义学者的批评，他们认为这一观点在现代生殖政治中得到了回应，尤其是在堕胎方面。[28]

卵子/女性将孕育由男性引发的早期生命，这一期望占据了主动精子和被动卵子叙事的最后一幕。在这个例子中，对生物科学感兴趣的18岁大一新生威尔将卵子描述为滋养精子的遗传物质：

精子进入卵子并将其遗传物质留在那里。然后它就消失了，或者被卵子吸收了。与此同时，卵子是一种必须吸收营养、分裂并经历所有这些发育变化的东西，最终成为婴儿或胎儿。

36岁的安东尼是两个孩子的父亲，有高中文凭，从事屋顶工的工作。他把建筑和比赛的隐喻结合起来，阐明了精子作为发动者和卵子作为接受者之间的类似区别。

> 好吧，一个卵子就像，嗯（停顿）。让我想一下。精子是什么，嗯（停顿）。精子就像一个旅行者，而卵子就像接受者、持有者。所以卵子部分只是为了建造。这是为了构建一个基础，但精子更像——你知道当你在跑道上跑步时，别人会把接力棒递给你吗？所以精子会给你一根接力棒，一旦你拿到接力棒，卵子就会（拍手，示意卵子沿着既定轨道起飞启动）。这就是我可以描述的方式。

与积极生殖相关的男性气概和与关怀养育相关的女性气质的旧观念——这里是在细胞水平上刻写入身体的——显然一直持续到今天，激发了关于男性对生殖的重要性的个体理念。

事实上，值得注意的是，没有一个人说出让卵子负责受孕或赋予它创造生命的责任。唯一接近的人是大卫，一位48岁的单身白人残疾男性，在采访中一度对"当今男性的角色如何被社会极度阉割"进行了长时间的谩骂抨击。

> 卵子是单数的。精子是数量众多的，成千上万地去敲"门"。只有一扇门，只有一个卵子。以大自然自己的方式，它有一种特殊的方式来淘汰那些弱者。狗，那一胎中

总有一只最弱小的，为了喝到奶水争抢奶头。精子，非常相似。强壮的精子到达那里，强壮的精子通常能够进入卵子。与地球上的许多动物非常相似，强壮的动物存活下来，雌性动物选择强壮的动物交配。卵子就是卵子。那是婴儿篮。这是一切事情的开始。控制权一般在卵子。通常情况下，女性在很多情况下都能控制，就像男性希望自己能控制去哪里，但实际他们无法控制。说起男女的话事情就是这样。

大卫的叙述不同寻常，他强调了卵子对精子的"选择"和它所施加的"控制"，但精子仍然是受精的启动者。他的描述在提到自然和动物时一点也不奇怪。男性用来描述自己在生殖过程中所扮演角色的动物类比包括鸟类、狮子、蝌蚪、猪和海马，这是另一种生物学叙事形式，将男性及其在生殖过程中的参与定位在人类社会性的领域之外。[29]

从根本上来说，主动的精子和被动的卵子的故事让男性成为怀孕的主动因素，作为怀孕**的原因**。正如内森所说，"精子是婴儿的基础。没有精子，你什么都没有"。这种对受孕的理解深深地交织在关于男性和女性如何参与生殖的文化表述中；想想俗语"他让她怀孕了"，或者更粗鲁地说，"他把她肚子搞大了"。然而，退一步说，认为只有男性才能怀孕的想法变得很奇怪。人们也可以很容易地说："卵子是婴儿的原动力。没有卵子，你什么都没有。"但我采访的每个男人几乎都讲述了一个生物学故事，把男性细胞作为主角，推动行为并产生结果。

精子故事版本二：精子和卵子作为一个整体的两部分

几乎每个人都在讲述主动精子、被动卵子的故事：年轻男性和年长男性、有孩子的男性和没有孩子的男性、受教育程度低的男性和受教育程度高的男性、勉强度日的男性和拥有高收入的男性。但大约有一半的男性也讲述了一个不同的故事，一个更平等的生物学故事，在这个故事中，卵子和精子"相遇"并"走到一起"。在第二个版本中，这两个细胞是"相等的部分"，形成了"一致的联合"。帕特里克今年25岁，曾在大学上过几个学期，现在在零售业工作。他笑着说：

> 我会这样描述卵子和精子之间的关系，让我想想，我该怎么说呢？就像两个必要的组件需要结合在一起才能创造出更大的东西。

同样地，28岁的大学毕业生卢克，一直维持着徒步旅行的爱好，也利用五金店的比喻来描述卵子和精子是如何结合在一起的。

> 卢克：（停顿）这就像双组分环氧树脂，有两条，每一条都是不同的颜色。把这些条带混合在一起，然后你就得到了实际上的环氧树脂，它会硬化，并在你想要的任何

东西上形成密封。

莱妮：（笑）我从没听说过。

卢克：好吧。精子光靠自己什么都做不成，卵子光靠自己也什么都做不成。所以这两个东西必须结合起来才能让孩子存在。

与主动精子、被动卵子的故事相反，没有赛跑，没有插入。没有竞争，只有"联合"。也许最令人惊讶的是，精子和卵子都不是形成妊娠唯一的激活剂。两者都是必要的，但都不够。

讲述第二种故事的男性通常是在承认遗传学的情况下这样做的。赛斯是一名 23 岁的越南裔美国人，刚刚从艺术学校毕业。他的回答很简洁："精子和卵子。就是说它们都提供了基因信息。差不多就是这样。"38 岁的白人护士马克也从遗传学的角度回答了这个问题：

很明显，卵子来自雌性，精子来自雄性。它们各自都有一组基因，这样它们都能参与受精。这就像各占一半的遗传信息共享。

亨利是一名 28 岁的法国工程师，已与一名男子结婚。他将数学信息类比抒情短语"完美婚礼"，来描述精子和卵子之间的关系。

你需要50%来自精子的基因，50%来自胚珠（卵子）的基因。所以这是一种类似每人分享其中一半的共享关系。这就像一场完美的婚礼，就像你被一分为二，一半的东西属于这一边，一半的东西属于另一边。

与第一个精子故事不同，即雄性细胞和雌性细胞被赋予不同的特征，并被描述为做不同的事情，第二个版本的故事把精子和卵子放在相似的位置：它们都"参与"受精，并且各自"提供"一半的DNA。事情是"五五开"的。当我和米兰达·瓦格纳研究临床医生如何看待男性参与生殖的时候，我们发现他们最有可能认为他们的贡献等于女性，如果他们从遗传学角度思考的话。[30] 有证据表明，遗传学知识也与男性个体对这些细胞更平等的思考有关。

值得注意的是，这两种精子故事并不是相互排斥的。在被问及精子和卵子之间关系的33名男性中，几乎所有人（30人）都讲述了第一种主动精子和被动卵子的故事。然后，其中大约一半（14人）也谈及了第二种更平等的版本。而几乎每一个讲第二种故事的人也都讲了第一种故事；只有两个人讲了第二种故事，却没有讲第一种。因此，这两种故事很容易共存，尽管它们的叙事非常不同。事实上，在一些采访中，它们似乎非常接近。肯尼斯现年49岁，是一家保险公司的办公室经理，他在回答第一个关于男性在生殖中的角色的问题时，提供了一个关于主动精子和被动卵子故事的经典版本，然后在回答精子和卵子问题时转向了更平等的版本。[31]

> 托德：你会如何描述男性在生殖中的角色？
>
> 肯尼斯：嗯，他们，男性，男人提供精子，才能使卵子受精。这就是他的角色。
>
> 托德：好吧，现在当你说"提供"时——
>
> 肯尼斯：是的（笑）。好吧，我的意思是，如果他能提供精子，这是它受精的唯一途径。所以基本上当你性交的时候，他射精，精子游动，一大堆精子——数以百万计——但只有其中一个使卵子受精——通常（笑）。
>
> 托德：好吧，那你如何描述卵子和精子之间的关系呢？
>
> 肯尼斯：嗯，让我想想，女性体内的卵子必须通过男性的精子受精，好吧。没有这两者的结合，就没有生命。所以，基本上，他们需要彼此。他们相互依赖。

和肯尼斯一样，我采访的女性偶尔也会讲述这两种故事，但大约三分之一的女性只讲述第二种更平等的版本。在男性和女性关于生殖细胞的生物学故事中，这是一个有趣的性别差异，特别是考虑到女性在很大程度上回应了男性对"男性在生殖中的角色"问题的回答。女性在定义卵子和精子之间的关系时也使用了不同的隐喻；其中三人将其描述为"浪漫"，一人使用了**"危险"**这个词。任何一位男性都没有提及这两种表述方式。

生物学故事很有说服力。它们都反映并产生了我们对自己的身体和自身性别群体的理解，我开始猜想，以更平等的方式思考性别关系的男性是否更有可能讲述第二个故事。为了回答这个问题，我和我的研究助理达娜·海沃德（Dana Hayward）重新阅读了每一次采访，并根据他们对女性的总体描述以及他们与特定女性的关系，分别将每个男性标记为"更加平等"或"不太平等"。[32]（为了避免重复，我们没有在我们的标记中包含他们对卵子和精子的讨论。）大多数男性很容易被归类为"更加平等"（例如，那些声称女性和男性相似或强调男性分担家务和养育子女责任的重要性的男性）或"不太平等"（例如，那些提到女性和男性是不同类型的人，他们处在不同的工作和家庭领域，或者明确表示男性应该负责的人）。一些男性十分厌女，断言女性不如男性聪明，或者家庭暴力是可以被理解和接受的。然而，还有一些男性的平等主义程度介于平等主义和非平等主义之间，需要我们做出判断。[33] 最后，我将其中 12 名男性归为性别平等意识较强的人，14 名男性归为性别平等意识较弱的人。对于其余的 7 名男子，没有足够的相关谈话来确定他们的观点。

事实证明，性别观点**确实**与男性讲述的精子故事相关：更加平等的男性讲述第二种故事的可能性是不太平等男性的两倍多，在第二种故事中，精子和卵子是一个整体的两部分（见图 14）。[34] 他们往往也更年轻，受教育程度更高，这与全美调查结果也一致。调查显示，随着时间的推移，越来越多的美国人秉持了更加平等的性别观念。[35]

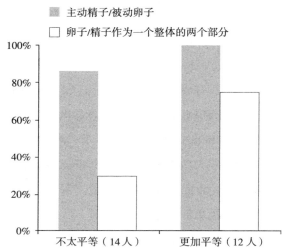

图 14　秉持更加平等性别观念的男性更有可能讲述第二种精子故事

　　总而言之，男性讲述了两种不同类型的关于精子和卵子的
故事，第二种更平等的故事由更年轻、受教育程度更高的不同
男性群体讲述。此外，男性对这些生物实体的看法似乎与他们
对性别关系的更广泛的观念有着密切的联系。这种变化凸显了
生物学作为社会意义的基础是多么具有可塑性：男人们正使用
完全相同的细胞来阐明对性别完全相反的看法。[36] 这里讨论的
并不是卵子和精子本身是否平等，而是我们在讲述它们的生物
学故事时是否平等。

生物学故事

生物学是一门研究生物世界的科学，是一门旨在了解地球上动植物的科学。同时，它提供了丰富的隐喻宝库，将其中一个物种——人类——动员起来理解他们自己和彼此。血缘关系、母性本能、像猴子一样不靠谱的打闹恶作剧、男人们像狗一样。生物学故事之所以强大，是因为它们将人类的经验根植于某种看似原始和非社会的东西中。它们可以被用来渲染一个更多或更少"自然"的条件，使一个人的行为或多或少是自愿的。

社会科学家也讲生物学故事。经济学家托马斯·谢林（Thomas Schelling）将我们经济系统的复杂性比作蚁群，指出虽然没有一只蚂蚁在掌权，但这个系统"充满了模式、规律和平衡的比例"[37]。第二波女权主义浪潮中，自由派女权主义者认为，生物性别差异无关紧要，不应被用来阻止女性充分参与学校和工作场所事务。[38] 科学家们寻找"同性恋基因"来支持人们只是"生来如此"的论点。[39] 正如以上这些例子所表明的，生物学故事往往具有深刻的政治意义，并且在证明人们的观念时几乎可以起到无形的作用。

与此同时，有必要重申一点，即生物学知识——以及它渗透到日常生活中以告知人们对身体和行为的理解的方式——几乎无法免受创造它的不平等的社会世界的影响。[40] 正如本书所展示的，关于女性生殖能力的观念不断超越男性对生殖结果的贡献的全面调查，这种生物医学知识的差距，对普通人群中的个体如何概念化生殖具有深远的影响。借用引言中关于摄影师的隐喻：由于男性的形象如此模糊，男性很难清楚地表达他们是如何参与生殖过程的。

事实上，从男性谈论生殖的方式中可以清楚地看出生物医学知识缺失的影响：他们讲述的是**生物性**的故事，而不是生物医学故事。他们停下来寻找合适的字眼，即使被层层追问，他们也几乎没有意识到自己的年龄、行为和暴露对孩子的健康有多重要。他们讲述了这样的场景：一个男性主角细胞积极地创造生命，没有男性自身身体带来的风险，而女性主角细胞在阴影中耐心地等待，准备接受他的火花，并提供成长为婴儿所需的所有营养。男性气质的隐喻和动物类比不仅在生物学家的头脑中，在医学教科书的书页中，也在男人们的谈话中起作用。

然而，随着性别和遗传学观念的改变，另一个关于受孕的故事也存在了。在这个故事中，精子和卵子都是明星，通过结合，对创造生命做出了同等的贡献。尽管大多数受访者讲述了男性作为提供者、精子作为生命火花的传统叙事，但在对卵子和精子更平等的描述中，也有另一种性别关系的观点，这表明人们对性别平等的兴趣日益增加，正在影响有关生殖的生物学故事。

在下一章中，我将利用最近关于父源性效应的生物医学研究（在第三章中做过回顾），挑战占主导地位的一部分观念——精子是无懈可击的——并研究男性的反应。那么了解这些新信息是否会改变男性谈论自己参与生殖的方式呢？

第六章
健康的精子？

历史上对男性生殖健康缺乏关注，这提供了一个不同寻常的机会，让我们可以分析当人们遇到很少在同一个短语中联系在一起的术语"健康"和"精子"时会发生什么。美国人当然已经习惯了阅读有关生物医学研究最新进展的头条新闻，他们也会听到卫生官员的各种建议。但是，与健康和医学领域许多经久不衰的争论不同——运动可以预防阿尔茨海默病吗？吃鸡蛋对你有好处吗？——关于男性身体对生殖结果影响的重要性的新证据令人惊讶。正如我在第三章中所描述的，研究人员一直在努力记录他们所说的"父源性效应"，即男性的年龄、行为和暴露会如何损害精子并影响儿童健康。这不仅是因为这些知识相对较新，而且对普通公众来说大多并不熟悉。它从根本上挑战了关于**女性**身体对生殖结果具有压倒意义这一根深蒂固且深入人心的信念。男性个体听到此类健康信息（有可能是第一次）后会有何反应呢？

我试图寻找一本关于父源性效应的科普宣传小册子，但在疾病控制和预防中心网站上只找到了一个关于男性孕前健康的单页（在第四章中谈及），并且其中没有包含详细信息来介绍关于精子受损如何对儿童健康构成风险的内容。因此，我自己设计了一个传单。根据生物医学文献和公共卫生运动中使用的语言，我制作了一个单页的信息表，并将其命名为"健康的精子"。这段分条标注的文字是十年级的阅读水平，并阐明了男性自身身体健康对生殖结果的重要性。具体来说，它指出"受损的精子会增加出生缺陷和儿童疾病的风险"，并强调了"采用健康的生活方式可以提高生下健康孩子的机会"的结论（见图15）。我要求每位受访者阅读它，并向我解释他们的反应。

作为典型的公共卫生宣传方式，该传单强调个体——个人身体、个人行为、个人责任——而不是身体结构和环境方面的原因导致疾病。[1] 女性已经习惯听到类似的个性化处方和禁令，所有这些都表明她们需要承担识别信息并进行个人管理以减少潜在生殖风险的责任。[2] 但是，将此类信息传达给男性，对他们来说是新奇的，这就提出了一个问题：他们会如何回应。他们会愿意接受传单的信息及其含义吗？还是会表示不相信自己的身体与生殖结果有任何关系？

男性的回答表明他们非常熟悉生殖健康信息——不是所有，只是关于女性的。许多男性自发地详细讨论了高龄产妇的风险，孕妇正确饮食、锻炼、避免压力、避免饮酒和吸毒，以及远离毒素的必要性。然而，男性对最近的医学研究知之甚少，这些研究与他们自己的年龄和健康的潜在影响有关。在从传单上了

健康的精子

说到生孩子，新的医学研究表明，男人的健康很重要。它会影响怀孕和孩子的健康。

精子在体内生长需要两到三个月的时间。

男性可能因为以下方式损伤精子：

· 吃不健康的食物
· 超重
· 喝酒
· 吸烟
· 使用毒品（大麻、可卡因、类固醇）
· 服药
· 在工作或家中接触有毒物质（杀虫剂、金属、油漆）

此外，女性并不是唯一拥有生物钟的人。新的研究表明，随着男性年龄的增长，他们的精子更容易受损。

受损的精子会增加出生缺陷和儿童疾病的风险。

医生鼓励准备生育的男性通过以下方式培养健康的精子：

· 健康饮食
· 保持健康的体重
· 锻炼
· 限制酒精饮料
· 不吸烟或吸毒
· 预防或治疗性传播疾病
· 回顾你服用的药物
· 避免在工作和家庭中使用有毒物质

采取健康的生活方式可以提高你生育健康孩子的机会。

图 15 "健康的精子"传单

解到这些信息后，男人们表示他们愿意做任何事、所有事来改善孩子生存质量。然而，与此同时，他们也指向了个体男性与"健康的精子"之间存在的文化、经济、结构性和环境方面的重重阻隔。最后，我将讨论"父源性效应"的案例，希望能提供重新思考有关生殖风险的公共卫生信息的机会。

母亲很重要

由于延续了将生殖风险主要定位于女性身体内的悠久传统，来自普通公众的男性非常熟悉当代公共卫生信息，即母亲身体对生殖结果的重要性。[3] 尽管我没有问过任何关于女性生殖健康的问题，但我的采访记录中仍然充斥着这个话题，所有不同受教育程度的男性都提到了女性年龄、健康和接触毒素对其孩子健康的重要性。事实上，在我给他们科普传单之前，这个问题旨在确定男性是否了解父源性效应——"如果一对夫妇计划要孩子，你知道**男性**可以做些什么来增加生育健康孩子的机会吗？"——超过 70%的人表示，男性能做的就是确保**女性**健康。

近一半男性提到了与女性年龄相关的风险，大约三分之一的男性谈到了支持怀孕伴侣的重要性，这与上一章讨论的提供者叙事相呼应。支持，包括从陪伴和"稳定"到"凌晨两点出去找花生酱和 Slim Jims 比萨*"等。特别是，一些男性讨论了在怀孕期间尽量减少女性压力的必要性，以免影响婴儿。正如鲍比所说，"伴侣所支持、创造或促进的环境对婴儿的健康有正面或负面的影响"。不过，一些男性对**支持**的理解是行为规范，尤其是在饮食和锻炼或避免饮酒和吸毒方面。33 岁的东南亚商人、两个孩子的父亲乔希想不出在妻子怀孕前做些什么来

---

* 这是一家主要经营意大利特色美食的比萨餐厅。——译者注

改变自己的行为，但他说，"在怀孕期间，也许我会**督促**她多放松一些，多锻炼，不要压力太大"（重点强调）。同样地，在与毒品和无家可归的状态做斗争后，40岁的马特失去了他的孩子们的抚养权，他回忆起十多年前在前妻怀孕期间的"非常保护"："我确保她健康。我确保她不吸烟或身边没有香烟。嗯，吃正确的食物。我不和她争论——对孩子没有压力。"

偶尔有时候，男性会将这种健康生活的责任延伸到自己身上，注意到自己对怀孕伴侣的潜在"影响"。例如，没有孩子的克雷格描述了男人和女人"生活方式"之间的关系：

> 这女人正在吃营养两个人的食物。无论你在身体里放任何东西都会影响到胎儿，但我相信男人也有这样一种影响。我的意思是，如果我喝酒，我不能告诉你让你停止喝酒。你不抽烟的时候，我会在你旁边抽烟吗？我或许没有直接影响你的身体或婴儿。但我正在影响你的环境或情绪——我的意思是，你可能是在让一个女人经历九个月的精神地狱。这将会给胎儿带来什么样压力？

然而，尽管克雷格指出了男性行为可能产生的影响，但他也未明确表达其直接影响；他仍然认为女性的身体是男性行为影响胎儿的媒介。

一些男性接受了个性化的公共卫生信息，从逻辑上得出了合乎逻辑的结论，明确将儿童健康问题归咎于女性。例如，托尼之前将女性的卵子定义为男性精子填充的"外壳",他描述了一种假设情况,即孩子出生时患有唐氏综合征(根据美国国家卫生研究院的说法,这种遗传状况似乎与母亲或父亲的行为无关):

> 母亲在怀孕期间酗酒、吸烟、吸毒。现在这孩子得了唐氏综合征。(模仿妈妈对婴儿呜咽哭泣的声音)"哦,这是怎么发生的呢?这不是我的错。我爱你。"但是,实际上,你在怀孕期间做了什么?这就是为什么孩子患有唐氏综合征的原因,因为你没有照顾好自己。

在这些没有提前准备的讨论中,男性的回答显露出,他们无法只谈论生殖而不谈论女人,这是一个关于生殖风险的生物医学知识的后遗症,主要集中在女性身体上。接下来,我将讨论的问题是,男性是否遇到过任何关于父亲年龄、行为和暴露的重要性的新信息。

父亲重要吗?

尽管他们对女性健康的重要性表达了极大的肯定,但一些男性确实通过大胆猜测自己行为的重要性来回答我的问题,即"男性可以做些什么来增加生一个健康宝宝的机会"。就好像他们听到了"健康"这个词,就开始喋喋不休地说出他们曾经得到过的所有标准建议。例如，德肖恩列举了以下几点："我会说没有尼古丁，没有酒精，没有烟草，等等，必须保持健康，你知道的，确保你的饮食正确。多多锻炼，诸如此类的东西。"保罗和德肖恩一样，也是一名高中毕业生和一个孩子的父亲，他用一句类似口号的陈述总结了自己的答案："一个健康的父亲会生一个健康的儿子。"[4]

表 B 总结了男性认为可能会增加他们生育健康孩子概率的一长串行动。[5] 如第四章所述，媒体确实偶尔会提供针对提高精子质量的建议，例如避免使用热水浴缸、紧身内衣和自行车座椅，因为高温会减少精子数量。然而，这些因素中的每一个都只被（三个不同的人）提及过一次。与公共卫生方案的个体化趋势一致，每个人都描述了个人的健康行为。只有 15% 的人提到了可能影响男性生育健康孩子机会的环境毒素或其他的超出个体的因素。

这些答案可能表明，男性对最近有关父源性效应的生物医学研究非常熟悉。然而他们随后对传单的回应和反应表明，大多数人只不过是猜测，而不是真的陈述关于精子损伤的事实。例如，护士马克看完传单后大笑起来，大声说："嘿，我说的很多都是对的！"事实上，许多男性在回答问题时也明确表达了不确定性。例如，帕特里克猜测男人可以做什么，但"不太确定"。

表 B　提及他们可以采取哪些措施来增加
生育健康孩子机会的男性比例

	男性提及比例% （样本数 = 34＊）
避免饮酒	56%
吃健康的食物	53%
健康的生活方式	47%
不吸烟	44%
不使用药物	32%
锻炼身体	29%
进行基因检测	24%
心理准备	21%
睡眠	21%
避免毒素	15%

＊在被问到这个问题的 39 名男性中，有 5 人回答说男性无能为力。因此，本表中的百分比基于样本数为 34 的情况。另外我也没有把少于 15% 的男性提到的行为纳入进来。

好吧，如果一个男人想要一个健康的孩子，我不知道除了——因为不是他去怀孕生育。但我想要说的是，我绝对推荐的是，你知道，停止某些药物的使用或饮酒，尽管我不太确定这些是否是决定你能否拥有一个健康孩子的决定性因素。我不太确定男性能做什么。我想保持健康。但话又说回来，不是男性来怀孩子。所以这对我来说有点棘手。

考虑到在宣传父源性效应的信息方面已经付出的努力是如此之少，男性很大程度上不知道自己的健康可能会如何影响孩子的健康也就不足为奇了。然而，在接受采访时，关于父亲高龄的研究和"男性生物钟"的论点，至少十年来，这些一直是头条新闻。因此，我在"男性可以做的任何事情"的泛泛而谈的问题之后，提出了一个关于男性年龄的具体问题："有研究表明，年龄较大的女性更容易生下患有唐氏综合征的孩子。你认为男性的年龄对孩子的健康有影响吗？"

大多数男性并不熟悉父亲高龄的潜在风险，与前一个问题相比，他们不太可能推测这一点很重要。相反，大约三分之一的人指出，即使是非常年长的男性也可以生孩子，这与媒体对米克·贾格尔（Mick Jagger）等名人的报道产生了共鸣，这些名人在高龄时成为父亲（见第四章）。罗布解释说：

> 我听说70岁的男人让女人怀孕了。我认为男人的年龄并不像女人的年龄那么重要。我认为，只要男性身体健康，并且能够产生足够的精子，我并不觉得年龄那么重要。

有些男性确实表达了对成为"高龄父亲"的担忧，但这些担忧是关于玩耍和照顾小孩的。23岁的丹尼尔希望能够"用全身的力气，而不是背疼得没力气"举起他未来的孩子。33岁的汤姆不确定他和他的新婚丈夫是否"想要一个孩子"，但如果他们想要的话，他会"希望早一点有一个孩子，因为我想和他/她一起做各种事情，而不是年纪大了不能出去玩耍、接球啥的，因为我的关节炎可能会困扰着我，或其他什么原因"。

一些非裔美国受访者将"年长"定义为男性在 30 多岁和 40 多岁的时候成为父亲，比其他一些受访者认为男性是"高龄父亲"的年纪早了 10 年或 20 年。例如，布鲁斯回答关于父亲年龄的问题时解释说，这在他的社区不是问题：

> 不幸的是，在我的家乡，每个人二十几岁的时候都已经有十几岁的孩子了。和我一起工作的一个人——我想他已经 44 岁了——我们正好在谈论孩子之类的事情。他刚生了一个女儿，他开玩笑说："老兄，我甚至都不期待会有孩子了，我已经这么长时间没有孩子了。"他差不多这样说的，"当我发现我女人怀孕了，我没有不尊重她，但我不得不问她是谁的孩子，因为我已经习惯了做了爱都白做。老兄，我 40 多岁了，我居然这时候有了一个孩子"。

布鲁斯目前没有处在恋爱关系中，但他已经考虑过再生一个孩子的可能性。他接着说道："我现在已经 38 岁了，所以我觉得我的时间在滴答滴答地流逝。我不想在差不多 60 岁的时候，有一个 5 岁的儿子！"长期以来，生物钟的隐喻一直被用于女性的生殖衰老，[6] 但布鲁斯是我采访的人中唯一一个将其用于男性身体的男性。然而，与利用这个比喻来提高人们对高龄父亲认识的临床医生不同，[7] 布鲁斯并不担心生育能力或精子损伤。毕竟，他已经设想有一个（男性）孩子出生，并可能是一个敏捷活跃的 5 岁孩子。他担心的是如何在这么大的年纪跟上一个年幼的儿子。尽管男性对"高龄"父亲的定义存在差异，但很少有人将精子老化的问题纳入他们考虑的定义中。

然而，有少数男性（大约占样本的五分之一），**曾接触过**关于父亲年龄、行为和暴露会对儿童健康构成潜在风险的信息。这 9 名男性中有 7 人拥有大学学位或研究生学位，这显示受教育程度与健康知识之间有着良好的关联。[8] 其中大约一半的人是在一家医疗诊所接受生育测试时发现这一信息的，这是为数不多的男性可能从临床医生那里听到有关精子信息的地方之一。而其他人是偶然发现这些信息的，查德也是，他是一名急救员，正在申请医学院：

> 我听说最近有一些研究表明，男性（成为父亲的年龄）应该更年轻。我知道，对于女性来说，肯定的——你不想超过某一时间点（成为母亲），因为那样的话，患某些疾病的可能性就会增加。但我猜他们已经发现，男性也一样。[9]

维克托，自称"新闻迷"，是一名 43 岁的男性同性恋者，拥有会计学硕士学位；他刚刚从长期的抑郁症造成的无家可归状态中解脱出来。在我采访的所有人中，他对父源性效应的了解是最为广泛的：

莱妮：如果一个男人想要一个孩子，并正在计划要一个孩子，你知道男人在怀孕之前可以做些什么来增加生育健康孩子的机会吗？

　　维克多：我想可能有。我读过一些相关内容——也许某些饮食上的东西不应该吃，也许身体上的，也许某些你不应该摄入的东西。我知道有些东西会损害我们的生育能力，也会损害我们的细胞和 DNA。因此，也许男性自身可以克制或避免可能造成损伤的特定行为或特定饮食。远离，让他们自己远离可能损害精子或生殖能力的事物。

　　他转而讨论"可能还需要事先确保母亲本人处于一种可以毫无问题地进行生物繁殖的状态和条件"。我问他："你还有什么特别针对男性的考虑吗？"

　　维克多：针对男性？再强调一下，我认为其中很多可能归结为摄入酒精、摄入有害物质或者摄入——甚至不一定是摄入，但是会让自己处于一种可能会导致某些细胞损伤的状态，或类似于你听到的在核电站工作的人和某些接触微波炉之类的东西的情况，以及这种情况如何会损害一个人的生殖能力，甚至传递一种以往可能不一定存在的受损突变或细胞特征。药物可能也会导致这些类型的事情。尽量提前限制这些类型的活动，无论是饮食、身体还是接近有害的东西。我想，总体而言，降低风险。

维克多在提到表观遗传过程时讲到"以往可能不一定存在的受损突变或细胞特征"，显示出他对父源性效应有着详细的了解。然而，他的答案仍然夹杂着多种可能性和可能情况，这表现出一种不确定感，与那些只是猜测自己的健康可能对生殖结果产生某些影响的人类似。维克多的不确定性可能与此类信息的相对稀缺有关；他以前听过，但不经常遇到这种信息，这使他对机制和结果都感到不确定。他的讨论也因其坚持个人层面的责任而引人注目，即"降低风险"涉及"男性自身"克制、戒除，并通常远离"可能损害精子或生殖能力的事物"。但与维克多不同的是，大多数男人以前从未听说过这些信息。当他们第一次听说这些信息时会发生什么？

男性对健康精子观念的反应

考虑到女性往往是生殖健康信息的目标，比如"健康的精子"传单上的信息，我又面临着一个不确定男性会作何反应的时刻。一方面，研究健康和医学的社会科学学者指出，男性气概的文化信条，如冒险行为和不愿寻求医疗帮助，是导致发病率和死亡率持续存在性别差异的重要因素：在美国，平均而言，男性所患疾病更严重，死亡时间也比女性早。[10] 从这个角度来看，我采访的男性可能会对传单不屑一顾，因为它不符合男性身体强壮和坚不可摧的文化叙事。[11]

然而，与此同时，围绕父亲身份的文化规范的转变导致了新的期望，即男性应投入更多的时间和精力来照顾自己的孩子，而不仅仅只是经济支持。[12] 基于时间使用的全美性调查显示，男性与孩子相处的时间比过去更多（尽管女性花在孩子身上的时间仍持续超过男性），[13] 社会科学学者对男性在多大程度上接受了"精细"育儿的原则展开了辩论。[14] 作为一个生殖方面的具体例子，在婴儿出生时，男性现在更有可能出现在产房而不是在候诊室。[15] 也许男性会对传单做出反应，表示有兴趣尽一切可能优化孩子健康生活的机会。

为了证明男性是如何满足这两个相互**矛盾**的假设的，我提供了我两次采访的扩展摘录。当谈到自己的反应时，男人们表示，他们已经准备好并愿意尽一切可能给孩子们最好的人生开端。然而，当接下来被问及"普通男性"会如何回应时，他们发现了各种各样的社会和组织结构流程，这些流程会使男性难以遵守传单上的建议。这些摘录来自詹姆斯和马利克，他们在年龄、种族、社会经济地位和父母社会地位上各不相同，但对传单的反应相似。两人都是我的受访者的代表，我将在下文详细讨论。

詹姆斯和马利克

詹姆斯出生在一个富有老人和比他年轻得多的妻子的第二家庭中，是三个孩子中的老大。在东海岸，詹姆斯由保姆照顾，并在私立学校长大，他的特权生活在美国最顶尖的大学之一中继续。作为一名 19 岁的白人学生，他追随父亲的脚步，对公共服务和政治感兴趣。他有一个交往两年半的"长期女友"。他们讨论了在遥远未来的某个时候生孩子的可能性，他谈到他想比自己的父亲"更多地参与进来"。来参与我们的采访时，他穿着 T 恤和短裤。他的回答是深思熟虑的、认真的，就像他坐在大学的研讨会上一样。

莱妮：现在我有一些东西想让你阅读，然后以你想要的任何方式做出反应。答案没有对错之分。

詹姆斯：健康的精子。（阅读时停顿）这都是真的吗？[16]

莱妮：你可以把这当作你的医生可能会给你的东西。

詹姆斯：好吧。那么，如果我的医生给了我什么东西，我就会认为这是真的。（阅读时停顿）太好了。这就更能激励人们变得更健康。

莱妮：那就让我看看你的反应和回答吧。

詹姆斯：我认为这是有道理的。显然我不知道它背后的生物学原理，但似乎如果你努力保持健康，那么你身体的所有部位都可能更健康，包括制造精子的器官。读了这些，我觉得有必要变得更健康，并继续尝试健康的生活方式，因为，天哪，我想要健康的孩子。我想生育——我想要我的孩子健康。所以，对我来说，这很直观，这让我非常想尝试保持这种生活方式。

莱妮：那么，你和你的女朋友——让我们快进到未来十年以后。你认为这对你来说会是一件困难的事情吗？在你开始想要孩子之前的几个月里管理所有这些事情？还是说这似乎没那么难？

詹姆斯：与生一个健康的孩子的想法相比，这似乎并不难，只需要在两三个月内保持，尤其是因为你知道我的伴侣将不得不经历怀孕，这是一种折磨（笑）。在我看来，多运动和戒酒并不是一件很麻烦的事。我不吸毒也不抽烟，我也不打算这样做。我知道精子一直在生长和再生；但我不知道这需要两到三个月的时间，也不知道在这两到三个月内的活动会特别影响精子。但假设这是真的，现在我知道了，在我想要生育之前的两到三个月内，我真的会比现在更努力地遵循这些原则，这似乎是合理的。

莱妮：这就是你的回答。现在想想外面的普通男性。你觉得普通男性会怎么回答这个问题？

詹姆斯：我认为，一般来说，人们往往比我更怀疑他们收到的医疗信息。我倾向于从字面意思理解医生交代的事情。我知道有很多人因为对女性角色的陈旧看法，对医生有阴谋论，我猜也有很多人认为男性在生育甚至抚养孩子方面责任较小。因此，我可以预见某些男性①对这背后的科学是真实的持怀疑态度，②不一定愿意接受他们由于某种道德需要调整自己的生活方式，以为生下健康的孩子提供条件。

马利克出生在距离詹姆斯大学校园几英里的地方，经历了一个充满创伤的艰难童年。他的父母——他的父亲是一名建筑工人，直到背部受伤，而他的母亲是一名女服务员、接待员，以及其他与支付账单相关的职业——经历了一场"可怕的离婚"，使马利克觉得自己像一个来回滚动的"溜溜球"；他不再与他称之为"亲生父亲"的人保持联系。当马利克只有 5 岁时，他和一个 7 岁的朋友不小心把一个棒球打到了一辆车的挡风玻璃上；车主怒气冲冲地冲出家门，在街上开枪打死了马利克的朋友。这些早期经历导致了他与抑郁症的长期斗争；在"11 岁或 12 岁"时，他因自杀被送进医院。13 岁时，他加入了一个帮派，在高中毕业临拿到毕业证书前被踢出了校门。那时，他的母亲已经再婚并搬到了南方；马利克参军并在阿富汗完成了两年的军旅生涯。

　　来参加我们的采访时，马利克是一位 27 岁的黑人父亲，有 3 个孩子。他戴着一顶黑色针织帽，梳着一条短马尾辫，身上散发着烟味。相对于即将滔滔不绝讲述的艰难故事，他的回答流露出一种平静的善意，仔细考虑问题后，他的回答有着一种幽默感。他正与他 7 岁女儿的母亲离婚，他和女友以及他们 3 岁的双胞胎住在一起；他们已经开始谈论再要一个孩子。他梦想得到一份设计电子游戏的工作，但在多次从事各种低薪工作后，目前处于失业中。

莱妮：所以我有一些东西想让你读一下，然后以你想要的任何方式做出反应。没有正确答案，也没有错误答案。

马利克：健康的精子。（阅读第一部分时稍作停顿）哦，我刚才说的差不多就是这些。这很有意思。（讲述关于他的继父认为自己"太老了"，30多岁就不能生孩子的轶事。）（阅读时长时间停顿）所以是的，我确实听说过。但实际上确切看到这些东西还是令人惊讶的。我只是说要饮食得当，保持健康的体重。你得锻炼身体。戒酒、远离毒品，预防和治疗性传播疾病。但是"避免在工作和家庭中使用有毒物质"，这是新的。因为如果有毒物质已经在你家里，我不知道如何避免接触它们。就像你在用漂白剂洗衣服或者使用任何含有其他化学物质的消毒剂一样。所以，是的，你必须避免接触它们，但我不会说这是主要的。在工作中，已经有人跟我说有铅，还有什么？当我在（一家航运公司）工作时，他们会运送这些巨大的有毒化学品桶。而且已经发生了泄漏，但你除了保存其中的物质几乎别无选择——它会带来高于我工资等级的收入，我跟你说。因为有几个实例发生在我身上，这个巨大的容器——肯定至少有我身高的一半高，至少一百磅，也许两百磅（笑）。我不知道里面是什么，反正它开始漏水，我的主管想让我摸一下。我大概像这样说道，"我不会碰那些东西。我不在乎你说什么。你现在可以送我回家了"。但其他人说，"哦，好吧，我们得把它弄出来，我们还有另一辆卡车要处理，等等之类的话"。哥们儿，我才不碰那玩意儿呢，兄弟。我不管你说什么。我要坐另一辆卡车；我没碰它。但是，是的，在工作中时时要避免，这很难做到。显然，这取决于你做什么。

莱妮：所以当你说实际看到这些东西还是很令人惊讶的时候，那是怎么回事？

马利克：因为你并没有真正看到实际的东西。因为在我的生活中，我很少去医院。我非常害怕医院。(笑)我有点恐惧症。我不喜欢针头之类的东西。就像看到戴着面具的全身幽灵装束一样。就像，"哦，上帝，请不要"。(笑)我最后一次看到这样的东西好像是在健康课上。我们谈论过类似的事情，但我现在已经好几年没见过了。

莱妮：如果你把这个带回家，你和你女朋友说，"好吧，双胞胎还不够，我们还想要更多的孩子"——

马利克：哦，是的，因为我们现在实际上已经讨论过那些东西了。她会说，"好吧，我们得戒烟了"。我们已经讨论过这些，因为我想要戒烟。我比她更想要戒烟。但是，是的，我们已经讨论过再要一个孩子，因为她想要——老实说，我也想再要一个孩子，但她认为我不想再要一个。但无论如何，我们已经说过我们需要停止吸烟。我们不嗑药。我们本来就不喝酒。真的罕有我们会喝酒的场合。比如假日或特殊场合，我们会喝一瓶葡萄酒，或者我会喝半品脱的酒。我们不像其他人那样每天都喝酒。好吧，不是其他人，而是我们认识的人。但是，吃不健康的食物，我不喜欢吃甜食。但她喜欢。我的意思是，很显然，我们一天吃三顿饭，因为我们有孩子。我确保他们吃早餐。我们在家吃午饭，然后他们三点左右回家。我得在两点半、三点左右去找他们，然后在他们午餐的基础上再吃一顿下午点心。所以他们吃得很好。我的孩子喜欢各种蔬菜和各种水果，我们也喜欢；我们就是这样吃的。所以我不会说饮食不健康，但另一方面，我的女朋友，她喜欢，喜欢冰激凌。我也会坐下来吃几勺，还好，我还算好。刚刚过去的万圣节，我们还有糖果，她坐在这里吃糖果。但我们吃的并不是非常不健康。我们不会订购那么多。有些日子——每个人都有些懒散的日子——你知道吗，我会点比萨或中国菜。但这种情况很少见。

莱妮：这些就是你的回答。现在如果你想象一下你认识的普通人——

马利克：（笑）

莱妮：你认为你认识的普通男性对此会有什么反应？

马利克：我认识的普通男性？嚯唷！他会说，"好吧，好吧，我得停止吃东西了，我得停止喝酒了"。（笑）有很多事情。我姐夫的情况很糟。他是我在这种情况下唯一能真正联想到的人。他吸毒成瘾。他在美沙酮诊所戒毒。他抽烟。他喝得烂醉如泥。他真的真的很不健康，而他在谈论再生一个孩子。这就像"哥们儿，你认真的吗？"。但是让他或者我的其他朋友来回答这个问题的话，就好比说（笑）他们将要做一堆事情来保持健康。而且这不会在一夜之间起作用，即使做所有这些事情。所以他们的反应会是，就像"好吧，那么，在不到九个月的时间里，我该怎么完成这一切呢？"。你知道，这不会发生的。这将不得不改变他们的整个生活方式，这样是行不通的。人们必须对这样的事情做好心理准备。如果这是行不通的，它就是行不通的。

个人意愿和保持健康的难处

在回答有关个人行为对精子的影响的健康信息时，在我的受访者中，詹姆斯和马利克体现了一个共同模式：男性自己所说的他们会做的事情与他们想象的普通男性的回答之间存在着明显的脱节。在这个非常多样化的样本中，即使不看传单，几乎每一位男性都明确表示，如果他们想要一个孩子，那么他们"当然"会尽一切可能减少对孩子健康的风险。像马利克一样，其他几名男性也采用了列清单的方法，在他们的生活中不断寻找需要改进的问题行为。和詹姆斯一样，大约一半的男性在讨论中加入了道德性语调，将那些"注意"此类建议的人称为"好父亲"，并强调男性对未来孩子的"责任"。33岁的单身男同性恋者尼克将同样的观点用更丰富多彩的语言表达出来，他解释说，他会尝试遵循这些建议，因为"我不会半途而废。所以当我要当父母的时候，我不会半途而废。不这样做就是半途而废"。

在我们讨论传单后不久，我向每位受访者进行了汇报，提醒他们其中一些要点比其他要点具有更有力的证据基础（见附录 A 中的"访谈导引"）。然后我问他们，这种不确定性是否会改变他们的回答。只有四个人说会。例如，魏解释说，"如果存在不确定性，我认为对我或任何人来说，在选择饮食等方面避免出生缺陷都不那么有说服力"。然而，大多数男性表示，确切的风险水平并不重要，并表示，与特拉维斯一样，他们会"谨慎行事"。23 岁的丹尼尔计划有朝一日会要孩子，他说："我不知道这些数字有多糟糕，但我的意思是，如果有任何方法可以增加生一个健康孩子的可能性，那么一定要采取一切必要的预防措施。"

现在，健康文献中记录最充分的发现之一是人们说他们会做的事情和他们实际做的事情之间的鸿沟。整个模型都详细阐述了健康信念、健康意图和实际健康行为之间的脱节。[17] 意识到这些动态，一些受访者强调了他们在传单中看到的"基本"健康建议——大卫所说的是"生活准则"（life code），迈克尔称之为"健康生活的标志"（hallmarks of healthy living）——以及男性可以合理地期望会采取的行动之间的差异。成年后大部分时间都被监禁的尼拉杰是这样说的：

　　　　每个人都知道要保持健康，吃得健康。这些都不是开创性的东西，对吧？无论你是否想要健康的精子，这些都是最基本的。你应该保持健康，保持健康的体重和锻炼，不要吸烟。但我们所知道的和我们所做的，在生活中是完全不同的两件事。

因此，男性声称愿意遵守有关精子的健康准则，这只是一种说法。这不能作为他们在日常生活中实际就会做什么的指示。

尽管如此，对于受福柯式启发的生物政治学学者（Foucaultian-inspired scholars of biopolitics）来说，男性最初的反应并不令人惊讶，他们记录了面对健康信息时几乎类似强制性的默许反应，即所有这些都是为了证明他本人是一个现代的、负责任的个体。[18] 正如詹姆斯所说，通读传单让他 **"觉得必须** 变得更健康"（重点补充）。事实上，男性对他们自身反应的描述反映了个性化和道德化的交织过程，在这个过程中，健康主要是个人行为的功能，而不是更广泛的力量。

但只关注这些，只能部分解读男性的反应，因为超过一半的人确实在个体男性的 "健康的精子" 之间发现了一系列障碍——个人的、社会结构的、经济的和环境的。他们是在回答 "其他普通男性" 问题时这样做的，这表明他们最初的反应可能带有 "社会期望偏见" 的色彩，这是研究中的一种常见现象，人们努力以尽可能最好的方式展示自己，提供更能被社会接受的答案，同时将他们的真实信仰转嫁给他人。

有时我问的是 "外面" 的普通人，有时我问的是 "你认识的普通人"；这两个问题都给出了一系列原因，解释了为什么男性可能会对这些建议嗤之以鼻，或者发现即使他们有兴趣这么做，也很难遵循这些建议。例如，詹姆斯指出，人们对科学和医学专家普遍持怀疑态度，[19] 以及对性别的"过时"观念可能会妨碍男性认真地对待传单。马利克在描述他对临床医生的恐惧时，可能间接地提到了长期以来对有色人种的医疗虐待。[20] 他还强调了在家庭和工作中避免使用化学品的困难，这不仅适用于那些从事低薪工作的人，也适用于从事牙科和实验室研究等职业的人（见第三章）。当他考虑这个荒谬的提议时，即哪个他认识的普通人会进行传单中概述的彻底的生活方式改革，他笑了，并重复说道，"这根本行不通"。

类似地，男性给出的许多其他理由都植根于他们自己的个人情况，同时也对强有力地塑造这些环境的更广泛的过程提出了批判性的看法。下面是一些例子。

· 那些为了身体或心理健康而服用药物的人指出，有必要优先考虑他们目前的健康，而不是未来精子受损的可能性：

我正在服用抗抑郁药（治疗抑郁症和社交焦虑症），（它们是对我的）目前的健康（有益的）的药物……我真的很想强制执行（传单）：要健康饮食，尽量比我现在更积极，我想对于心理健康来说，治疗我的心理健康也同样重要。

——赛斯，23 岁

· 熟悉异性恋男性气概的男同性恋者提到了男性刀枪不入的文化信念：

即使你告诉他们，我认为男人们也不会考虑（健康的精子）。"哦，我的精子很好。很好。我有超级精子。"这就是他们会说的。（笑）我认为人们，大多数是男人，认为他们是不朽的，没有什么可以伤害他们。

——亚伦，43 岁

· 经历过种族主义有害影响的非裔美国男性，通过质疑这一领域的医疗权威，抵制对黑人生殖[21] 的长期社会控制：

（我认识的普通男性会回答）非常不成熟。他们会坐在这里看着这份清单，然后说，"哦，那又怎样？我很胖，我每天都吃芝士汉堡，是的，我抽烟喝酒什么的，但我所有的孩子，他们都很好，所以这只是一堆废话。他们怎么能告诉我该怎么生孩子？"。

——布鲁斯，38 岁

· 生活在贫困中的男性受困于美国体系中的众多结构性健康不平等，从无法获得优质护理到需要大量时间和金钱来"正确饮食"和锻炼：

如果你出生在一个低收入家庭，其文化与你出生在一个健康富裕的家庭是完全不同的。如果你出生在一个富裕的家庭，你就有更好的医疗保健，你有更好的营养模式可以学习。如果你很穷，你就买不起健康的食物[22]。

——保罗，29 岁

· 那些与无家可归和毒瘾做斗争的人，指责经济和政治制度将利润置于保护弱势群体之上：

我认为人们没有像他们应该的那样照顾好自己。我认为现在市场上出售的对你有害的东西比几年前还要多，人们对这些东西上瘾，无论是对你有害的食物，还是毒品和酒精。

——罗布，49 岁

· 对于每个人来说，每天呼吸空气、喝水和进食时都会遇到环境危害：

避免有毒物质是不可能的。

——安杰洛，39 岁

在每一种情况下，男性都明确表示，个人的健康不仅是个人选择的问题。相反，任何一个身体的健康都是生物、文化、经济、社会结构和历史过程之间复杂相互作用的结果；回想一下引言中的"套娃"。这一观点是由医学社会学和社会流行病学等多个学术领域的人士提出的。[23] 然而，它还没有受到更传统的、注重个人意志的公共卫生组织和财政的影响。在结束本章时，我考虑了认真对待这一观点意味着什么，以及它将如何改变关于生殖风险和责任的公共卫生信息。

平衡生育风险和责任

除了对过分强调个人罪责的尖锐批评，在许多采访的后半部分，另一种奇怪的状态也出现了。在阅读了传单后的某个时刻，超过一半的男性花了一点时间反思，这改变了他们对女性和男性关于生殖结果的责任的看法。在我们结束采访时，马特说，他认为这将是与朋友分享的重要信息：

> 不仅是那个女人。也是那个男人。我从来没有真正考虑过这一点。但你是对的，男人有责任吃健康的东西，生一个健康的孩子。这不仅是女性的责任。两者都有。

21岁的以利亚曾与女友谈论过孩子，他改编了科普传单上的建议，讲述了关于男性导致怀孕这一旧故事的新版本：

> 我想说的是，这主要与女性有关，但不，实际上是我们，因为我们携带精子。没有我们，就不会有孩子，所以我的意思是，我们在生孩子的过程中发挥了重要作用。我以前总以为女性的角色必须是第一重要的，但不，是我们必须是。

查德回顾了他作为医学预科学生所学到的东西，根据关于父源性效应的新信息修改了其中的一些经验教训：

> 查德：女性的生殖系统似乎总是被认为要复杂得多，而男性则……。我的生理学老师，她解释了整个副交感神经和交感神经，以及它们是如何影响生殖的。"对于男人来说，这很简单。记住，这只是瞄准和射击。"勃起和射精；所以它在这些方面被简化了。（但现在你让我挑选三个词来描述男性生殖这个话题）我想我是在想办法说得貌似简化了似的，因为不管大家……。我们身体里最小的东西是如此复杂。所以，是的，我想说的是，它看起来很简单，但也可能有点复杂。
>
> 莱妮：那么，男性生殖的复杂性是什么呢？
>
> 查德：对于男性，我认为这与一切的起点有关：精子的产生本身。你从这些小细胞开始，即精子发生。它经历

了所有这些不同的阶段，然后变成了精子。然后它必须通过一个非常复杂的管道和环路系统。然后，它最终被存入了女性体内。就复杂性而言，我想这就是我的意思。这并不像"瞄准和射击"那么简单。这里面还有很多其他问题。

通过这些谈话可以看出，男性正在将他们刚刚从一页传单上学到的信息整合起来，讲述一个关于男性健康对生殖结果有惊人重要性的新生物学故事。此外，在考虑女性和男性对生殖风险的贡献时，不仅仅是那些已经怀有更多性别平等主义信念的人，也包括讲述第二个精子故事（如第五章所述）的人，都表达了这种平等感。这与凯特·里德（Kate Reed）在怀孕期间进行基因筛查的发现是一致的：当男性与女性伴侣一起接受产前检测时，他们对自己的基因如何影响胎儿结局更感兴趣。[24]在这种情况下，对父源性效应如此简短的介绍可能会改变男性讲述的关于精子的故事。这表明更广泛地宣传这一信息不仅会对生殖健康的性别观念产生影响，还会对更广泛的生殖政治产生影响。我将在本书的结论部分回到这一点。

重新思考生殖健康信息

鉴于历史上对男性生殖身体的健康缺乏关注，我们没有理由期望男性会自发地将**健康和精子**联系起来。虽然男性确实倾向于认为他们的身体参与对生殖至关重要——回忆一下上一章，大多数男性将精子概念化为促进怀孕的积极因素——这种身体参与的意义目前还没有拓展到考虑自己的年龄和身体健康。正是这些信息被应用于男性身体的"惊喜"提供了一个重新思考每个人都习惯听到的关于女性生殖健康的陈旧信息的机会。在这里，我想知道，如果持续努力在**健康和精子**之间建立这样的认知联系，利用公共卫生信息来唤起人们对男性年龄、行为和暴露之于生殖结果重要性的关注，可能会发生什么。

在最基本的层面上，将任何问题作为一个健康问题来考虑，会立即培养人们在个体身体层面上的注意力，而不是造成疾病的社会结构和环境原因。长期以来，这一直被认为是"医疗化"的一个关键特征，其中以前可能被认为是道德或犯罪的问题被重新解释为需要临床医生治疗的医疗状况。经典的例子包括不孕症（从上帝的意志重新定义为一种生物状态）和酗酒（从道德失败重新定义为一种疾病）。[25] 医疗化的社会过程倾向于导致疾病进一步个性化的一个原因是，疾病折磨某一些身体，而不是其他那些身体，因此，那些生病的人必须（单独）接受治疗。然而，几乎从来没有任何一种情况仅仅是个体层面过程的结果。由于个体身体在特定的时间和地点中，被嵌套在家庭、社区和国家中，文化、社会结构和环境过程的强大影响不应被忽视。[26]

这不仅是因为在大多数健康和医学方法中，这些更广泛的力量的重要性被忽视（或淡化）；对个人的关注很容易变成对个人健康责任的期望。这种动态体现在以下来自中国的 29 岁的科学家洪的谈话中，他解释了他妻子的第一次怀孕是如何以流产告终的。之后，他们两人都在医院接受了生育力测试，在看到关于父源性效应的研究后，他的妻子要求洪在他们想要孩子时改变一些行为。

> 在中国（的某些地方），空气和水受到严重污染。因此，在你试图让你的妻子怀孕之前，你必须尽一切努力小心。所以我和我的妻子，她要求我做任何事情都要谨慎。所以在我们想要孩子的时候我戒了酒。大约有半年的时间，即使是和朋友聚会，我也从不喝酒。我尽量——我不吃不健康的食物。而且我也不抽烟。不吃药。我们尽一切努力保持谨慎。

与詹姆斯和马利克相比，洪完全不能代表我的受访者。他不仅已经熟悉了"健康的精子"传单中的许多建议，而且实际上他还试图将其中的大部分内容付诸实施。这可能是因为洪来自中国，在那里，人们对污染和吸烟对精子的影响有更多的宣传。[27] 但他的谈话表明，即使他指出了环境污染的重要性，但他的努力仍然集中在他自己的个人行为上：他吃什么，喝什么。诺拉·麦肯德里克（Norah MacKendrick）在试图通过谨慎消费管理"化学身体负担"的女性中发现了类似的动态，即身体组织中日常毒素的积累：购买有机食品，避免使用含双酚 A（BPA）

的婴儿奶瓶，等等。麦肯德里克指出，这些方法将责任推给了女性个体，而不是解决更大的、集体的污染问题。[28] 洪的经历表明，男性也不能免受这些压力的影响，尽管他描述了一种传统的性别动态，在这种动态中，负责查找信息并鼓励他遵循信息的人是他的妻子。

社会科学家早就注意到，个人未能实现健康可能会导致指责和污名化，更不用说焦虑和内疚感了。[29] 当然，这些各种各样的陷阱对于当代女性来说是众所周知的，她们继续承担着生育结果的大部分责任。[30] 在结论中，我回到约翰，一个生活在想象世界中虚构的人物，我和他一起打开这本书，更全面地思考父源性效应知识的"新意"如何被调动起来，好重新思考生殖健康的信息。在谈论生殖健康的同时，怎样才能更充分地关注男性，避免个体化受损精子的成因，以及避免倾向于污名化那些已经处于社会弱势地位的人？

结论
男性生殖健康的政治

事实证明，要说明男性生殖健康科学的缺失并非易事。通过对有关身体的生物医学知识的支配权进行挑战，并通过对历史记录和当代对话的筛选，我试图确定男性身体非生殖性的概念是如何影响知识的产生、是否传播，以及它如何渗透到日常美国人的思想中的。

这项研究既有必要，也很紧迫。当代美国的社会和政治更是迫切需要这项研究。在美国，各种不平等相互交织，影响着生殖政治。在接下来的内容中，我将总结这本书的主要论点，再阐述其对有关性别和医学知识的学术辩论的影响。然后转向下一步，我将为普通公众、生物医学研究、医疗保健和公共卫生领域的人们提供潜在的前进道路。

关于男性生殖健康的非知识信息的后果

女性的生理和社会能力植根于生殖，而男性的生命则以更宽泛的术语定义，这一关于性别的古老假设注入了 19 世纪末医学专业化的初步发展。许多早期的专业和他们的一些假设仍然围绕在我们身边，部分原因是专业协会和医学期刊提供的初始基础架构为知识的生产和积累创造了一个制度化的空间。然而，即使生物医学知识的基础不断扩大，人们也并没有持续关注男性健康对生殖的重要性。当然，许多专家对男性生殖躯体的各个方面都感兴趣：研究胚胎学的生命科学家、倡导生殖健康的优生学家、描述激素特征的内分泌学家、评估精子的生育医生。但他们的努力并没有形成一个单一的、有组织的生物医学研究领域，更不用说专业了。相反，基于性作为二元化的文化概念，试图创建一个与妇科学平行的、被称为"男科学"的正式专业实体，这个尝试一再失败。因此，几乎没有专业基础架构来支持男性生殖健康知识的生产。时至今日，美国的男科学医师寥寥无几，他们的研究范围往往局限于精子的技术方面。虽然男性生殖健康的话题肯定围绕着多个专业的边缘——泌尿学、性健康、不孕症、内分泌学等——但它并不是任一专业的重点。这是一种尚未出现的医学专业化形式。

这种缺乏生物医学上的专科的现象，以及更广泛地说，对男性生殖身体的**忽视**，从整个 20 世纪到现在一直持续，影响了男性生殖健康知识的产生、传播和接受。在此期间的大部分时间里，关于男性身体如何影响生殖结果的问题几乎是不可想象的，所以他们没有被问到。即使在生殖医学领域，许多 20 世纪的医生也没有考虑进行简单的精子分析，即使他们同时对女性患者进行无休止的检测和治疗。当一些科学家和临床医生开始研究父源性效应时，他们的假设遭到了异常强烈的反对。有几位描述了在获得收集数据所需资金方面遇到的困难，此外，即使他们取得了显著的成果，也会遭受同事的怀疑。

如果没有与发达专业配套的生物医学基础架构，已经产生的少量知识几乎不会被公开。没有专门研究男性生殖健康的联邦卫生机构来发布官方声明，也没有专业医疗机构宣传最新发现，只有个别记者追踪研究，并偶尔撰写新闻文章。即便如此，研究的重点通常也局限于男性的年龄、行为和暴露对精子的伤害，但他们很少提到这些因素也会影响未来儿童的健康。

对男性生殖健康的知识缺失也会影响男性和女性个体的思维方式。鉴于在生产和传播此类知识方面的努力是如此之少，当人们试图定义男性在生殖中的角色时，他们会跌跌撞撞、停滞不前，也就不足为奇了。最终，他们确定了一个"三位一体"，包括性生活、产生精子和成为提供者，但他们几乎从未提及男性年龄或身体健康的潜在影响。当被具体问及精子和卵子时，它们的生物学故事深受性别和遗传学文化观念的影响。几乎所有男性都讲述了一个传统的故事，即主动精子竞争进入被动卵子，但更年轻和受教育程度更高的男性也讲述了一个不同的、更平等的故事，在这个故事中，这些细胞是一个整体的两部分，结合在一起。男性对父源性效应和"健康精子"的未来的反应，愈发强调了讲述新的男性生殖健康故事的可能。男性对自己的健康可能会影响孩子的健康表示既惊讶又好奇，他们希望与家人和朋友分享这一信息，尽管他们指出了这一领域以个人为导向的解决方案的缺陷。在考察男性生殖健康被忽视的历史和当代发展过程中，本研究对性别躯体、医学专业化和知识创造的社会科学研究做出了实证贡献。特别值得注意的是，这是对 19 世纪 90 年代和 20 世纪 70 年代试图将男科学作为一门独立专业进行的第一次深入分析，也是对来自公众的男性关于生殖观点进行的第一次开放式访谈研究之一。这些结果可能对理论和政策产生许多影响。

关于性别的文化信念决定了知识信息缺失的产生

这本书的核心理论论点是，关于性别的文化信念会影响关于生殖的生物医学知识是否能够形成。具体来说，正是性别的相关性，在历史传统观念的支持下，将性别视为两个（并且只有两个）二分法类别，使得女性身体与生殖健康之间存在着长期的关联性，而男性身体与生殖健康之间也存在着长期的非关联性。至关重要的是，这些关联是相互联系的，正如引言中摄影师的隐喻所示。正是由于性别的相关性，女性与生殖的关联性抑制了对男性与生殖的关注。

此外，正如我在本书中所记录的，这些关联（女性与生殖、男性与非生殖）随着时间的推移，通过一个由相互交织的生物、文化和组织过程组成的反馈回路得以维持和加强。关于性别差异生物学意义的文化信念——男性和女性各自为受孕提供生物材料，但怀孕和生育主要发生在女性身体中——与男性身体无懈可击的文化信念结合在一起，阻碍了面向男性生殖健康的生物医学基础架构的发展，这对知识的产生和流通以及个体如何概念化生殖都有巨大的影响。我们不应该问性别与生殖健康之间的关系是什么，因为这假设了一个静态的关系。相反，我们应该强调反馈循环的相关性和时间性，这样我们可以更好地理论化生殖健康是如何与女性身体而非男性身体相关联的过程。

事实上，这一切都不是一成不变的。虽然性别化的身体与关于生殖的生物医学知识之间的联系已经持续了一个多世纪，但我选择反馈循环这个比喻的一个原因是，它们允许改变的可能性。相关生物、文化或组织过程中的任何变化都有可能影响摄影师的视线，并改变由此产生的"图像"——生物医学知识、官方声明、新闻报道或个人信仰。例如，越来越多的跨性别学术研究和行动主义已经开始改变构建性别和性别二元论的概念基础。[1] 一些生殖相关医护人员已经开始提到"怀孕的人"（而不是孕妇），试图打破性别二元论，包括可能寻求避孕、堕胎或产前护理的跨性别男性和性别不顺从者*的个体。[2] 如果将性别重新想象为流动的或光谱的努力被广泛采用，那么这种文化信念的转变可能会影响一切，从生物医学科学家如何对受试者进行分类和提出研究问题，谁去看哪种医护人员，临床医生与患者的互动如何展开，到个体如何体验自己的生殖

---

* 指一个人的性别表现或性别认同与社会对其生理性别的期望不符。——译者注

躯体。

这本书还为知识信息缺失的产生或无知的形成感兴趣的学者提供了一种新的分析方法。当然，父源性效应是一种知识信息缺失的例子，可以用珍妮弗·可颂的类型学来描述。[3] 需要澄清的不仅仅是几个事实，而是一个广泛的知识领域，它不是由故意混淆造成的，而是由生物学、组织学和文化过程的相互作用造成的，使得有关受损精子的问题变得不可想象。也就是说，直到 20 世纪 70 年代，来自女权运动和遗传学、生物学研究等不同来源的社会变革为科学家们开始提出新的问题奠定了基础，即男性的年龄、行为和暴露可能会影响精子质量，进而影响其子女的健康。

时间性这一关键因素使当今的观察者有可能"看到"缺失的信息，指向现在存在但以前不存在的知识。正是在这里，我对文化社会学中的一个术语进行了改编，通过制定一组额外的问题，说明当知识从未曾创造到创造时会发生什么，从而将标准方法扩展到缺失的信息。长期以来，文化社会学家一直强调，不仅要关注文化物品的产生——从歌曲或绘画到法律法规和科学主张的任何东西——还要关注它们的传播和信息接收。[4] 通过将产生、传播和接收这三方面的框架从广泛的文化领域转移到特定的信息缺失领域，人们可以超越知识是否存在的问题，去探究知识开始产生时会发生什么。它在多大程度上传播，以及它是如何被接收的？

说到男性生殖健康，这些问题的答案为美国医学专业化和缺失的信息之间的关系带来了新的线索。本书的第一部分以专业协会、年会和期刊的形式揭示了生物医学基础架构对知识产生和积累的重要性。这本书的第二部分表明，虽然关于父源性效应的新知识开始产生，但缺乏一个专注于男性生殖健康的统一医学专业，这意味着几乎没有组织实体来宣传它，从而极大地限制了它的传播。因此，美国公众普遍不了解有关男性身体健康如何影响其子女健康的新信息。

虽然学者们对医学专业化提出了担忧，认为医学专业化会使身体碎片化，并排除了对"整个人"[5]采取整体方法的可能性，但本书阐述了**缺乏**专业化可能产生的一些后果。它还强调了当医学专业将身体划分为特定专业时需要提出的关键问题：科学家和临床医生关注什么，他们忽略了什么？将某些身体部位分组并排除其他部位的过程，或将特定种类的知识与特定种类的身体相关联的过程，如何影响哪些知识被形成，哪些不被形成？

下一步是什么？

经过上述分析，本书得出的总体建议是，应该让人们更多地关注男性的生殖健康，尤其是生物医学研究人员、医疗保健提供者和公共卫生政策制定者。通过关注男性生殖躯体，专家们能够创造新知识并向公众传播。随着更详细的信息被获得，尤其是关于男性的年龄、行为和接触如何影响儿童健康的信息，这可能会影响个体对生殖风险和生殖责任的看法。

关于男性生殖健康的新知识也可能以令人惊讶的方式重塑性别政治。怀孕和分娩发生在女性身体中，这一点长期以来一直是性别期望和性别不平等的核心问题，例如，一般认为，有孩子的女性对工作的投入较少，从而导致雇主不愿雇用母亲，也会支付给她们较少的薪水。[6] 思考谁的身体是生殖的可能会对围绕性别的更广泛的社会过程产生连锁反应。

但究竟**如何**更多地关注男性的生殖健康，这一点并不显而易见。有许多复杂性需要考虑，其中许多都植根于性别和医学知识创造之间的历史关系。首先，有一个问题是，如何在不重蹈覆辙过往生殖健康的典型套路和困境的情况下来关注男性的生殖躯体。在过去，此类信息通常集中在女性个体的身体和行为上，这往往会将健康问题道德化，并污名化那些无法做到这一点的人。它甚至可能导致医疗监控，其负面影响对已经处于边缘地位的人尤其有害，如少数族裔和穷人。例如，在数百起案件中，女性甚至因怀孕期间的行为而被监禁。[7] 与其把男人们也加到黑名单上，临床医生和公共卫生官员可以利用"新鲜的"父源性效应的信息，并以此为契机反思过往有关生殖健康信息的套路。这些信息如何最大限度地减少个体化、避免指责，受害者，并缓解焦虑和内疚？

一种可能性是一起提供关于男性和女性**两者**的年龄和身体健康方面的信息，并同时强调社会结构和环境因素对生殖结果的重要性。为了说明这一点，请回想一下引言中关于约翰的小插曲。这是一个假设场景，即一名男子试图遵循所有培养健康精子的建议。可以肯定的是，世界上有像约翰这样的男人，他们可以与女性伴侣一起仔细计划怀孕，并花时间和金钱提前几个月准备。约翰的行为甚至可能在某种未知的程度上缓解生殖风险（见第三章）。然而，他的方法基本上是个人主义和消费主义的：他寻找书籍和杂志阅读，购买特定的家用产品，并购买昂贵的有机食品。约翰无法控制的、任何个人都无法完全控制的是更广泛的社会结构和环境过程，这些过程也可能会损害精子，并对他们未来孩子的健康构成风险。

将生殖健康重新定义为不仅与女性有关，也不仅与个体有关，这无异于一种范式转变。如果**所有的**身体——女性、男性、跨性别、性别不顺从者、间性人等——都被概念化为（潜在的）生殖躯体，那会怎样？如果在强调个体因素的同时强调社会结构和环境风险来源会怎样？这两项发展将如何改变我们对生殖责任的理解？官员们是否会加倍努力，确保**每个人**都能获得健康食品，并且**没有人**接触有害化学物质，而不是将正确饮食和避免毒素的责任推给每个女性？

与此同时，我们有理由保持谨慎：许多人对生育孩子没有兴趣，将所有身体归类为可能具有生殖能力的身体很容易被动员起来，以证明各种形式的社会控制是合理的，无论是通过非正式规范，还是政府监管。只要想想 20 世纪后半叶的罗马尼亚，独裁者尼古拉·齐奥塞斯库（Nicolae Ceauşescu）就试图通过禁止堕胎和在工厂进行定期妊娠检测来增加未来工人的数量，以确保怀孕的妇女继续保持妊娠状态。[8] 玛格丽特·阿特伍德（Margaret Atwood）将这段历史作为她的经典小说《使女的故事》的灵感来源之一。

不过，归根结底，解决导致疾病的社会结构和环境问题将有利于**所有**身体，无论他们是否在生育。诸如增加获得优质医疗保健的机会、减少种族和经济不平等、采取更严格的法规保护空气和水等行动，也将解决另一个与生殖有关的重要社会事实：美国大约一半的怀孕都不是事先计划的。[9] 与约翰不同的是，每年都有数百万人在并未充分意识到、有意计划的情况下怀孕。因此，他们无法采取"健康的精子"传单（第六章，图15）中列举的任何个体层面的措施。因此，对于那些不一定"试图计划"去生育孩子的人来说，只有通过结构性干预才能提高身体健康的基线水平，这可能会在一定程度上降低生殖风险。

我确实担心，那些鼓吹"男性权利"的人会以某种方式利用强调男性参与生殖的做法，进一步削弱这个国家女性本已脆弱的生殖权利。在过去几十年里，在美国，想要获得安全合法堕胎的机会的情况，越来越多地受到保守派活动人士和立法者的威胁，这对经济资源匮乏的女性来说尤其可怕。[10] 不难想象，这些活动人士可能会认为，基于新发现的精子的重要性，男性应该被赋予对女性身体更大的权力。因此，让我在这本语气平和的学术著作中，尽可能直截了当地说：对于是否继续怀孕，只有身体怀孕的人才能拥有最终决定权。

正是考虑到所有这些复杂性，我现在转而向生物医学研究人员、医疗保健提供者和公共卫生政策制定者提出一些具体建议，建议他们如何更多地关注男性生殖健康，并关注它是如何被个体、社会结构和环境过程塑造的。

生物医学研究

关于男性生殖健康，特别是父源性效应的生物医学研究比以往任何时候都得到了更多的关注，但女性仍然是这一领域研究的主要（而且通常是唯一的）焦点。2018 年，谷歌学术对"母源性效应"的搜索结果为 8.3 万条，而对"父源性效应"的搜索结果仅为 6400 条。[11] 甚至就连美国国家卫生研究院也注意到了这一差距，在其网站上表示："生殖健康是男性整体健康和福祉的重要组成部分。在生殖健康的讨论中，男性往往被忽视。"[12]

因此，这里的建议是明确的：生物医学研究人员应该停止将女性的身体视为生殖风险的唯一载体，并扩大他们的视野，将男性年龄、行为和暴露的潜在影响包括在内。正如我在第三章末尾所勾勒的"生殖方程"（图 10）所示，要确定男性身体健康带来的各种风险，还有大量工作要做，包括如何确定他们的健康不仅是个人层面过程的结果，也是社会结构和环境过程的结果。研究人员需要量化这些因素的每一个构成所带来的风险量、它们的累积影响，以及父源因素和母源因素的相互作用。这些数据至关重要，因为只要重点仍然主要集中在女性身体上，研究人员就会遗漏一些男性身体所带来的未知风险。

　　问题是谁来做这项研究。正如我所记录的，在男性生殖健康方面不存在统一的、有凝聚力的生物医学专业。一种方法是倡导创建这样一个专业，或者可能是扩展男科，为研究和治疗男性生殖躯体的各种科学家和临床医生提供广泛的保护。然而，将男性生殖健康作为一个独立于女性生殖健康的实体来研究这一举措，将与之前创建"平行"专业的尝试相呼应，最终将性别二元化。我的意思是，这将强化一种文化信念，即人类只能被归类为两种完全独立的"相反"的性别之一：男性或女性。如果现在生殖问题与女性有着内在的联系，将其明确分为女性生殖和男性生殖，可能会增加人们对男性生殖健康重要性的关注，但它将同时为社会性别和生理性别的生物学基础（有问题的）主张提供依据。因此，出于逻辑和理论上的原因，我认为男性生殖健康的主题应该更深入地融入**现有的**生物医学基础架构中。

　　事实上，可以动员各种机制来推动更多关于男性生殖健康的研究。在过去十年中，医学期刊上的几篇文章提出了一系列建议，其中许多尚未付诸行动。[13] 例如，医学院、护理学院和生物科学项目可以将有关男性生殖健康的材料纳入课程，并为那些对父源性效应感兴趣的人建立培训项目，如博士后奖学金。医学培训项目，特别是全科医学（family medicine）和内科，但也包括泌尿科、妇产科、儿科、生殖内分泌、母婴医学、性健康和遗传学等专业，可以确保居民了解男性年龄和健康对儿童健康的重要性。联邦机构可以强调男性生殖健康,并为这方面的创新研究拨款。慈善组织,包括那些一般致力于健康或生殖的组织,以及专注于与父源性效应有关的特定疾病的基金会,可以努力在财政上支持这一新兴研究领域。专业医学学会可以发表声明,说明需要对男性生殖健康进行更多研究,并为那些能够就父源性效应向患者提供建议的人制定临床政策指南。目前,在联邦机构、医学院部和专业学会都设有专门的办公室,专注于"生殖健康"和"生殖医学"。这些技术上不分性别的术语可以被有意识地扩展,不仅包括女性身体的生殖能力,还包括男性、跨性别和非二元论身体的生殖能力。

个人研究者也可以发挥作用。在决定如何研究生殖风险时,他们可以确保整合对父源因素的分析。这些因素可以被系统地纳入现有的研究框架,例如健康与疾病的发展起源(developmental origins of health and disease),该框架历来更关注母源因素。[14] 关于男性生殖健康的问题也可以添加到关于生育和健康的全美调查中。《儿科学》的一位评论员指出:"目前**没有一个**专门针对围产期父亲的数据集,很少有人随着时间的推移全面跟踪父亲。"[15]

随着研究人员将注意力转向男性的生殖健康,他们需要避免对男性和女性身体的不同做出先验假设。社会科学家指出,在健康研究中,**生理性别**的定义和操作方式一直缺乏精确性。[16] 关于性别差异的信念往往被纳入研究设计,而不是被实际调查。这一点在"社会性别分科医学"中尤其普遍,这种方法植根于生物本质主义，并产出了无数的研究结果，来回验证生理性别的"真实性"。[17]

最后，在开始考虑男性生殖风险的可能性前，建立伦理审查委员会可能是必要的。伦理审查委员会负责保护参加生物医药研究的受试者。目前，针对孕妇的研究受到伦理审查委员会的额外审查，以确保对后代的任何风险都能降至最低。对于涉及使用可能损害精子的物质（如化学品和药物）的临床研究，伦理审查委员会可以转向一个不分性别的问题，要求研究人员询问所有受试者的生殖计划信息。目标是将对男性生殖风险的分析纳入对每项研究潜在风险和益处的更广泛评估的一部分。

医疗保健

从生物医学研究领域转向可以将新知识付诸实践的临床，医护工作者需要开始定期向男性提出生殖健康的话题。但目前，这些对话并没有发生。在我对男性的采访中，他们报告说，从广泛的来源中他们仅收集到零碎的信息，如社交媒体和博客；与家人和朋友的交谈；电视剧和纪录片；高中和大学关于性教育、生物学和生理学等主题的课程；以及杂志和书籍。[18] 但这些人几乎从未提及从医护人员那里获得信息。关于这一主题的少数调查也表明了这一点，即男性几乎不可能从临床医生那里听到父源性效应或孕前健康状况等相关信息。[19]

部分原因是男性很少去看医生。[20] 与被鼓励在整个成年期定期检查生殖器官的女性不同，男性可以从青春期晚期体检跳到 50 岁时第一次结肠镜检查，并且期间从未寻求预防性保健。[21] 当男性终于去看医生时，他们的就诊时间通常比女性短，而且不太可能包含预防性健康信息。[22]

那么医学界该怎么办呢？预约孕前护理是一种很容易实现的方式，旨在让已经计划怀孕的人评估他们是否可以做些什么来增加生育健康孩子的机会。目前，这些预约中的建议通常只针对女性，不过很容易就能加上关于男性年龄、行为和毒素暴露如何影响生殖结果的讨论。虽然风险的确切程度仍不确定，但现有证据表明，男性个人可能能够在一定程度上降低这种风险，例如减少使用成瘾性物品，并把他们在家和工作中遇到的化学品纳入考虑。类似地，在生育诊所，当异性恋伴侣已经走进门寻求受孕帮助时，临床医生可以花时间评估男性伴侣，并就他们的生殖健康如何影响生育治疗的成功提出建议。

目前尚不清楚临床医生如何接触尚未寻求生殖健康信息的男性。当然，大多数男性确实会发现自己在成年后出于某种原因求助于医疗机构，比如工作所需的体检、血压或胆固醇常规筛查以及患病。事实上，初级保健临床医生已经开始论证，他们最适合解决男性的孕前健康问题。美国全科医师学会在一份立场文件中指出："男性生殖健康问题应该是**每次**健康检查不可或缺的一个组成部分。"[23] 一种方法是询问男性的生育计划，这相当于经常例行询问女性的"一个关键问题"。[24] 如果该男子表示有生孩子的计划，那么临床医生可以提供关于父源性效应的建议。另一个可能的地点是儿科医生办公室，在那里，年幼儿童的父母可能会提到他们正试图再要一个孩子。为了让临床医生为此类对话做好准备，男性生殖健康的主题可以被添加到全科医学、内科学和儿科学的继续教育要求中。继续教育的某部分可能需要解决一个问题，即不止患者可能会尴尬，临床医生可能也会，他们可能不习惯讨论男性的生殖躯体。在"男性健康"或"性健康"已经成为关注焦点的环境中，[25] 临床医生可以努力确保在一定程度上关注男性的生殖健康，尤其是父源性效应。

另一种接触男性的潜在方式，是通过定期去妇产科或生殖健康诊所就诊的女性来进行，比如美国计划生育协会（Planned Parenthood）。现在我们已经鼓励生殖医护人员在每次探访期间询问妇女的生育计划；如果女性对怀孕感兴趣，那么临床医生既可以为女性，也可以为男性提供有关孕前健康的信息。虽然他们的许多患者将与男性结合，但这些信息对寻求捐赠者精子的单身女性或女同性恋夫妇同样有用。这一策略的后勤保障确实有很多值得称道的地方；许多女性已经定期去生殖健康诊所就诊，如果她们正在考虑怀孕，她们很可能会有兴趣了解男性的年龄、行为和接触情况对孩子的健康有何影响。然而，这种方法确实强化了生育是女性责任的观念，让她们不仅有责任管理自己的健康，也有责任管理男性的健康。

公共卫生

从根本上说，男性与临床医生互动的频率较低，这表明更广泛的公共卫生信息可能是传播男性生殖健康信息的更有效方式。目前，这方面的努力非常少（见第四章）。因此，这里的建议也很明确：公共卫生官员应该投入更多资源，来宣传男性生殖健康的重要性，它不仅受个人层面因素的影响，还受社会结构和环境过程的影响，以及对精子的损害如何影响下一代。他们可以开发新的情况介绍和患者手册，分发给当地卫生部门和一级医护人员，发布在卫生网站上，并在社交媒体上共享。类似地，关注生殖健康的非营利组织，如美国计划生育协会和"一角钱游行"基金会，可以努力宣传父源性效应的重要性。政府官员可以考虑在酒精饮料、香烟和药品上，以及在家庭和工作场所使用的化学药品上，加上警告标签，告知男性其对精子的潜在危害。就联邦监管机构而言，他们需要大力扩大评估和监管化学品及其他污染物的工作。[26]

鉴于很少有美国人意识到父源性效应，公共卫生官员可能还希望开展一场全国性的运动，向公众介绍男性的年龄、行为和暴露如何不仅影响精子，而且影响子女健康的基本事实。我对男性进行了定性采访，了解他们对这些信息的反应，这为此类努力提供了一个起点，公共卫生学者呼吁提供此类数据，以便更好地为孕前的医疗保健和信息传递提供信息。[27] 关于父源性效应的信息可能是那些目前正在考虑生育孩子的人最感兴趣的，但值得注意的是，与我交谈的大多数男性对他们的健康可能会影响生殖结果表示好奇。他们称之为"大开眼界"，有几个人要求提供一份我制作的"健康的精子"传单，以便与家人和朋友分享。然而，近一半的男性希望了解更多细节：多少酒精算过量？哪些药物构成威胁？多大年纪算太老了？一位男士总结道："不健康到底有多不健康？"

即使没有对这些问题的精确答案，公共卫生官员也可以传达一个基本事实，即男性生殖健康至关重要。仔细思考和严格的预测试将是确定如何最好地传达此类信息的必要条件。在采访中，男性会以幽默的态度坚持男性气概的信念。其中一位提出了"真正的男人长出强壮的精子"的口号，另一位则建议采用类似军队的口号"尽你所能"。一位男士回忆起20世纪80年代在煎锅广告中随处可见的鸡蛋，并给出了一系列图片，比如"这是你磕了药的精子"。虽然这种诙谐的方法非常有效，就像"别惹得克萨斯州"（Don't mess with Texas）反对乱丢垃圾的运动一样，但它也强化了传统的男子汉观念。

卫生官员还可以将对男性生殖健康的关注纳入现有举措中，例如"健康人民2020"＊（Healthy People 2020）规划中与孕前健康相关的目标。[28] 致力于"生殖公平"（Reproductive Justice）的学者和活动人士利用人权框架，超越对女性个体的关注，强调健康社区的重要性，[29] 这一重要见解也同样适用于男

＊ "健康人民"是指导全民健康促进和疾病预防实践以改善美国全体国民健康的十年目标规划。美国卫生福利部（United States Department of Health and Human Services，DHHS）先后于1980年、1991年、2000年颁布了《健康人民1990：促进健康与预防疾病》、《健康人民2000：促进健康与预防疾病》和《健康人民2010：了解和改善健康》三个阶段的国家健康战略。2010年前后，美国卫生福利部随即颁布了《健康人民2020》。——译者注

性的生殖生活。关注环境内分泌干扰物影响的环保倡导者可能会将关注范围扩大到精子数量之外，认为这种暴露还会损害精子内的 DNA，并影响其孩子的健康。在全球范围内，国际组织通过倡导一种男性作为合作伙伴的框架（a men‑as‑partners framework），寻求让男性"参与"生殖健康。[30] 这很容易增强目前对社会支持的关注，以强调男性身体健康对生殖结果的重要性。

在公共卫生的直接范围之外，教授高中健康或性教育课程的教育工作者可以在课程中添加有关男性生殖健康和父源性效应的信息。我采访的几名男性指出，高中是他们最后一次听到有关其生殖系统的信息的时候。一些男性提到教堂和健身房是可以宣传"男性健康在生殖结果中起重要作用"的其他场所。此外，提供家庭精子检测的公司可能提供有关男性年龄、行为和暴露会如何损害精子的信息。类似地，为尝试怀孕的女性设计的应用程序的开发者，包括那些跟踪排卵并提供一般建议（如"孕期完全指导"）的应用程序，可以包含关于男性健康对生殖结果重要性的信息，尽管这可能会引发与我们要求妇产科医生和女性患者谈论其男性伴侣类似的问题（在上一部分讨论过）。事实上，企业家可能不需要很长时间就能抓住宣传父源性效应的赚钱机会了；至少有一家初创公司已经在鼓励那些希望有朝一日能生育孩子的男性在他们还年轻的时候就把精子存起来，并称其为"您将做出的最佳人生投资"。[31]

随着生物医学研究人员、医疗保健提供者和公共卫生官员采取措施，更多地关注男性生殖健康，考虑专业用语是很重要的。目前，还没有统一的术语，诸如**"父源性效应"**、**"男性介导效应"**、**"男性孕前健康"**和**"健康的精子"**等短语可以互换使用。而采用一致的语言可能会很有帮助，这样公众就可以习惯于听到这个话题，并将来自不同来源的信息汇总在一起。

同时，有必要认识到优生学的悠久历史和对残疾人的持续歧视。"精子质量"等术语在这段历史中被经常用到，可以想象"受损精子"会成为用来描述"受损儿童"的语言。因此，强调改善男性生殖健康的目的和局限性至关重要：重点是**降低**生殖风险，同时认识到**消除**所有此类风险是不可能的。这些努力应该与正在进行的工作齐头并进，以创建一个更加包容的社会。在这个社会里，各种各样的身体和参差不齐的能力都是受欢迎的。

结束语

现在，正如几个世纪以来的科学研究所证明的那样，仅仅是知识的产生，并不意味着它能成为某个主题一锤定音的结束语，甚至不一定是正确的。从最近关于男性生殖健康及其对下一代的影响可以看出，几乎无法避免知识创造的迭代、缓慢性质。五年或十年后，可能会有新的发现和其他解释。那么，对于目前的知识状况，即刚开始关注男性生殖躯体和目前仍然关注很少的现状，我们该怎么办呢？确实，在同一本书中既认为生殖的生物医学概念化是社会建构的，又说我们应该以不同方式来考虑生殖以进行新的科学研究、分配联邦资金和公共卫生资源似乎是自相矛盾的。

在这里，我从南希·图阿娜（Nancy Tuana）关于阴蒂的**知识创造史**中摘录一页，其中一个章节包括她对 20 世纪 70 年代医学教科书中阴蒂的描述与女权主义者启发手册《我们的身体，我们自己》（*Our Bodies, Ourselves*）进行的比较。在医学文献中，女性生殖器的横截面将阴蒂想象成一个小结节，或者完全忽略它，而《我们的身体，我们自己》中描绘了大型的、详细的图纸，区分出三种结构：轴、头和脚。正如图阿娜所写，这并不是说女权主义手册提供了阴蒂的最终"真相"。相反，她利用其相互竞争的"制图"来突出"知识无知的政治"，这种政治植根于控制和剥夺女性性行为和性快感合法性的悠久历史。[32] 同样地，我认为对男性生殖健康的不了解是生殖政治中的一个重要因素。

许多关于男性生殖健康的科学、社会和政治方面的问题都没有被问到，也没有得到回答。这本书的最终目的是激发人们提出这样的问题。在我们的社会中，生育风险和生育责任主要集中在女性身上。调整光圈以关注男性生殖躯体，不仅有可能改善男性健康及其子女的健康，它还可能重塑生殖政治和性别不平等。

附录 A　方法

尽管我在本书正文中也讨论了一些方法学细节，但本附录的目的是详细介绍数据收集和分析的整个过程，以便读者评估我论点的证据基础。当我在 2014 年第一次向美国国家科学基金会（National Science Foundation）资助计划对这个研究项目进行主旨概括时，我把目标描述为"研究男性在生殖领域被忽视的历史和当代进程，以及由于这些知识差距导致的社会、临床和政策后果"。我使用一系列历史学的、定性和定量方法，围绕从 19 世纪末到现在的男性生殖方面贡献的生物医学知识的产生、传播和接收，组织了数据收集。

生物医学知识的产生

为了研究关于男性生殖相关的文献知识是何时、如何产生的，以及它是如何被不断变化的文化规范、生物学知识和生物医学基础架构所塑造的，我从广泛阅读相关历史和社会科学文献开始，包括生殖医学[1]、激素[2]、男性避孕[3]、精子[4]、性病[5]、男性包皮环切术[6]、男性生育经历[7]、阳痿/勃起功能障碍[8] 和男性不育症[9] 等方面的研究，以及研究诊所范围之外的男性身体，包括军事和体育领域的。[10]

历史学家指出了 19 世纪后半叶医学职业化和专业化的重要性，我从历史学家那里得到了一个线索，开始寻找新兴医学专业关注男性生殖躯体的例子。正是在阅读欧纳拉雅·莫斯库斯的《妇科史》(*History of Gynecology*) 和阿黛尔·克拉克的《生殖医学史》(*History of Reproductive Medicine*) 时，我偶然发现了一个成立于 19 世纪末的男科学会。这似乎有希望成为我分析的一个起点，但我找不到任何讨论此事件的其他历史研究。我求助于我的历史学同事，与医学史图书馆员交谈，并搜索历史数据库和文件，查找有关男科学或其同源词的内容，如男科学家（andrologist）和男科学的（andrological）［例如，在谷歌图书网站（Google Books）、HathiTrust 数字图书馆、ArchiveGrid 文献查询网站、JSTOR 数据库和卫生部长办公室图书馆索引目录（the Index Catalogue of the Library of the Surgeon-General's Office）中检索］。我使用这些网站广泛搜索有关男性生殖、精子和当时的相关词汇，如 "生殖器官"。

在这些搜索结果的基础上，我通过追踪会议记录、医学会议的交流往来、发表在医学期刊上的文章和信件、医学教科书、讣告，以及关于男科学的关键的少量档案材料，如个人信件、回忆录和照片，拼凑出了 19 世纪末男科学的出现。我在第一章中分析了这些材料，关注到性别的文化观念如何塑造了 19 世纪末的医生试图组织一个面向男性身体的新医学专业的行为。

鉴于 20 世纪的许多材料现在都已经数字化了，我们很容易追踪到在美国男科学组织消亡后的几十年中偶尔出现的提及男科学的信息。然而，正如第三章中的 Ngrams 所揭示的，在 20 世纪 60 年代末，男性学和男性生殖健康的提及呈指数级上升。我并未试图系统地分析整个 20 世纪围绕男性生殖躯体的医学专业化状况，而是决定比较和对比这两个关键时刻：19 世纪 90 年代建立男科的失败的努力与 20 世纪 60 年代末的成功的努力。

在后期，我首先查阅了会议记录、讣告和回忆录、早期的男科学期刊（1969 年的《男科学杂志》、1978 年的《国际男科学杂志》和 1980 年的《男科学杂志》），以及专业学会的网站（如国际男科学会、美国男性科学会）。我还查阅了艾奥瓦州立大学美国男科学会的数字化档案材料，其中包括该组织成立时的信件和材料。我聘请了会说德语、西班牙语和葡萄牙语的研究助理，试图追踪参与建立男科学的各种国际人物之间的联系。我用定性访谈补充了这项历史研究，即对该专业成立时在场的三位男科学家进行了采访。[11] 为了进一步了解，我又对著名科学家和临床医生进行了五次采访，他们现在是男性生殖健康相关问题的活跃的研究人员。

关于 20 世纪 70 年代参与男科研究的那些人，几乎没有什么信息。例如，阿根廷科学家罗伯特·E. 曼奇尼是国际男科委员会的共同创始人，该委员会后来成为国际男科学会（见第二章）。他出现在互联网上为数不多的地方之一，是含义非常直白的"被忽视的科学"网站上的一个条目，该网站自称包含

"来自发展中国家的不同且被遗忘的科学家的传记"。在搜索有关曼奇尼的信息时，我看到了内华达大学的物理学家罗伯特·C. 曼奇尼（Roberto C. Mancini）的简介，他的学位来自布宜诺斯艾利斯大学。他亲切友好地回复了我询问他是否认识罗伯特·E. 曼奇尼的电子邮件，并声称自己是他的儿子；然后他花了一个小时给我打电话分享他对父亲科学生涯的了解，并发送给我在第二章中讨论的各种材料。

生物医学知识的传播

第三章是关于父源性效应研究的科学文献综述，从生物医学专业化转向生物医学知识的创造。詹娜·希利当时是耶鲁大学科学与医学史项目的研究生，我们与她合作，首先对1883年至2015年发表在美国医学会杂志（顶级医学杂志）上的精子方面的研究进行了粗略回顾。[12] 根据我们在美国医学杂志文章中观察到的趋势，我们将注意力集中在1970年以来发表的有关父源性效应的科学和医学文献上。在 PubMed、ScienceDirect 和 Google Scholar 网站上搜索时，我们使用了诸如"父源性效应"、"男性介导的发育毒理学"和"高龄父亲"等术语。一旦我们确定一篇高质量的综述，我们就利用其参考书目来确定其他的研究。我们排除了仅与男性不育有关的研究，并纳入关于男性年龄、健康、行为和暴露如何影响妊娠结局和子代健康的研究。

为了研究关于父源性效应的新生物医学知识是否以及如何

在更广泛的公众中传播，我与研究助理塞琳·雷诺兹（Celene Reynolds）合作，搜索由联邦卫生机构、专业医学协会、致力于健康和育儿的消费者网站以及新闻媒体制作的报告和声明。基于数千页的内容分析，第四章的内容仍然不能详尽列出已发表的关于男性如何影响生育结果的每个字词。相反，我的目标是捕捉男性在日常生活中可能听到的各种信息。

第一次搜索涉及以健康和疾病为中心任务的美国政府机构（美国国家卫生研究院、疾病控制和预防中心、卫生和公共服务部）或相关事务机构（环境保护署、职业安全和健康管理局以及国防部）。我也搜索到一个国际组织，即世界卫生组织的网站。第二次搜索专业医学学会发布的相关声明时，由于没有专门针对男性生殖健康的医学专业，首先需要创建一个关注生殖健康、男性健康和/或初级保健的所有组织的列表：美国医学会、美国妇产科医师学会、美国生殖医学学会、美国全科医师学会、美国泌尿学协会（及其患者之家，泌尿学护理基金会）、男性生殖研究学会、美国男性健康协会、毒理学学会、美国医学遗传学学院和营养与饮食学会。在第三次搜索中，我查看了关于健康（美国互联网医疗健康信息服务平台、Mayo Clinic 和时尚健康·男士杂志）和育儿（父母网和孕期完全指导网）的高流量消费者网站。

在每一次的搜索中，塞琳都会首先查看主页上是否提及男性生殖健康、精子、受孕、孕前或相关主题的内容。然后，她使用每个网站的搜索功能查找诸如"生殖健康"、"精子"、"男性健康"、"生殖危害"和"工作场所危害"等术语。如果某个网站反馈了科学或临床报告，我不会将其包含在样本中，因为这些信息在第三章中已经进行了分析。相反，我寻找的是被设计为公众可以接触到的材料。我还努力确保第三章中讨论的科学研究与第四章中讨论的公开材料在时间上保持一致；由于我在 2015 年的前几个月进行了第四章的搜索，我将第三章中的大部分分析限制在 2015 年之前发表的科学发现上。换言之，我没想到会找到尚未在科学文献中发表的、为公众撰写的信息。

为了研究关于父源性效应的新闻报道，我使用了两种不同的搜索策略。首先，我想建立一个全美范围的长期的新闻报道系统样本，因此我与塞琳合作，搜索美国的主要报纸《纽约时报》，寻找 1880 年至 2018 年包含"精子"及其同源词的文章。[13] 为了第四章中关于《纽约时报》的研究内容，我分析了 1968 年至 2018 年发表的文章（共 138 篇）。为了确保我能获得更广泛的新闻出版物，第二次搜索的重点是覆盖两本为公众撰写的关于父源性效应的书的报道上：《男性生物钟》，2004 年，作者是泌尿外科医生和媒体人物哈里·菲施；《父亲重要吗？科学告诉我们的关于我们忽视的父母的事情》，2014 年，作者是科学记者保罗·雷伯恩。借用阿比盖尔·萨古伊（Abigail Saguy）在研究媒体如何报道科学时开发的技术，[14] 我使用 Nexis Uni 数据库搜索在每本书出版后的两年内提及这些书的主要报纸、杂志，以及电视新闻（菲施 21 篇，雷伯恩 19 篇，其中不包括在多份报纸中转载的重复文章）。

我是在为《纽约时报》的文章样本编写代码时读到的关于"一角钱游行"基金会发起的这场名为"男人也有孩子"的全国性公共卫生运动的文章。我联系了它的档案管理员戴维·罗斯（David Rose），谈到了我对父源性效应的兴趣，他为我的材料搜集提供了专家指导，不仅提取了有关那场运动的文件，还收集了其他可能有用的材料。[15] 为了进一步了解这场运动的起源，2019 年 11 月，我采访了 1990 年至 2016 年"一角钱游行"基金会的主席詹妮弗·豪斯。

为了对所有这些材料进行整理，我首先将它们归类为对精子和/或子女的影响，我指的是男性年龄、行为和暴露对精子数量、活力或形态的影响，并特别指出这些相同的因素会通过损害精子从而影响子代的健康。我还对材料中提到的男性气概（包括笑话和尴尬）、种族和阶级进行了分类；这些材料是针对女性还是男性，还是两者兼而有之；提到该信息的"新颖性"；并与大量有关女性生殖健康的信息进行直接比较。最后，我根据向男性提供的建议分析了这些材料，尤其是它是涉及个人层面的解决方案还是社会结构解决方案，或两者兼而有之。第四章中使用的所有材料的 PDF 文件均已由作者存档。

重点需要注意的是，这种多管齐下的搜索策略未捕获的内容：社交媒体帖子（如推特、脸书、博客）以及临床医生和患者之间的对话。社交媒体现在是科学和生物医学信息传播的重要媒介，但我可用于该项目的资源无法系统地搜索这些平台。关于这一主题的未来研究当然可以探索组织如何更正式地呈现这些信息，以及个人如何在线讨论这些信息的异同。我选择不观察临床医生与患者之间的互动，因为现有研究表明，医生很少与男性患者讨论这些问题，[16] 这使得这种时间密集型数据收集方式不太可能产生大量数据。相反，我通过在采访中询问男性他们的医疗保健提供者是否曾向他们提出过这些问题，来收集信息。

生物医学知识的接受

本书的第三部分涉及对个人的定性、开放式访谈，了解他们对男性生殖的看法，以及他们对有关父源性效应的新生物医学信息的反应。经耶鲁大学伦理审查委员会的批准，我在 2014 年至 2016 年从美国一个东北城市的普通社区招募了受访者。该镇在种族和经济上都是多元化的；在 13 万居民中，约 35% 的人认为自己是非裔美国人或黑人，32% 的人认为自己是白人，27% 的人认为自己是西班牙裔或拉丁裔，5% 的人认为自己是亚裔。[17] 虽然该市拥有一所研究型大学，是学术性医疗中心，吸引了很多受过高等教育的劳动力，但该市仍有超过四分之一的居民生活在贫困线以下：2015 年，一个四口之家需要年收入 24 250 美元来支持基本生活。[18]

在进行单个城市的受访者访问时，我遵循了艾米莉·马丁、凯瑟琳·爱丁（Kathryn Edin）和蒂莫西·纳尔逊（Timothy Nelson）等学者的方法论指导。艾米莉·马丁的经典著作《身体中的女人》（*The Woman in the Body*）是基于对巴尔的摩女性的采访，凯瑟琳·爱丁和蒂莫西·纳尔逊则基于对费城大都会地区男性的采访对低收入父亲进行研究。[19] 与这些研究一样，我的采访并不构成代表全美人口的数据。相反，我的目标是尽可能多地寻找来自不同背景的男性，以便捕捉人们谈论男性和生殖的方式可能存在的各种差异。因此，我寻找的男性在年龄、父母地位、社会经济地位和种族方面各不相同，我认为所有这些都可能影响他们对生殖、精子和父亲身份的看法。我没有搜索那些经历过不孕症的男性，因为已经有几项针对这些人群的采访研究。[20] 我还避免招募目前正尝试怀孕或有怀孕伴侣的男性，因为我担心这样做会向男性提供可能会引发他们焦虑的信息的道德问题，特别是在仍然不确定父源性效应的确切风险以及如何最好地解决这些风险的情况下（见第三章和结论）。

从 2014 年 11 月开始，我的研究助理托德·马迪根（Todd Madigan）在镇上的各个地方张贴纸质传单：杂货店、当地大学和学院、图书馆、咖啡馆和公交车站。为了避免那些对生育或做父亲特别感兴趣的男性参加，传单故意含糊其词地将这项研究确定为关于男性"生活经历"的研究。广告全文格式如下：

耶鲁大学研究项目。18～49 岁的男性志愿者，参与者需要接受一个小时的生活经历访谈，并将获得 20 美元的时间奖励。要了解更多信息并了解您是否符合资格，请致电（电话号码）或发电子邮件至（邮箱地址）。该研究项目由耶鲁大学社会学系的教员发起。人体受试者（批准号）。

我还在 Craigslist 分类广告网站的演出区和志愿者区发布了同样文字的线上广告。我故意不在任何类型的医疗机构寻找男性参与者。社会学家已经记录了男性普遍不愿意去看医生的情况，[21] 因此我认为从诊所招募的男性可能对生物医学信息更了解，也更容易接受。

当有男性对广告做出回应时，托德通过询问对他们进行筛选：他们的年龄；种族或民族；他们完成的最高学历；他们是父亲还是计划成为父亲；如果他们被雇用了，他们在做什么样的工作；以及他们是如何得知这项研究的。[22] 我将 18 岁定为最低年龄，以避免伦理委员会对采访未成年人的限制，也因为已经有青少年父亲方面的采访研究。[23] 我将 49 岁设定为年龄上限，是参照"育龄妇女"类别中使用的年龄，这也是因为在美国，50 岁以上的父亲生育孩子的相对较少。我并没有询问其性别认同，也没有人在采访中提到。我的传单上明确要求"男性志愿者"，我的受访者很可能都是顺性别男性*。

招募工作进展很迅速，我在 2014 年 11 月至 2015 年 2 月共进行了 25 次面谈。为了确保样本在我们感兴趣的各种人口因素方面保持多样性，我进行了连续的记录，并根据需求稍微改动

---

　* cis men，假如你在出生时，医生说"是个男孩"，你也认同自己为男孩，你的行为举止也符合社会常规对男人的规范，那么你就可以称自己为 cis gender 或者 cis male/man。——译者注

了传单，以吸引特定类别的男性，如"18~49 岁受过大学教育的男性"或"18~49 岁的在职男性"。由于我也想了解，面对男性采访者时，这些男性参与者是否会提供不同的答案，所以我培训了托德，他在 2 月底前进行了之后的 9 次访谈。（当时，正好我也怀孕了，并开始能被看出来，我不想再去考虑男性面对孕妇就生育问题采访他们时可能会做出的反应的复杂性。）最后，托德和我都听到了类似类型的对采访问题的回答，包括一些相当厌恶女性的陈述。我们的采访时间大致相同（平均而言，我的采访时间大约 10 分钟）。这一经验与之前关于采访者性别效应的研究一致，该研究发现，通常采访者性别不会从根本上改变面谈得到的内容。[24]

起初，我计划采访 50 名男性，但我在采访到 34 名时停止了，因为我已经达到了"饱和度"，这是一个松散的定性方法术语，用于反复听到同一件事。受访者中，一半的男性年龄较轻（18~29 岁），一半的男性年龄较大（30~49 岁）。有和没有孩子的比例相同。大约一半的男性社会经济地位（这是一个综合衡量教育、收入和职业信息的指标）较低，另一半男性社会经济地位较高。在每一个社会经济地位类别中，我都会寻找白人、非裔美国人、拉丁裔和亚裔受访者。

然而，当我开始进行采访内容的分析时，我决定从两个方面扩展我的样本。首先，我注意到样本中的两名男同性恋者对生殖问题（在第五章中讨论过）给出了令人惊讶的异性恋式答案。这两名男性碰巧也结婚了，而且都是艾滋病毒感染者（一开始没有任何迹象表明他们是一对，直到我在第二次采访中才搞明白。幸运的是，他们的采访是在某一个星期六早上一个接一个进行的，所以第一个人没有任何时间去和第二个人交流相关访谈内容）。我对他们的回答很感兴趣，但仅根据他们的两次访谈，我肯定无法对"男同性恋者"做出任何断言。我决定与更多的男同性恋者交谈，希望将他们的答案与异性恋者的答案进行比较。我在同性恋酒吧外发布纸质传单，在 Craigslist 分类广告网站和脸书面向 LGBTQ* 的页面上发布线上传单：一则传单招募"男同性恋者"，另一则招募"与男性发生性关系的男性"，因为并非所有男男性行为者都认同自己是同性恋。2016 年 6 月，我又对这些群体的男性进行了 6 次额外采访，使男性采访的总数达到 40 人次。

我扩大样本的第二种方式是采访女性，以了解她们对男性生殖的看法。当我分析对男性的采访时，我一直在想（读者也一直在问）女性是否会以不同的方式回答关于她们在生殖中的角色的问题。暂且不提读者可能并不太想知道，如果是女性接受关于生殖的采访，男性会说些什么，但我确实认为，像我在引言中讨论的那样，哪怕只是对女性进行少量采访，也可以进行真正的性别分析，而不是假设男性会给出与女性不同的答案。

---

* LGBTQ 的百度百科解释：网络流行语，中文又名"彩虹族""彩虹族群""性少数者"等，一般指女同性恋者（lesbian）、男同性恋者（gay）、双性恋者（bisexual）、跨性别者（transgender）与酷儿（queer）。酷儿，即所有在性倾向方面与主流文化和占统治地位的社会性别规范或性规范不符的人（摘自李银河的《酷儿理论》）。——译者注

这一点很重要。我使用了相同的传单、相同的招募技巧、相同的抽样策略和相同的女性访谈导引，只在男性角色参与生殖问题之后添加了一个问题，即如何定义女性在生殖中的角色。我在 2016 年 7 月采访了 10 名女性，我的研究助理达娜·海沃德在 2016 年 8 月又采访了另外 5 名女性，共计 15 名。[25] 关于受访者的更多信息，见第五章表 A 和附录 B。

根据日期和时间的不同，访谈要么在大学图书馆的一个小会议室进行，要么在市中心咖啡馆后面一张安静的桌子上进行。通常持续约一小时（最短 24 分钟，最长 110 分钟）。我首先向每位受访者提供了一份伦理审查委员会知情同意书，其中解释了保持匿名和保密的程序，并请求允许记录。为了建立融洽的关系，也为了使访谈与传单中提到的"生活经历"保持一致，我从受访者的日常生活、童年以及学校和工作经历的背景问题开始。然后我问了几个关于家庭和孩子的问题，以便过渡到男性生殖的话题。关于生殖的宽泛、开放性问题——你如何描述男性在生殖中的角色？你会如何描述精子和卵子之间的关系？——让受访者有机会用自己的语言表达自己的观点。按照定性访谈的惯例，我回到了他们答案的重要部分，因此访谈的这一部分尽可能由受访者而不是研究人员驱动。[26]

然而，在采访的后半部分，我使用了一种更加以研究人员为导向的方法，通过询问他们对父源性效应的了解以及他们是如何了解的具体问题，促使他们讨论其与临床医生、媒体来源、家人和朋友的互动。然后，我向每位受访者展示了在第六章

（图 15）中重印的科普传单，这是我在十年级阅读水平上根据三个来源的信息和语言编写的：弗雷（Frey）等人 2008 年发表的一篇关于男性孕前保健临床内容的同行评议期刊文章；疾病控制和预防中心网站上 2015 年发表的一篇题为《男性孕前健康信息》的文章；以及 2012 年 Mayo Clinic 网站上一篇题为《健康的精子》的文章。尽管我准备把这份科普传单读给那些读写能力有问题的人听，但这些男性随后的评论和提问让我确信，他们能够阅读和理解这份传单。只有一个人需要我读给他听，那是因为他忘了戴眼镜。

我不确定男性会对生殖和精子说多少，但我自己之前对精子捐献者的采访让我感到振奋，他们在这些问题上滔滔不绝；以及根据爱丁和纳尔逊的报告，他们发现"说服父亲与我们交谈出奇地容易"。[27] 确实，在采访中有很多哄堂大笑的时刻，当然也有一些男性对这次关于"生活经历"的访谈居然意外地转到了健康精子的话题表示惊讶，但每个人都回答了问题。每次访谈都包括了对科普传单当前证据基础的汇报。最后，我还主动回答了受访者提出的任何问题，并简要描述了研究的基本目标。以下是完整的访谈导引。

访谈导引

知情同意——在递交表格之前，请注意①匿名（更改姓名和他们提到的任何能被识别的细节）和②该研究的目

标是撰写学术文章和图书。

—现在想想你的日常生活，请告诉我你的生活。（提示：日常事务、工作、家庭）

　　—你能告诉我你的童年和成长经历吗？

　　—高中和大学的经历？

　　—（如果约会/结婚）你是如何认识你现在的女朋友/伴侣/配偶的？

—你有孩子吗？

　　如果是： 他们几岁？有第一个孩子时你几岁？你能告诉我你第一个孩子出生时的生活状况吗？你当时想要孩子吗？当你试图要孩子的时候，你做了什么不同的事情吗？

　　如果不是： 你有一天会想要孩子吗？

　　　　如果想要： 当你有孩子时，你希望你的生活状态是怎样的？如果你想要孩子，你会做不同的事情吗？

现在我要问你一些更常规的问题……

—想想生育孩子的过程，如果有人让你描述一个男人在生殖中的角色，那你会如何描述一个男人在生殖中的作用呢？

—如果有人让你描述卵子和精子之间的关系，你会如何描述卵子和精子之间的关系呢？

—如果一个男人和一个女人计划要一个孩子，但他们还没有怀孕，你知道这个男人可以做些什么来增加生育健康孩子的机会吗？

如果是：你还记得你从哪里学到的这些信息吗？

——有研究表明，年龄较大的女性更容易生下患有唐氏综合征的孩子。你认为男性的年龄对生育健康的孩子有影响吗？

如果是：你还记得你是从哪里得知这些信息的吗？

——你有没有和医生谈过关于怀孕的事情呢？

如果是：你能带我回顾一遍那次对话吗？你得到了什么样的建议？

——你有没有和家人或朋友谈过怀孕的事情呢？

如果是：请告诉我你们的那些对话。

现在我想让你读一些东西，并以你喜欢的任何方式来回应我。答案没有对错之分。（给他们"健康的精子"科普传单阅读。）

——告诉我你的回答。

　　——如果你现在计划要孩子，而你的医生给了你这些信息，你会如何回应？

　　——你想让你的医生和你讨论这些信息吗？

——你认为你的伴侣/配偶会对这些信息做出什么样的反应？

——所以这就是你的回答。现在我想让你想想你认识的普通朋友。你认为你认识的普通男性朋友会如何回答这些信息？

——（正式询问）我应该提到过，对于其中一些风险，有不同程度的证据。例如，医生们知道，每天吸烟超过两包会增加精子受损的风险，但他们不知道这种烟瘾到底有多不健康，也不知道每天喝一杯酒的影响。换句话说，医生比其他人更确信其中一些信息。这会影响你对这些信息的权衡吗？

——医生们对这些问题知之甚少的部分原因是他们对男性精子健康的研究时间不长。大多数关于生殖的研究都是关于女性和受孕的。你有没有想过，为什么医生花了这么长时间才开始考虑男性精子健康的问题？

现在我有几个总结性的问题。

——如果你必须选择三个词来描述男性在生殖中的角色，那这三个词会是什么？（请他们详细说明采访中尚未广泛讨论的任何词。）

—许多男人听到这个信息都很惊讶，因为它是新的，而且没有被公开的。想象一下，让你负责设计一个公共卫生运动，让男性了解这些信息。你会怎么做呢？

（确认以下在访谈过程中未得到回答的任何问题：年龄、种族、婚姻状况、子女、教育、职业、房主/租客、宗教、性取向）

—这些就是我的问题。回想这次访谈，你还有什么想要补充的吗？（停顿）有什么我没问到的，但你认为重要的事情还需要说的吗？

—我们有一小笔补贴费用，感谢您抽出时间（把信封和20美元的钞票递给他们）。还有，当然，我很乐意回答您对这项研究提出的任何问题。

定性数据分析

所有55次采访均由 Verbal Ink 在线写作翻译网站记录和专业转录。我通过完整聆听每段录音仔细检查录音记录，并根据需要做了一些小幅度的编辑。然后，我将转录本导入 Nvivo 软件，这是一个允许迭代编码的软件程序。首先，我对男性的访谈进行了编码。起初，我根据采访的问题对数据进行编码（例如，读取所有男性对生殖问题的回答，然后读取他们对卵子/精子问题的所有回答）。同时，我还随机读取了转录本的子集，以确定出现的主题，例如，男性谈论女性的身体、动物类比、对种族/阶级/性行为的提及。然后，我将主题代码应用到所有男性的访谈中。我还对反复出现的特定单词和短语进行了文本搜索（例如，受精、种子），但我试图将这种更机械的编码版本保持在最低限度。同样的编码结构也适用于女性的转录本，我在另一篇文章中对其进行了更全面的分析。

通过对男性和女性的谈话进行系统编码，我能够分析他们对男性生殖和精子的看法。具体来说，我借鉴了以前的研究和理论，以及访谈数据中出现的主题，进行分析，试图超越这些叙事模式，平衡个体叙事的细微差别。我努力确保定性分析的严谨性的一种方法是，首先确定访谈数据中的模式，然后使用计数来验证其在我样本中的普遍性。例如，当我开始注意到第五章中讨论的两个不同的精子故事时，我对"精子"一词（及其同源词，如种子、精液和细胞）进行了文本搜索，以确定男性描述精子的所有实例。然后，使用 Excel 电子表格，我为讲述"主动精子-被动卵子"故事和/或"精子-卵子-作为一个整体的两部分"的男性人数以及这些故事的附属部分（例如，"说到精子进入卵子""提到大量精子""提到一个精子受精/获胜"）创建了计数。第五章和第六章中报告的任何统计数据，以及我使用的量化术语（如"绝大多数"、"一些"或"大约一半的受访者")都是基于这样的计数。然而，它们并不意味着可以推广到任何更广泛的人群中。相反，这些统计数据反映了我样本中的人以特定方式描述生殖的倾向（或缺乏这种倾向）。如果每个人都说了什么，或者没有人说了什么，那么我将其作为一个特定想法相对突出或重要性的粗略指标。如果样本中有一定比例的人这么说，那么我会根据年龄、种族、教育程度、父亲身份或其他可能与特定观点相关的人口统计数据来寻找模式。

附录 B 受访者

表 C 受访者

化名	年龄（岁）	种族/民族	性取向	受教育程度	职业	社会经济地位	家庭关系, 子女[年龄（岁）]
男性							
亚伦（Aaron）	43	白人	同性恋	普通高中同等学力证书, 部分大学课程	学生	高	已婚（汤姆）, 无
安杰洛（Angelo）	39	白人	异性恋	法学学位	律师	高	已婚, 儿子（4）
安东尼（Antoine）	36	非裔美国人	男男性行为者	高中学历	屋顶工	低	单身, 2（4, 8?）

化名	年龄（岁）	种族/民族	性取向	受教育程度	职业	社会经济地位	家庭关系，子女[年龄（岁）]
阿维（Avi）	23	白人	？	研究生	学生	高	单身、无
鲍比（Bobby）	35	白人	异性恋	四年制大学学位	非营利组织	高	已婚、3 (2, 6, 8)
布鲁斯（Bruce）	38	非裔美国人	异性恋	高中学历	看门人	低	离婚、儿子 (17)
查德（Chad）	26	白人	异性恋	硕士学位	失业中	高	长期女友、无
克雷格（Craig）	46	白人	双性恋	曾读一年大学	制造商	低	单身、无
丹尼尔（Daniel）	23	波多黎各人	异性恋	四年制大学学位	科研工作者	高	约会女友、无
大卫（David）	48	白人	异性恋	曾读大学一学期	兼职（残疾人）	低	单身、无
德肖恩（Deshawn）	32	非裔美国人	异性恋	高中学历	保安(有时)	低	长期女友、儿子 (7)

化名	年龄（岁）	种族/民族	性取向	受教育程度	职业	社会经济地位	家庭关系、子女[年龄（岁）]
达斯汀 (Dustin)	27	波多黎各人	异性恋	高中学历	失业中	低	单身，儿子（被剥夺抚养权）
以利亚 (Elijah)	21	非裔美国人	异性恋	社区大学生	学生	低	长期女友，无
盖布 (Gabe)	24	非裔美国人	异性恋	部分大学课程	失业中	低	单身，无
加里 (Gary)	41	非裔美国人	异性恋	部分大学课程	叉车司机	低	伴侣，7（2~18）
乔治 (George)	49	非裔美国人	异性恋	十一年级	勤杂工	低	伴侣，女儿（27）
亨利 (Henri)	28	白人	同性恋	博士	科研工作者	高	已婚，无
洪 (Hong)	29	华人	异性恋	博士后学者	科研工作者	高	已婚，儿子（1）

化名	年龄（岁）	种族/民族	性取向	受教育程度	职业	社会经济地位	家庭关系、子女[年龄（岁）]
詹姆斯（James）	19	白人	异性恋	综合大学在校生	学生	高	长期女友，无
约翰（John）	46	波多黎各人/白人	异性恋	八年级	失业中	低	单身，女儿（14）
乔希（Josh）	33	印度尼西亚人/白人	异性恋	MBA（工商管理硕士）	学生	高	已婚，2（4、8）
肯尼斯（Kenneth）	49	白人	异性恋	四年制大学学位	业务经理	高	离婚，女友，1（25）
卢克（Luke）	28	白人	异性恋	四年制大学学位	非营利组织	高	单身，无
马利克（Malik）	28	非裔美国人	异性恋	高中学历	失业中	低	离婚，女友，3（3～7）
马克（Mark）	38	白人	异性恋	四年制大学学位	护士	高	单身，无

化名	年龄（岁）	种族/民族	性取向	受教育程度	职业	社会经济地位	家庭关系，子女[年龄（岁）]
马特（Matt）	40	波多黎各人/白人	异性恋男男性行为者	八年级和普通高中同等学力证书	职员	低	单身，2（被剥夺抚养权）
迈克尔（Michael）	49	白人	异性恋	四年制大学学位	销售	高	约会女友，无
内森（Nathan）	31	白人	异性恋	高中学历	失业中	低	单身，无
尼拉杰（Neeraj）	45	印度人	异性恋	部分大学课程	非营利组织	高	单身，无
尼克（Nick）	33	白人	同性恋	四年制大学学位	失业中	高	单身，无
帕特里克（Patrick）	25	非裔美国人	异性恋	部分大学课程	兼职职员	低	单身，无
保罗（Paul）	29	白人	异性恋	高中学历	失业中，申请残疾补助	低	单身，1（3）
罗布（Rob）	49	白人	异性恋	高中学历	兼职（残疾人）	低	单身，儿子（23）

化名	年龄（岁）	种族/民族	性取向	受教育程度	职业	社会经济地位	家庭关系，子女[年龄（岁）]
赛斯（Seth）	23	越南人	同性恋	四年制大学学位	兼职俱乐部主持人	高	单身，无
汤姆（Tom）	33	白人	同性恋	MPA（公共管理硕士）	公务员	高	已婚（亚伦），无
托尼（Tony）	45	非裔美国人/西班牙裔	异性恋	四年制大学学位	录音师	高	离婚，儿子（2?）
特拉维斯（Travis）	33	白人	异性恋	四年制大学学位	失业中	高	已婚，无
维克托（Victor）	43	白人	同性恋	硕士学位	失业中	低	单身，无
魏（Wei）	24	华人	异性恋	研究生	研究生	高	已婚，无
威尔（Will）	18	非裔美国人/白人	异性恋	综合大学在校生	综合大学在校生	高	单身，无

化名	年龄（岁）	种族/民族	性取向	受教育程度	职业	社会经济地位	家庭关系，子女[年龄（岁）]
女性							
比安卡（Bianca）	35	拉丁裔	异性恋	四年制大学学位	清洁工	低	单身，1
凯特琳（Caitlin）	39	白人	异性恋	高中学历	失业中	低	已婚，4
卡门（Carmen）	35	白人	异性恋	曾读一年大学	非营利组织	高	离婚，2
希瑟（Heather）	27	非裔美国人	异性恋	部分大学课程	失业中	低	单身，1
贾达（Jada）	22	非裔美国人	异性恋	四年制大学学位	学生、酒保	高	单身，无
詹妮弗（Jennifer）	38	白人	异性恋	部分大学课程	失业中	高	单身，无
乔伊（Joy）	29	华裔	异性恋	硕士学位	研究生	高	单身，无
莉萨（Lisa）	37	白人	同性恋	副学士学位	音乐家	高	单身，无
玛丽（Mary）	35	白人	异性恋	硕士学位	急救员	高	离婚，无

化名	年龄（岁）	种族/民族	性取向	受教育程度	职业	社会经济地位	家庭关系、子女[年龄（岁）]
梅格（Meg）	27	白人	异性恋	四年制大学学位	教师	高	约会男友，无
莫妮卡（Monique）	30	非裔美国人	异性恋	10年级	失业中	低	长期男友，2（6，11）
莎拉（Sarah）	29	白人	异性恋	四年制大学学位	全职妈妈	高	已婚，1
索尼娅（Sonia）	21	拉丁裔	异性恋	部分大学课程	失业中	低	单身，无
特蕾莎（Teresa）	37	白人	异性恋	普通高中同等学力证书，部分大学课程	日托提供者	低	已婚，4（6~17）
特蕾西（Tracey）	30	非裔美国人	异性恋	普通高中同等学力证书	出纳员	低	分居，与男友生活，5（5~11）

注释

引言

1. Day et al. 2016; Paul and Robaire 2013.

2. Carey 2012; Kong et al. 2012; Lambert et al. 2006.

3. CDC 2015; Mayo Clinic 2012.

4. Richardson forthcoming.

5. Moscucci 1990.

6. ACOG 2018; ASRM 2013.

7. Markens et al. 1997; Waggoner 2017.

8. Epstein 2007.

9. Ginsburg and Rapp 1991: 330; see also Murphy 2012.

10. Almeling 2015.

11. Ginsburg and Rapp 1991: 330; emphasis added.

12. See, e. g. , Hays 1996; Hochschild 1983; Laslett and Brenner 1989; Thorne 1993.

13. See, e. g. , Collins 2000; Rubin 1993.

14. Yanagisako and Collier 1990; see also Haraway 1991; Barad 2006.

15. Martin 1991.

16. Oudshoorn 1994; Richardson 2013.

17. Almeling 2011.

18. Fausto-Sterling 2000: 254; Almeling 2015.

19. Jasanoff 2004.

20. Tuana 2004：195.

21. Proctor and Schiebinger 2008；Frickel et al. 2010；Gross and McGoey 2015.

22. Mills 2007；Oreskes and Conway 2011；Kempner et al. 2011.

23. Condensed excerpt of Croissant's 2014 discussion：6-9.

24. Fausto-Sterling 2000.

25. See, e.g., Anderson 2006；Braun 2014；De Block and Adriaens 2013；Riessman 1983；Roberts 2011；Shah 2001；Wailoo 2001.

26. Luna and Luker 2013；Roberts 1997；Stern 2005；Davis 2019.

27. Epstein 2007：52.

28. Epstein 2007；Welch et al. 2012.

29. On gynecology, see Moscucci 1990. On interventions, see Bell 2014；Davis-Floyd 1992；Katz Rothman 1986. On contraception, see Oudshoorn 1994；Watkins 2001. On political clout, see Luker 1984；Joffe et al. 2004.

30. 泌尿外科学不同于妇科学，因为它的重点是男性和女性的泌尿系统。有少数泌尿科医生专门研究男性不育症，但作为一个整体，该专业并不像妇科学那样全面关注男性生殖健康的一般主题。这是泌尿科医生有意识的选择，依据是他们在 20 世纪初创建了一个正式的专业，我在第一章中详细讨论了这一内容。

31. National Institute of Child Health and Human Development 2013a；see also CDC 2010. 截至 2019 年 11 月，美国国家卫生研究院网站上仍发布了同样的语言。

32. Oudshoorn 2003.

33. On contraception and abortion, see Gordon 1976；Kligman 1998；Luker 1984；Roberts 1997. On pregnancy, see Bridges 2011；Katz Rothman 1986；Martin 1992；Waggoner 2017. On prenatal testing, see Browner and Press 1995；Rapp 1999. On birth, see Davis-Floyd 1992；Jordan 1983.

34. Daniels 2006；Greene and Biddlecom 2000；Inhorn et al. 2009.

35. On contraception, see Gutmann 2007；Oudshoorn 2003. On infertility, see Barnes 2014；Becker 2000；Inhorn 2012. On birth, see Leavitt 2010；Reed 2005. On sperm donation, see Almeling 2011；Mohr 2018；Wahlberg 2018. 有些人可能会把马西利奥（Marsiglio）的《有生育力的男性》（*Procreative Man*）（1998）加入这一名单，但我认为，虽然它在生物学上非常具有决定性意义，但这与社会学的生育方法是不一致的。

36. Inhorn et al. 2009；Loe 2004；Mamo and Fishman 2001.

37. Adams and Savran 2002；Pascoe and Bridges 2015.

38. Epstein 2007.

39. See，e. g.，Corea 1985；Morgen 2002；Ruzek 1978.

40. 举一个具体的例子，研究基因检测的学者认为，围绕女性与家庭生活具有更深层联系的文化假设导致了其相对于男性的更高的遗传责任感（e. g.，Hallowell 1999）。然而，这些研究中有几项只对女性进行了抽样，因此作者使用关于性别差异的假设来对男性提出主张。事实上，在后续研究中，当研究人员确实从男性身上收集经验数据时，他们惊讶地发现，面对遗传风险，男性也对自己的家庭有着强烈的遗传责任感（e. g.，Hallowelletal 2006）。

41. Wood 2015.

42. Carrigan et al. 1985；Connell 2000.

43. Daniels 2006：6-7. See also Courtenay 2000；Rosenfeld and Faircloth 2006. 更多关于男性气概和健康的一般性讨论，包括男性与活力、坚韧不拔和高效运转的身体的联系。

44. Almeling and Waggoner 2013.

45. 这一点也适用于《科学的男性气概》（Milam and Nye 2015）中引人入胜的文集。

46. Connell 1987：140.

47. Oudshoorn 1994.

48. Epstein 2007.

49. Richardson 2013.

50. Richardson 2013：16，17，2.

51. 感谢杰夫·奥斯特格伦（Jeff Ostergren）制作图片来说明这一点。

52. 请参阅历史学家呼吁去更多关注时间性（Kowal et al. 2013）和长期展望（e. g.，Bockvon Wülfingenetal 2015）。

53. Benford and Snow 2000；Berger et al. 1973；Mulvey 1999.

54. Tsai et al. 2008；Collins 2012.

55. Hacking 1995：370；see also Navon 2019. 科学研究学者已经开发出了丰富的词汇表，用于研究人员、思想、技术和社会组织如何在知识的形成过程中走到一起。例如，欧德肖恩（Oudshoorn）将"社会技术网络"描述为"技术、知识、机构、专家和社会群体的网络"（2003：12）。爱普斯坦（Epstein）提出了"生物政治范式"的概念，他的意思是"理念、标准、正式程序和未明确理解的框架，具体说明了如何将对健康、医学和身体的关注同时作为生物医学和国家政策的关注焦点"（2008：17）。虽然这两位学者都没有讨论反馈回路本身，但我认为他们的概念是构成反馈回路的关键要素。此外，根据最近的性别研究，直接观察身体、激素、染色体和配子，在文化和组织过程中考虑由欧德肖恩和爱普斯坦编目的生物过程是很重要的。

56. Griswold 1987；Petersen and Anand 2004.

57. Duden 1991.

58. Weisz 2006.

59. Daniels 2006；Frey et al. 2008.

第一部分　医学知识专业化与生物医学知识的形成

第一章　父产科的前景？

1. Eyre 2013.

2. Fulsås and Rem 2017：173；Soloski 2013.

3. Brandt 1985：12.

4. 易卜生（Ibsen）的剧本以一位调情的父亲为中心，他把梅毒传染给儿子，但 Soloski（2013）认为确切的传播方式（例如，生物的、道德的、社会的）故意含糊其词。

5. 瓦氏梅毒检查试验（Wassermann test）最早出现在 1906 年（Brandt 1985：40）。

6. Van Buren and Keyes 1874：541.

7. Fischer 2009.

8. Gamble 1997；Reverby 2009.

9. "Obituary：Thomas Blizard Curling" 1888；Moscucci 1990：28.

10. Darby 2005.

11. Curling 1843：437.

12. Porter 2004；Rogers 1998；Starr 1982；Warner 1997.

13. Abbott 1988；Warner 2003；Weisz 2006.

14. Rosen 1944；Stevens 1966；Weisz 2006.

15. Oncritica ljunctures，see，forexample，Mahoney 2000；Thelen 2000. 在历史制度主义传统中工作的社会学家和政治学家在关于路径依赖的更广泛讨论中发展了"关键时刻"的概念。虽然他们主要关注政治和经济过程，但我研究了文化（以性别文化规范的形式）在医学机构内的组织过程中的构成性作用。我感谢 Julia Adams 就这一点进行了有益的对话。

16. Moscucci 1990.

17. Moscucci 1990: 7.

18. Moscucci 1990: 31, quoting Dr. Robert Barnes in *Quain's Dictionary of Medicine* (1882).

19. Moscucci 1990: 34.

20. Moscucci 1990: 157–58.

21. Moscucci 1990: 101–2.

22. Clarke 1998: 38.

23. 如今，约有 10%~15% 的异性伴侣经历过不孕症。临床医生估计，大约三分之一的病例是"男性因素"导致的，另有三分之一的病例是"女性因素"导致的，而其余三分之一的病因是"未知的"（Chandra et al. 2013；National Institute of Child Health and Human Development 2016）。

24. Marsh and Ronner 1999；Pfeffer 1993.

25. Oudshoorn 1994: 17.

26. Oudshoorn 1994: 50, 76–80.

27. Oudshoorn 1994: 26, 53.

28. Oudshoorn 2003；Watkins 2001.

29. Oudshoorn 1994: 80, emphasis added.

30. Gordon 1976.

31. Boston Women's Health Book Collective 1973；Kline 2010；Murphy 2012.

32. Luna and Luker 2013；Ross and Solinger 2017: 9.

33. Darby 在 2005 年发表的一篇关于遗精的文章中称之为"性疾病史上的一段插曲"（284），但鉴于它与阳痿和不孕症有关（287），它也很容易被称为"生殖"疾病。类似地，Brandt（1985: 6）将其经典研究的主要主题列为"性、疾病和医学"，以下术语均未出现在索引中：生殖、父亲身份、子女或后代。

34. Moscucci（1990: 32），Clarke（1998: 40）和 Daniels（2006: 33）提及了该社论，但没有提供额外的上下文。本宁豪斯（Benninghaus）（2012）对男性不育如何成为"医疗对象"的分析包括一个副标题"作为男科医师的妇科医师"（重点补充），但她没有讨论任何专业协会，并写道："显然，将男性身体及其生殖能力转变为现代医学的一个对象并不需要构成一个新的专业。妇科医生很乐意对双方进行检查，如果认为有必要进行进一步检查，可以请皮肤科、性病学、心理学和性学方面的专家进行检查（663）。"

35. 1866 年，Van Buren 的教授职位从"系统和局部解剖学"更改为"生殖泌尿系统疾病"。"University of New York Faculty of Medicine" 1855；"Bellevue Hospital Medical College-City of New York，Sessions for 1866-67" 1866.

36. 在对内战期间泌尿生殖系统损伤的分析中，Herr（2004）认为，战场上受伤的男性数量之多，为那一代的医生提供了磨炼手术技术经验的机会。

37. Keyes 1980：14-15；Keyes Jr. 1928. For more on Ricord, see Oriel 1989. 凯斯（Keyes）的一些回忆录于 1977 年以缩略形式在《泌尿外科学》中重新出版。

38. "Obituary：Edward Lawrence Keyes，MD" 1924；Keyes Jr. 1928；Wishard 1925.

39. Carlisle 1893：110；Keyes Jr. 1928：729.

40. Watson（1896：616）describes Mastin as "Founder of Congress".

41. Weisz 2006：82.

42. Zorgniotti 1977：95.

43. 马斯廷（Mastin）给凯斯（Keyes）的原始信件似乎没有保存下来（Zorgniotti 1977：95），但凯斯的回复却保存了下来。这不是凯斯和马斯廷第一次通信。马斯廷于 1879 年在《波士顿医学与外科杂志》上发表了一篇文章，这促使凯斯给他写了一封信，信的开头很好，"我饶有兴趣地阅读了你的前列腺狭窄病例"，但信的结尾写道，"我不知道你的指尖和膀胱之间是否有器质性梗阻——！！！——嗯，如果是这样的话，我要说的是，祈祷放弃手术并采取一些其他方法。您真诚的，凯斯"（Keyes 1882）。目前尚不清楚这是否是他们的第一次交流，以及这是一个玩笑还是一种侮辱。无论如何，四年后，马斯廷在寻找组织泌尿生殖协会的人时，向凯斯求助了。

44. Keyes 1980：26.

45. Letters reprinted in Zorgniotti 1977.

46. Bowen 2013.

47. Letters reprinted in Zorgniotti 1977. 同一位医生，波士顿的爱德华·威格尔斯沃斯（Edward Wigglesworth），在当年美国皮肤病学会发表的主席演讲中也提出了同样的观点，他说泌尿生殖外科是"与皮肤病不同的专业，当然，皮肤病学也包括梅毒"（"American Dermatological Association：The Tenth Annual Meeting" 1886：301）。

48. 除了凯斯（Keyes），与会者还包括 A. T. Cabot 和 F. B. Greenough（波

士顿）；P. A. Morrow, F. N. Otis, F. R. Sturgis 和 R. W. Taylor（纽约）；F. W. Rockwell（布鲁克林）；R. Park（布法罗）和 J. W. White（费城）。从 J. H. Brinton, J. P. Bryson, A. S. Garnett, G. C. Greenway, S. W. Gross, W. H. Hingston, J. N. Hyde, C. H. Mastin 和其他人那里收到了对其本人缺席会议表示遗憾的信件和电报。

49. Zorgniotti 1977：92.

50. Morrow 1886：380, emphasis added.

51. 会议记录发表在《皮肤和生殖泌尿系统疾病杂志》上，"Society Transactions：American Association of Genito-Urinary Surgeons" 1887：266-67.

52. 在这里，我注意到 Frickel（2014；see also Hilgartner 2014）的警告，即在"未完成的科学"研究中避免使用目的论，注意参与者（而不仅仅是分析师）何时发现知识差距。

53. Black 1875：vi.

54. "Book Review：A Clinical Hand-book on the Diseases of Women" 1882：513.

55. Wells, "Epidemic of Laparotomy," 1891 in Moscucci 1990：1.

56. AAGUS 1911：30.

57. AAGUS 1911：32. 1890 年 7 月 14 日出版的《医学新闻》（*Medical News*）已经使用了该协会的新名称，该杂志发表了 J. 威廉·怀特（J. William White）的一篇关于尿道炎的论文，并指出 1890 年 6 月在阿尔托纳的美国男科和梅毒学协会（American Association of Andrology and Syphilology）上读到了该名称。

58. Gyneco-（或 gynaeco-）是一个构词元素，意思是希腊语 gynaiko- 的拉丁形式中的"妇女，女性"。单词构成元素 andro- 来自希腊语 andro-，意思是"男人，男性，男子汉"（Online Etymology Dictionary, n. d., s. v. "andro-," https：//www. etymonline. com/word/andro-, ands. v. "gyneco-," https：//www. etymonline. com/word/gyneco-, accessed February 12, 2020）。

59. 1837 年，德国医生兼教授莫里茨·恩斯特·阿道夫·诺曼（Moritz Ernst Adolph Naumann）在《医学临床手册》（*Handbook of the Medical Clinic*）的前言中写道，他希望对男科学的关注能够"对整个病理学产生类似的富有成效的追溯效应，因为它已经被普遍授予'妇科学'"（iv）。诺曼的书在第二年的《医学成就年鉴》（Sachs 1838：174）中因其"完整的男科学、男性生殖器病理情况的相关概述"而受到好评。1878 年，Ernst Fürstenheim 在柏林医学会的一次会议上提出了"新形成的男科学"一词，称之为"等同于妇科"。此外，他认为"医生应该被激励去给予男性性器官疾病比目前更多的关注"（Waldenburg 1979：502-3）。Fürstenheim 的学生 Carl Posner 在 1902 年美国泌尿学协会成立时被任命为荣誉成员，他也主张在一本关于泌尿和生殖系统的书评中使用男科学一词（Posner 1884：1839）。

60. 我与一位德语研究助理 Vanessa Bittner 合作，试图寻找前面注释中提到的医生与美国泌尿生殖外科医生协会创始成员之间的直接联系，但没有找到任何联系。参见 Warner（2003）和 Bonner（1963）关于美国医生前往法国和德国的报道。

61. "Memoranda" 1887：25, emphasis added.

62. Mauss 1973；Oudshoorn 1994；Scheper-Hughes and Lock 1987.

63. 关于性别相似性和差异性的争论并不是在 19 世纪才开始的。关于前几个世纪的分析，请参见 Schiebinger 1993 和 Laqueur 1990，这将为当时的生物医学讨论提供信息。

64. Hopwood 2018；Jordanova 1995. 芭芭拉·杜登（Barbara Duden）认为，在"生殖"这个新词出现之前，"根本没有一个术语可以将授精、受孕、怀孕和分娩包含在内"（1991：28）。

65. 威廉·阿克顿（William Acton）在其《生殖器官的功能和失调》（1875）的第 1 页上加了一个注释，称："在接下来的几页中，'有生育力的'（generative）、'性的'（sexual）、'生殖的'（reproductive）等词将被同义使用；在一些情况下，它们之间可能会有区别，但这些差别都是微不足道的，我不需要进一步提及。"另见 Niblett 1863，他使用了可互换的短语"性系统"（2）、"生殖器官疾病"（3）和"生殖器官"（6）。Beaney 1883 还交替使用了"生殖器官"、"男女性系统"、"性器官"和"有生育力的器官"等术语。

66. Van Buren and Keyes 1874；Acton 1875；Morrow 1893.

67. 只关注男性的书本的例子《关于阳痿、不育和男性性器官相关疾病的实用论文》（*A Practical Treatise on Impotence, Sterility, and Allied Disorders of the Male Sexual Organs*），（Gross 1887）和《关于男性生殖器官的疾病》（*Diseases of the Male Organs of Generation*），（Jacobson 1893）。Jackson（1852）《关于生殖器官的提示：疾病、原因和治疗》（*Hints on the Reproductive Organs：Diseases, Causes, and Cure*）中有单独的章节，标题为"男人和他们的疾病"，完全集中在遗精；以及"女人和他们的疾病"，涵盖更多领域。

68. Butlin 1892. 在某些情况下，特定的部位或疾病成为整本书的主题，就像柯林（Curling）的《关于睾丸、精索和阴囊疾病的实用论文》（*A Practical Treatise on the Diseases of the Testis and of the Spermatic Cord and Scrotum*）（1843）以及 Lallemand 的《关于遗精的原因、症状和治疗的实用论文》（Practical Treatise on the Causes, Symptoms, and Treatment of Spermatorrhea）（1853）。有一些关于男性身体特定方面的历史研究，包括阴茎（Friedman 2001）、包皮环切术（Darby 2005）和睾酮（Hoberman 2005；Oudshoorn 1994；Sengoopta 2006）。

69. Benninghaus（2012）和 Vienne（2018）反驳了 Laqueur 的说法，即 19 世纪的科学家主要关注性别差异，他们认为科学界对性别相似性也有相当多的关注。这些关于男性的医学论文中的许多段落为他们的论点提供了额外的证据。

70. Curling 1843.

71. Delaney 1991.

72. Beaney 1883：33 - 34. See also Jackson 1852：29，强调男性和女性的不同。

73. Lee 1890：289-90.

74. Gasking 1967；Vienne 2018. 19 世纪对比较解剖学、动物学和植物学感兴趣的科学家偶尔会使用"精子学"（spermatology）一词，约瑟夫·托马斯（Joseph Thomas）在他的《综合医学词典》（*Comprehensive Medical Dictionary*）中将其定义为"治疗精液分泌和性质的生理学分支"（1875 年：515）。

75. Vienne 2018：1, emphasis added.

76. Marsh and Ronner 1999；Benninghaus 2012：647.

77. Moscucci 1990：2, 32, emphasis in original.

78. Weisz 2006.

79. "Annotations" 1888：336.

80. "Lancet：London：Saturday, August 25, 1888" 1888：379.

81. "Lancet：London：Saturday, October 27, 1888" 1888：826. 大约十五年后，《柳叶刀》再次回到了同样的主题，抨击"泌尿外科或泌尿生殖外科"专业，并嘲笑休·卡博特（Hugh Cabot）在美国泌尿外科协会第十届年会上的主席演讲，即"'泌尿外科有资格被视为专科吗?' 回答是肯定的"。（"Specialism in General and Genito-Urinary Surgery in Particular" 1912：398）。

82. "Editorial：The American Association of Genito - Urinary Surgeons" 1889：38-39.

83. "Medical News" 1890a：1520.

84. "Andrology as a Specialty" 1891：691.

85. 在大会第一次三年一次会议的开幕词中，组织者讨论了他们的伞形组织的必要性，正是因为有太多的专业协会会议要参加，医生通常在不止一个领域有专业兴趣 (*Transactions of the Congress of American Physicians and Surgeons*：*First Triennial Session 1889*：xxiii-xxvii)。他们承诺要警惕不必要的专业化，要求新社团只有在执行委员会一致投票的情况下才能进入协会（"Minutes" 1888：xxxii)。

86. *Transactions of the Congress of American Physicians and Surgeons*：*Second Triennial Session 1892*：37-38, emphasis added.

87. *Transactions of the Congress of American Physicians and Surgeons*：*Second Triennial Session 1892*：37-38.

88. "Andrology as a Specialty" 1891：691.

89. Brandt 1985；Hoganson 1998；Kampf 2015；Pfeffer 1993.

90. Rotundo 1993：ch. 8；Kline 2001：9.

91. See, for example, Sicherman 1977.

92. MacFadden 1900：5-6；see also Marsh 1988：177-78.

93. Putney 2001.

94. 我感谢卡洛琳·罗伯茨（Carolyn Roberts）就这一点进行的有益对话。

95. Foucault 1980；Hall 1983；Largent 2008；Somerville 2000；Stein 2015：17-18，23，147，245.

96. Stein 2015：171.

97. Stanton et al. 1973［1881］；Wollstonecraft 1967［1792］.

98. Brandt 1985：11-13. Brandt 指出，其他人批评这些数字太高了，但这里的重点是，这些疾病的广泛性应该足以引起医学界和公众的关注。

99. Worboys 2004：43.

100. Brandt 1985：9，16；Pfeffer 1993.

101. Kline 2001：9.

102. Moscucci 1990：32；Rosen 1942：349.

103. Fischer 2009；Porter 2004；Whooley 2013.

104. Ettinger 2006：6；Leavitt 1986：62；Whorton 2002：17；Fischer 2009.

105. Fischer 2009：191-92.

106. "Editorial：The American Association of Genito-Urinary Surgeons" 1889：38, emphasis added.

107. Fischer 2009：2.

108. Fischer 2009：5.

109. Fischer 2009：5，28，33.

110. 这则广告在美国医学会的《庸医与秘方》（*Nostrums and Quackery*）（Cramp 1921：387）上重印。这是 19 世纪末出现在报纸上的众多广告之一。参见美国医学会的"美国医学会历史上的健康欺诈和替代药物收藏"（American Medical Association's Historical Health Fraud and Alternative Medicine Collection），其中包含六盒关于 1885—1973 年"男性疾病"的广告、信件和其他材料。

111. Beaney 1883：v–vi.

112. Lallemand 1853：xii.

113. Evans 1915；Fischer 2009.

114. Fischer 2009.

115. Cooper 1845：70.

116. Curling 1843：107.

117. Cooper 1845：47；Curling 1843：437，489.

118. "Andrology as a Specialty" 1891：691.

119. 安德鲁·阿博特（Andrew Abbott）曾写过关于特定医学专业的失败或消失，比如"铁路外科医生"，这是由于技术或组织变革导致的（1988：92）。因为男科学从来没有建立起来，所以我把失败的时刻定位在它（尝试）的发起上，而不是在一段繁荣期之后。

120. Mark1911."Clap"是性病的俚语，通常是淋病。

121. Guiteras 1905：338.

122. Guiteras 1905；Zorgniotti 1976：283，287；see also Hay 1910：1459–60.

123. See lists of founding members for AAGUS in Zorgniotti 1977 and for AUA in Guiteras 1905.

124. Keyes and Keyes Jr. 1906：v–vi.

125. The Keyes Award，AAGUS. org，emphasis added.

126. 这是 Daniels 2006 的起点，由 Clarke 1998：10 提出，他写道，直到 20 世纪后半叶，几乎没有关于男性生殖的研究。

127. Benninghaus 2012：662；see also Kampf 2015. 这一观点的早期版本出现在 Parsons（1977）文中。

第二章 又是男科

1. Schirren 1969. 在与德语研究助理 Vanessa Bittner 合作后，我们将文章的

标题和第一行从德语翻译成英语。

2. Krauseand Schreiber 2018. 另见德国男科学会的"历史"（德语原文 Geschichte）。（德国男科学会历史 https：// www. dg-andrologie. de/gesellschaft. html。）

3. 同样地，在他们为新期刊撰写的文章"德国男科学的发展和现状"（Development and Current Status of Andrology in Germany）一文中，Jordan 和 Niermann（1969）两次提到了妇科学和男科学之间"紧密合作"的必要性。回顾十五年后的努力，Schirren 重述了男科学和妇科学之间的相似性，"没有什么比男科医生和妇科医生更紧密地合作并接管一对无子女夫妇的护理更自然的了"，如果可能的话，"在一个屋檐下"（1985：122，emphasis added）。

4. Kevles 1995；Kluchin 2009.

5. Oudshoorn 1994.

6. Cutler and Miller 2005；Tomes 1998.

7. 在这一时期讨论男性生殖躯体的少数历史研究，往往直接从 1891 年的《美国医学会杂志》社论跳到 20 世纪 60 年代末，当时新的男科协会举行了首次会议，并出版了第一批期刊（e. g.，Clarke 1998：40；Oudshoorn 1994：79-80）。Moscucci（1990）还提到了 20 世纪 20 年代和 30 年代英国的"男科诊所"，它们面向生育（33），并提到了 Walker（32-33）1923 年的一篇文章，我在注 17 中讨论了这篇文章。Daniels（2006：33）引用了 Harald Siebke 的一篇文章，我在本章中对其进行了研究。然而，在所有这些研究中，男科学的历史都只涉及几句话。

8. Brandt 1985.

9. Oudshoorn 2003：6.

10. Almeling 2011；Marsh and Ronner 1999.

11. Kline 2001；Richardson forthcoming.

12. Fischer 2009.

13. Dorland 1900：43.《古尔德医学、生物学及相关科学图解词典》（*Gould's Illustrated Dictionary of Medicine, Biology and the Allied Sciences*）（1894 年）第一版也给出了类似的定义："1. 人类科学，尤其是男性的科学。2. 男性生殖泌尿器官疾病的科学。"（77）网络搜索还发现，在哲学和人类学中，"男科学"被称为"人的研究"，与地质学或神学的研究形成对比，但这个词的使用并不是指医学专业（e. g.，"Cheap Lecturing"1841；"andrology"in Smith 1909：48-49；Long 1885）。

14. Corner 1910：v. 这个 1910 年的版本似乎是同一出版社三年前出版的一本书的略加修订版，但早期版本的序言中并没有包含同样的热情呼吁，即建立一个面向"男性疾病"的专业。然而，它确实包含了"生殖道"和"泌尿道"之间的相同区别，并指出该书侧重于前者（Corner 1907：v）。

15. Corner 1910：vi–vii.

16. "Male Diseases" 1913：670.

17. "Book Notice：Male Diseases in General Practice" 1910：880. 十三年后，肯尼斯·沃克（Kenneth Walker）的《男性生殖器官疾病》（*Diseases of the Male Organs of Generation*）在牛津医学出版社（Oxford Medical Publications）作为科纳（Corner）的一个系列出版，并以类似的哀叹开始：与妇科学相比，男科学"尚未得到有朝一日会得到的认可"。沃克（Walker 1923：v）指出了他对科纳之前工作的感激之情，他提出了一个类似的论点，即男性疾病应该与泌尿系统疾病分开考虑，而不是归入"生殖泌尿外科"这一共同标题下。不出所料，沃克对专业化的呼吁在《英国医学杂志》上引发了是否进行了不必要的专业化的评论，而该杂志赞扬了内容的其他方面（"Reviews" 1924：386）。

18. Forsbach n. d.

19. Vienne 2006；see also Schultheiss and Moll 2017.

20. Siebke 1951：635. 感谢 Vanessa Bittner 帮助我将德语翻译成英语。

21. Clarke 1998：10.

22. Jones 2013；May 2013；Patterson 2001.

23. Gordon 2002；Reagan 1998.

24. D'Emilio 1983；Faderman 2015；Reumann 2005.

25. Kline 2010；Morgen 2002.

26. Penny Light 2012：105；Leavitt 2010.

27. Messner 1997.

28. Kline 2001；Roberts 1997；Schoen 2005；Stern 2005.

29. Feimster 2009；Oswald 2013；Richeson 2009.

30. Murphy 2017.

31. Connelly 2008：157；Population Council 1978；Sinding 2000；Teitelbaum 1992：66.

32. Balasubramanian 2018：43；Oudshoorn 2003：22.

33. Keettel et al. 1956；Swanson 2012；Swanson 2014.

34. Almeling 2011.

35. Oudshoorn 2003：250n8.

36. "W. O. Nelson, Expert on Birth Control" 1964；Nelson 1964：252；Oudshoorn 2003：71-72.

37. 俱乐部的成立有几个来源，每个来源都有不同的日期：1965 年（Steinberger 1978：56），1968 年（Rosemberg 1986：101），或者更通俗一些说，"是在 20 世纪 60 年代"（Sherins 2014：47）。一些消息来源称，纳尔逊参与了该组织的成立，这表明该组织在他 1964 年去世之前就已经存在。Steinberger（2010：115）在回忆录中写道，俱乐部更名以纪念纳尔逊。

38. 有关曼奇尼（Mancini）的传记细节来自我于 2018 年 8 月 6 日进行的一次采访，他的儿子罗伯托·C. 曼奇尼是内华达大学的物理教授。年轻的曼奇尼还好心地提供了各种文件的副本，如阿尔贝托·J. 索拉里（Alberto J. Solari）撰写的《生殖研究中心的历史（1966—2011）》（Breve Historia del Centro de Investigacions en Reproductionón），以及发表在《博莱廷信息报》（Boletin Informativo）上的对曼奇尼的致敬"向教授罗伯托·E. 曼奇尼博士致敬"（Breve Historia del Centro de Investigaciones en Reproducción）（1914—1977）。该中心的目标是在人类生殖研究中进行基础和应用研究。作者可提供这些材料的副本。

39. Eliasson 1976；Rosemberg 1986.

40. 在 2014 年的一次采访中，一位来自法国的内科医生描述了 20 世纪 70 年代，通过信函、实验室访问、研讨会和会议，与国际研究人员的一系列接触。他是 20 世纪 70 年代从事男性不育研究的少数研究者之一，后来在 20 世纪 70 年代初帮助该国建立了男科文凭的课程。他特别提到了本章涉及的许多人，包括卡尔·希伦（Carl Schirren）、J. K. 谢尔曼（J. K. Sherman）和鲁恩·埃利亚松（Rune Eliasson）。

41. Rosemberg and Paulsen 1970：vii.

42. 1969 年，Jordan 和 Niermann 或 Schirren 在男科学的介绍性文章中都没有提到 Siebke，这位德国妇科医生在十年前就曾呼吁将 Männerarzt 与 Frauenarzt 相提并论（Siebke 1951）。1976 年，Rune Eliasson 在国际男科学委员会就职演说中确实提到了 Siebke 是引入男科学这个术语的人（1978：7-8）。1985 年，当 Schirren 写下自己的研究历史时，他将"男科学"一词归因于 Siebke，并指出"当时负责对男性进行生殖检查的人花了很多年才接受这个词"（118）。

43. Niemi 1987：201.

44. Eliasson 1978：7.

45. "Information about ISA,（Formerly CIDA）" 1982：349.

46. Steinberger 2007: 101-2, 166.

47. Lamb 2009.

48. Lamb 2009; Lukaszyk 2009.

49. Rosemberg 1986: 73.

50. Sherins 2014: 28.

51. Rosemberg 1975.

52. Belker et al. 2006; Bettendorf 1995. 在我采访曼奇尼的儿子时，他回忆起小时候在布宜诺斯艾利斯的家庭晚餐，罗森伯格（Rosemberg）博士曾作为客人参加。

53. Mancini et al. 1965.

54. Cooney 2004.

55. Cooney 2004; Rosemberg et al. 1974; Schaffenburg et al. 1981.

56. Rosemberg 1975.

57. Steinberger 1975.

58. ASA Archives & History Committee 2016: 168.

59. Belker et al. 2006.

60. ASA 1975.

61. Steinberger 1978: 57.

62. Steinberger 1978: 57. 我曾希望斯坦伯格（Steinberger）的回忆录能提供更多关于美国男科学会成立的细节，但他对这一专业事件的叙述到 1971 年就结束了。

63. Steinberger 1982: 211, emphasis added.

64. Steinberger 1982: 211.

65. Interview with sperm bank founder, 2006. 在 2014 年对一位来自法国的内科医生和科学家的采访中，他描述了该国类似的历程："在 20 世纪 60 年代末，当我想涉足男性不育症时，我在医疗结构中找不到它的任何位置。然后在 70 年代，另有一种结构在发展，在医学会议上，人们讨论了什么样的人在这个新领域里工作。"在随后的采访中，他指出，他们当时的重点是"精子功能和产生的机制"。

66. Interview with urologist, 2015.

67. ASA Archives & History Committee 2016: 99.

68. 《国际男科学杂志》和《男科学档案》于 1978 年出版。《男科学档案》一直出版到 2007 年，《国际男科学杂志》则和《男科学杂志》合并，既是因为财务问题，也是出于提高它们的"影响因子"（impact factor，IF）的原因，而IF是一种衡量期刊知名度和声望的学术手段（Carrell and Rajpert-Meyts 2013；Meistrich and Huhtaniemi 2012）。

69. Bartke 2004：844.

70. ASA Archives & History Committee 2016，"ASA-Our History：30th Annual Meeting，Seattle，Washington". 在回顾这篇文章时，研究助理梅根·利斯凯（Megann Licskai）通过电子邮件鼓励我在 Google 搜索"避孕套帽"（condom hat）。我把这个建议转告给读者。

71. Rosemberg 1986：74.

72. ASA 2018.

73. ASA Archives & History Committee 2016，"ASA-Our History：30th Annual Meeting，Seattle，Washington."

74. Clarke 1998；Marks 2001；May 2010；Oudshoorn 1994.

75. 德国内科医生 Jordan 和 Niermann 创立了《男科学》（*Andrologie* ）杂志，指出时代精神是人们越来越关注男性不育的原因之一（1969：3）。

76. Ayanian et al. 2002；Brennan et al. 2004；Sahni et al. 2016.

77. Leinster 2014；Detsky et al. 2012；Rosenthal et al. 2005；Thompson et al. 2005.

第二部分　关于男性生殖健康知识的传播

第三章　了解父源性效应

1. 正如 Pechenick et al. 2015 所指出的，基于 Google Books 语料库的 Ngrams 不能作为单词或短语流行度的直接衡量标准，尤其是因为它对科学文献的抽样过多。我使用 Ngrams 只是为了说明一些总体趋势。

2. 2018 年 12 月，使用 Google 的 Ngram 浏览器进行的准确搜索是"andrology + andrologist + andrologists + Andrology + Andrologist + Andrologists"。在进行搜索时，最近一年的数据是 2008 年。

3. 2018 年 12 月，使用 Google 的 Ngram Viewer 进行的准确搜索是"male reproductive health + men's reproductive health + male reproduction + men's reproduction，female reproductive health + women's reproductive health + female reproduction + women's reproduction"。我本来要添加每个短语的大写版本，但字符数受到 Ngram 工具的限制。在进行搜索时，最近一年的数据是 2008 年。

4. Fawcett 1976: 249.

5. Steinberger 1982: 213.

6. 2018 年 12 月，使用 Google 的 Ngram Viewer 进行的准确搜索是 "andrology + andrologist + andrologists，obstetrics + obstetrician + obstetricians，urology + urologist + urologists，gynaecology + gynaecologist + gynaecologists + gynecology + gynecologist + gynecologists"。我本来要添加每个短语的大写版本，但字符数受到 Ngram 工具的限制。在进行搜索时，最近一年的数据是 2008 年。

7. Guzick et al. 2001；WHO 1980. 直到 20 世纪 30 年代，精子活力一直是确定男性生育能力的主要标准（Moench 1930）。运动、形态和计数这三个基本指标自 20 世纪 40 年代以来一直保持不变。在一篇关于电子显微镜如何被用来评估精子的文章中，Seymour 和 Benmosche 写道："普通的屈光显微镜只显示了精子的头部轮廓、尾部的数量和大致长度。所有更精细的细节都被无可救药地掩盖了。从根本上说，我们对精子知之甚少，这一点可以归结为①有活力或无活力，②放大倍数低于 2000 时精子的一般外观，以及③每立方厘米精液中的精子数量"（1941：2489）。

8. Daniels 2006；de Jong et al. 2014；Frey et al. 2008.

9. See, e. g., Brandt 1985 on sexually transmitted diseases；McLaren 2008 and Loe 2004 on erectile dysfunction；Pfeffer 1993 and Marsh and Ronner 1999 on infertility；Oudshoorn 2003 on the male pill.

10. Waggoner 2017；Frey et al. 2008；Almeling and Waggoner 2013.

11. Paltrow and Flavin 2013.

12. Daniels 2006：112.

13. Brandt 1985；Daniels and Golden 2000；Kampf 2015.

14. Richardson and Stevens 2015.

15. Crean and Bonduriansky 2014；see also Curley et al. 2011：306，其中指出，"在文献中，'父源性效应'对发展可能有多种含义"。

16. Curley et al. 2011.

17. Ramlau-Hansen et al. 2007；Rubes et al. 1998.

18. 研究残疾相关问题的学者和活动人士反对"出生缺陷"一词，因为它表明孩子是"有缺陷的"。不幸的是，这个术语仍然被广泛使用，并且其可能的替代词，如"出生时残疾"或"先天性疾病"，可能会掩盖我试图表达的观点。因此，我在医学文献或组织中使用出生缺陷一词时，保留了该术语（例如，下一章中提到的"一角钱游行"基金会）。

19. On miscarriage, see De La Rochebrochard and Thonneau 2002；Kleinhaus et al. 2006；Lambert et al. 2006. On birth weight, see Shah 2010. On remaining conditions, see Paul and Robaire 2013 for a review. Additional citations on these topics are in notes 29-30, 34-43, 51, 54-58, 60, 63, 56-67, 72, 77, and 80-82.

20. 这些研究通常是回顾性病例对照研究，尽管一些跨代效应的研究是历史队列研究。

21. Friese and Clarke 2012；Pound and Bracken 2014.

22. 为了调查有关父源性效应的科学和医学文献，我和研究助理 Jenna Healey 搜索了 PubMed、ScienceDirect 和 Google Scholar，使用了诸如 "父源性效应 *"、"男性介导的发育毒理学"和"高龄父亲"等术语。一旦我们确定了一篇高质量的综述，我们就用它的参考书目来确定更多的研究。我们排除了只关注男性不育的研究，包括关于男性年龄、健康、行为和暴露如何影响生殖结果和他们孩子的健康的研究。

23. 将各种父源性效应的可用证据的质量，与支持母源性效应主张的证据进行系统的比较会很有趣，例如禁止母亲饮酒或担心母亲在怀孕期间食用鱼类的情况。

24. Frey et al. 2012.

25. Porter 2018：282, 300.

26. Penrose 1955：313.

27. 我感谢雷娜·拉普（Rayna Rapp）提出了这种可能性。由于我没有对这一说法进行过广泛的分析，我鼓励未来的研究人员更系统地研究这样一种可能性：当科学家最初对染色体异常的父源性效应的研究结果出现空缺时（e.g., Martin and Rademaker 1987），这就排除了对男性年龄和身体健康可能如何影响生殖结果这一问题的进一步研究。

28. Friedman 1981；Jones et al. 1975；Murdoch et al. 1972.

29. Goriely and Wilkie 2012.

30. Bordson and Leonardo 1991：397.

31. American Fertility Society 1991. 1987 年，美国技术评估办公室（US Office of Technology Assessment）对精子库进行的一项调查报告称，大多数精子库确实要求精子捐献者年龄小于 40 岁（Office of Technology Assessment 1988）。

32. For a review, see Paul and Robaire 2013.

33. Choi et al. 2005；Murray et al. 2002.

34. Malaspina 2001；Reichenberg et al. 2006.

35. Carey 2012；Kong et al. 2012.

36. Hultman et al. 2011.

37. Brown et al. 2002.

38. Sipos et al. 2004.

39. Frans et al. 2008.

40. Buizer-Voskamp et al. 2011.

41. Yang et al. 2007.

42. Urhoj et al. 2014.

43. Zhang et al. 2017.

44. Friedman 1981：748, 745.

45. Toriello and Meck 2008：457-59; see also Ramasamy et al. 2015.

46. Thacker 2004：1683.

47. Bray et al. 2006：852; see also Sartorius and Nieschlag 2010 for a review.

48. van der Zee et al. 2013, emphasis added.

49. Frickel 2004；Sale 1993. 1970 年的《职业安全与健康法》促成了职业安全与健康管理局的成立，以及疾病控制和预防中心内部一个名为国家职业安全与健康研究所的研究机构的成立（https：//www. osha. gov /about. html）。

50. Curley et al. 2011；Day et al. 2016.

51. Bonde 2010：155；Davis 1991：A27.

52. Alexander 2010；Ortiz and Briggs 2003.

53. Aitken 2013；Anderson et al. 2014.

54. DeMarini 2004；Soares and Melo 2008.

55. Laubenthal et al. 2012；Linschooten et al. 2013.

56. Secretan et al. 2009; see also Lee et al. 2009.

57. Milne et al 2012：52; see also Aitken 2013.

58. La Vignera et al. 2013.

59. Vassoler et al. 2014.

60. Knopik et al. 2009.

61. de Jong et al. 2014；Jensen et al. 2014.

62. Vassoler et al. 2014.

63. Gilardi et al. 2018.

64. Curley et al. 2011；Rando 2012；Schagdarsurengin and Steger 2016.

65. Kaati et al. 2002.

66. Chen et al. 2006.

67. Jimenez-Chillaron et al. 2009.

68. Anderson et al. 2006.

69. Ng et al. 2010.

70. Hepler 2000.

71. Cordier 2008；Daniels 1997；Friedler 1996；Moline et al. 2000.

72. Bingham and Monforton 2001.

73. Friedler 1996.

74. See，e. g.，Stevens 1977：1.

75. Bingham and Monforton 2001.

76. Fabia and Thuy 1974.

77. Daniels 1993：ch. 3.

78. "Sins of the Fathers" 1991；Friedler 1996；Marcus 1990.

79. Savitz et al. 1994.

80. Magnusson et al. 2004.

81. Cohen et al. 1980；Schrader and Marlow 2014. 弗里德勒（Friedler 1985）
在接触氧化亚氮的小鼠中发现了类似的效果。

82. Dubrova et al. 2002；Dubrova et al. 1996；Gardner et al. 1990；Parker et
al. 1999.

83. Anderson et al. 2014；Little et al. 2013；Tawn et al. 2015. 值得注意的是，
声称两者之间存在联系的几个初步研究发表在知名期刊《英国医学杂志》、《柳
叶刀》，以及关于切尔诺贝利核辐射事件的内容发表《自然》上。这些发现随
后被发表在影响较小的特定领域期刊上的研究人员一再驳斥。因此，关于父亲
暴露风险的说法得到了广泛关注，而无效的结果却很少被宣传。

84. Miles 1997；Reagan 2016.

85. World Health Organization and United Nations Environment Programme 2013；
Levine et al. 2017；Pacey 2013.

86. Anderson et al. 2014：86；see also Cordier 2008.

87. Clawson and Clawson 1999；Lipton and Ivory 2017.

88. Daniels 2006：109－115；quotes from 115, 202n14. See also quotes from
Dolores Malaspina on how gendered "biases hold us back from scientific advances" in
Thacker 2004：1685.

89. Daniels 2006：151.

90. Pembrey et al. 2014；see also Braun et al. 2017 and Sharp et al. 2018.

91. Goldin and Katz 2011.

92. Bowles 2018.

93. On this latter point，see Curley et al. 2011：307.

94. See Link and Phelan 1995 and Phelan et al. 2010 for discussions of how social conditions，and in particular socioeconomic inequalities，are fundamental causes of health and disease. See Almeling and Waggoner 2013 for a discussion of variation in how women's and men's reproductive contributions are considered in medicine.

第四章 一半大众的生殖健康

1. Fissell and Cooter 2003.

2. Twitter 和 Facebook 等社交媒体，是当代讨论健康和生殖问题的另一个重要场所，但不包括在本分析中。

3. Daniels 1997：602.

4. Campo-Engelstein et al. 2016.

5. LaRossa 1997；Townsend 2002.

6. 虽然我在完成这项分析后才找到他们的文章，但我很高兴地看到坎波·恩格尔斯坦（Campo Engelsteinet al. 2016）在对有关生殖衰老的报纸文章进行内容分析时，使用了类似的缩小搜索策略。

7. 我的样本比 Daniels 的样本大，后者于 1985 年至 1996 年在《纽约时报》发表了四篇关于父源性效应的文章（1997：601）。这种差异可能是由于不同的搜索词或更多的项目已经被数字化，因此更易于被搜索。

8. 有关父亲对儿童影响的文章计数也包括在有关父亲对精子影响的文章计数中。

9. Associated Press 1976：23.

10. Nagourney 1999.

11. See，e. g.，Kolata 1996b：C1.

12. Brody 1981；Shulevitz 2012：SR1. 布罗迪（Brody）于 1965 年加入《纽约时报》，担任医学和生物学记者；截至 2018 年 11 月，根据《纽约时报》网站上的简短简历显示，她仍在撰写"个人健康"专栏，自 1976 年以来她一直定期撰写该专栏。几个关注精子的"个人健康"专栏包含在这个样本中。

13. WebMD 2014.

14. Mayo Clinic Staff 2012.

15. Bouchez 2006.

16. Campo-Engelstein 2016；Daniels 1997.

17. Angier 2001：F4.

18. Stellman and Bertin 1990：A23.

19. Lewin 1988：A24.

20. Lewin 2001：WK4.

21. Angier 1994：C12.

22. Rabin 2009：A12.

23. Bowles 2018.

24. American Society of News Editors Newsroom Census，www. asne. org.

25. 这类文章有 49 篇；其中 10 篇没有作者。

26. Mayo Clinic Staff 2014.

27. Fetters 2015.

28. Greenfield 2013.

29. Sgobba 2015.

30. Heid 2014；Sgobba 2015.

31. What to Expect 2015.

32. Parents. com2015.

33. Murkoff 2015.

34. Kolata 1996a：E4；Shulevitz 2012.

35. 读者应该注意到，我对这些材料的内容分析只包括文本，而不是其中许多文章附带的男性（通常是库存）照片。例如，疾病控制和预防中心的男性孕前健康网站上有一张黑人的照片（见图 12）。未来的研究人员可能希望重新审视性别、种族和阶级之间的交叉问题，并注意选择何种图像来说明这些问题。

36. Daniels 1997.

37. Associated Press 1991：B8.

38. Kolata 1999：A16.

39. Davis 1991：A27.

40. Crane 2014：ST1.

41. Showalter 1997.

42. Bowles 2018.

43. Goode 2001：A20.

44. Fisch 2004；Healey in preparation. 至 2015 年，健康和育儿网站已经采用

男性生物钟的隐喻来讨论高龄父亲的潜在后果（e. g. , Mayo Clinic's pages "Healthy Sperm" and "Paternal Age"；WebMD's "Men May Have Biological Clocks Too"；and *Men's Health* "Best Age to Have Kids," which quotes Harry Fisch）。

45. Rabin 2005：A5.

46. Jayson 2005.

47. Campo-Engelstein et al. 2016.

48. See, e. g. , Lewin 2001.

49. Kong et al. 2012.

50. Carey 2012：A1.

51. Ellin 2016.

52. Belkin 2009：SM12.

53. McGrath 2002：E11.

54. Raeburn 2014a.

55. Editors of *Men's Health* 2015；Fetters 2015.

56. MacKendrick 2018.

57. Epstein 2007.

58. Prins and Bremner 2004.

59. Bowles 2018.

60. National Institute of Child Health and Human Development 2013a.

61. National Institute of Child Health and Human Development 2013b.

62. NIH 2015.

63. CDC 2013.

64. CDC 2014. 美国国家卫生研究院与疾病控制和预防中心等联邦机构相互链接有关男性生殖健康的页面，美国生殖医学学会等专业组织的网站，以及梅奥诊所（Mayo Clinic）和美国计划生育协会（Planned Parenthood）等消费者健康网站。

65. CDC 2015；Waggoner 2017.

66. CDC 2010：4.

67. CDC 2010：21.

68. NIOSH 1996.

69. 疾病控制和预防中心网站上也转载了同样的情况介绍。

70. NIOSH 1996, emphasis added.

71. See，e. g. , Miles 1997；U. S. Department of Defense 1994.

72. ASRM 2012；ACOG 2012.

73. ACOG 2013.

74. ASRM 2015.

75. Messing and Östlin 2006；WHO and United Nations Environment Programme 2013.

76. Barker et al. 2007.

77. Interview with Jennifer Howse, former president of the March of Dimes, November 21, 2019.

78. Male Role Press Conference Suggested Remarks, December 5, 1991, "Male Role in Reproductive Health 1991" folder, Media Relations：1980-2005, Series 1：Internal Affairs, box 6 of 33, March of Dimes Archives.

79. 发送给媒体联系人的"男人也有孩子"的新宣传册的附函中写道，已经有"数百个电话"，这也是大纽约分会创建该宣传册的原因。(e. g., Jonathan Moskowitz to Max Gomez, May 18, 1992, "Men Have Babies Too Campaign-Greater New York Chapter 1992" folder, Media Relations：1980-2005, Series 1：Internal Affairs, box 6 of 33, March of Dimes Archives)。

80. "一角钱游行"基金会档案中包括一本由国家办公室制作的单面宣传页，名为"爸爸，也是你的孩子"，日期为 1982 年 2 月。1991 年 10 月出版了一本标题相同但扩展到三个版面的小册子。1991 年男性的角色新闻发布会前一天发送的一份备忘录，包括一份打印的便条，认为这本小册子不应包含在新闻资料包中，因为它描述了"父亲的角色只是支持性的"［the father's role (as) simply supportive］。一份手写的回复建议将其包括在内，因为这将为记者提供另一个可能的视角。这些记录没有透露它最终是否包含在新闻资料袋中。(Memo from Martha to Mark, December 4, 1991, "Editorial Luncheon on Environmental Health and Reproductive Risks" folder, Media Relations：1980-2005, Series 6：National Communications Advisory Committee, box 22 of 33, March of Dimes Archives.)

81. "一角钱游行"基金会档案中，这本小册子最早的一版是 1993 年 1 月出版的，作者署名为"大纽约分会"（the Greater New York chapter）。没找到 1992 年 6 月的原始小册子的副本，但有两份文件表明，国家办公室在将其作为全国运动的一部分推出之前，可能对小册子的设计和文本做了轻微的改动。首先，在大纽约分会 1992 年秋季的时事通讯中，有一张新闻播音员举起 1992 年小册子的照片，其中一名男子抱着一个孩子的正面图像是相同的，但更大，占据了整个第一页（"New York Chapter's 'Male Role' Campaign Takes Public by

Storm," Greater New York March of Dimes Birth Defects Foundation, *Ultra Sound Bites Newsletter*, Fall 1992, pages 1-2）。那篇时事通讯文章和大纽约分会的新闻稿（"The Greater New York March of Dimes Releases Information Guide for Fathers-to-Be, June 4, 1992"）都转载了小册子中的文字，在 1992 年 6 月和 1993 年 1 月的版本中，大部分内容看起来都是一样的，但我无法逐字比较它们。这些通讯和新闻稿都在此文件夹中："Men Have Babies Too Campaign—Greater New York Chapter 1992", Media Relations 1980-2005, Series 1: Internal Affairs, box 6 of 33, March of Dimes Archives。

82. See press releases and correspondence in the folders "Men Have Babies Too Campaign—Media Coverage 1993" and "Men Have Babies Too Campaign—Memos 1993," Media Relations 1980-2005, Series 1: Internal Affairs, box 6 of 33, March of Dimes Archives.

83. See, for example, memos dated February 2, 1993, and April 19, 1993 in the "Men Have Babies Too Campaign—Press Releases and Print PSAs 1993" folder, Media Relations 1980-2005, Series 1: Internal Affairs, box 6 of 33, March of Dimes Archives. 2.

84. Interview with Jennifer Howse, former president of the March of Dimes, November 21, 2019.

85. 2018 年 11 月 30 日，与 "一角钱游行" 基金会档案保管员戴维·罗斯的私人谈话。此外，员工们在营销会议上的笔记和 20 世纪 90 年代上半叶的 "重大里程碑" 内部列表中没有列出 "男人也有孩子" 这项运动，表明这不是一个主要关注点。

除了 "男人也有孩子" 运动，在最近的历史上，只有另外两次 "一角钱游行" 运动似乎关注男性的生殖健康。该组织在一定程度上参与了士兵接触橙剂是否会导致其子女残疾的问题，但这并不涉及大规模的公共教育运动（e. g., Toxics, Herbicides, Pesticides, Agent Orange 1979-1984 in the "Office of Government Affairs" folder and Agent Orange 1984 and Agent Orange 1985-1988 in the "Public Relations II" folder, March of Dimes Archives）。"一角钱游行" 基金会还与 Alpha Phi Alpha 兄弟会合作，鼓励有色人种青少年父亲承担 "责任"，但 "领导力黏合剂"（leadership binder）并未提及父源性效应。

86. March of Dimes National Office, "Think Ahead: Is There a Baby in Your Future?" in the "Think Ahead Prepregnancy Campaign 1995-1996" folder, Senior Vice President for Education and Health Promotion Records: 1988-2002, Series 1: Educa-

tion and Health Program, box 6 of 23, March of Dimes Archives.

第三部分 男性的生殖观

第五章 性别、精子和父亲身份

1. See, e. g., Furstenberg 1988; Marsiglio et al. 2001.

2. LaRossa 1997; Townsend 2002.

3. 这种说法的一个潜在例外是威廉·马西格里奥（William Marsiglio）及其同事对男性的"生殖身份"和"生育意识"进行的一系列研究（e. g., Marsiglio 1998; Marsiglio and Hutchinson 2002）。然而，这些研究的基础是一种近乎本质主义的观点，即生物学上的男性气概、关于异性恋的假设，以及排除真正开放式问题的父权代理假设。此外，尽管一些受访者偶尔会讨论精子和受孕，但他们更多地关注男性对父亲身份的看法。

4. 我对31名男性进行了采访，并聘请了一名男性研究助理托德·马迪根（Todd Madigan）进行了9次采访，以测试性别对采访者的影响；我在"附录A：方法"中描述了消除这种影响的可能性。

5. 性别学者可能会对我选择的"角色"* 一词感到惊讶，因为性别角色方法已经被彻底批判，这在很大程度上是因为它将特征描述为静态和不变的（e. g., Connell 1987; Lopata and Thorne 1978）。不管怎样，我想选择一个让不同受教育程度的男性都能容易理解的词；我还想通过程式化的叙述，看看男性的回答中是否出现了明确的标准化回答。因此，问题不在于他们自己的特定的生育经历。相反，我问的是"一位男性"在生殖中扮演的角色。

6. See Fullwiley 2007 for another example of pauses as data.

7. Abdill 2018; Anderson 1999; Edin and Nelson 2013; Haney 2018.

8. Townsend 2002.

9. 帮宝适（Pampers）是尿布的品牌名称，美赞臣（Enfamil）是婴儿配方奶粉的品牌名称。

10. Goldberg et al. 2014; Pew Research Center 2015.

11. Almeling 2015.

12. See, e. g., Schneider 1968.

＊ 原文为 role，同时有角色、作用的含义。——译者注

13. See, e. g., Franklin 2013；Strathern 1992；Thompson 2005. 与此类似，关注遗传学最新发展的社会科学家也发现生物学的意义具有相当的可塑性。个体远没有将 DNA 视为确定的，而是将遗传信息融入他们已经形成的身份、家庭关系和政治承诺中（e. g., Gibbon and Novas 2008；Lock et al. 2007）。

14. Almeling 2011.

15. Ragoné 1994.

16. For an exception, see Almeling 2011：ch. 5 on sperm donors' views of biogenetic relatedness.

17. Almeling 2015.

18. 为了保持男性和女性采访的相似性，我先询问女性男性在生殖中的角色，然后再询问她们女性在生殖中的角色。

19. Almeling 2011；Bangerter 2000；Moore 2007；Wagner et al. 1995.

20. Martin 1991.

21. 这个过程的技术术语是趋化作用（chemotaxis；see Eisenbach and Giojalas 2006 for a review）。

22. Nettleton 2015.

23. 不幸的是，直到几次采访结束，我才想到这个问题，因此本部分中的样本数为 33。在问这个问题时，我们改变了语序，向一半的男性询问"一个卵子和一个精子"，向另一半询问"一个精子和一个卵子"。当我对卵子/精子问题的回答进行编码时，我注意到一些男性对精子的描述与他们对生殖问题的回答不同。为了确保我在采访中捕捉到人们谈论精子的方式的差异，我对所有 55 次采访的"精子、精液、细胞、种子"进行了文本搜索。本节还包含了文本搜索结果的编码。

24. Martin 1991. 为了避免读者认为临床医生的这种观点是历史问题，我作为 2018 年一次生殖会议的听众，当时听到一位妇产科主任将体外受精的过程描述为"取一个卵子和大约 50 000 个精子，放入一滴油中，让最棒的人（man）赢"。在解释如何进行卵胞浆内单精子注射时，他提到了 20 世纪 80 年代的一个卡通人物："取一个看起来像太空超人（He-man-looking）的精子，直接注入卵子"。

25. Gasking 1967.

26. See, e. g., McElheny 2012.

27. Delaney 1986.

28. Chavkin 1992；see also the documentary film Vessel about Dr. Rebecca

Gomperts's organization Women on Waves.

29. 参见马修·古特曼（Matthew Gutmann），《修理男性》（*Fixing Men*）（2007），了解有关"生物冲动"驱动的男性概念化看起来能阻止对男性性行为的社会学分析的相关讨论。另见 Florence Vienne 2018：13 的历史分析，描述了自 19 世纪 50 年代以来，在描述精子在受精中的作用时，精子的类动物特征是如何被提及的。

30. Almeling and Waggoner 2013.

31. 这里的采访者是注释 4 中介绍的男性研究助理。

32. 为了定义平等主义，我们回顾了由人口委员会（Population Council）和 Promundo 制定的一般社会调查和性别平等男性量表（Gender‐Equitable‐Men Scale，GEMS）中使用的问题。

33. 我和研究助理达娜·海沃德（Dana Hayward）之间的信度很高，这意味着我们对大多数分类意见一致。我们讨论了我们不确定的受访者，并根据我们对哪种描述最适合的共同决定，将他们中除七人外的所有人分配到一个类别。

34. 该图包括被归类为或多或少是平等主义者的男性，以及被问及卵子和精子问题的男性的数据。

35. See, e. g. , Fischer and Hout 2006；Pampel 2011. 我没有发现男性的种族或采访者的性别对平等主义有影响。

36. 类似地，参见 Milam 2010，即对性选择生物学研究中"女性选择"概念的历史分析。她在分析中认为，同一组生物学"事实"可以通过性别视角来解释，并导致关于人类交配的不同主张。

37. Schelling 1978：22.

38. Jaggar 1983.

39. Conrad and Markens 2001.

40. See, e. g. , Oudshoorn 1994；Richardson 2013；Roberts 2011.

第六章　健康的精子？

1. See, e. g. , Conrad 1992；Link and Phelan 1995.

2. MacKendrick 2018；Markens et al. 1997；Waggoner 2017.

3. 有关女性体内生殖历史的更多信息，请参见引言和第一章。有关最近在生物医学研究中对母亲的指责，请参见 Richardson et al. 2014。

4. 保罗确实有一个儿子，但即使是在没有儿子的男人中，也有一种倾向，即把他们将来的孩子想象成男性。

5. 在问这个问题的 39 个人中，有 5 个人回答说男人是无能为力的。因此，本表中的百分比基础样本数为 34。我也没有纳入少于 15% 的男性提到的行为。

6. Healey in preparation.

7. Fisch 2004.

8. Cutler and Lleras-Muney 2010.

9. 鉴于这种"相似性"的论述，我认为熟悉父源性效应研究的男性更有可能讲述第五章讨论的第二个精子故事。然而，9 名男子中只有两人做到了。

10. Bird and Rieker 2008；Courtenay 2000.

11. Daniels 2006.

12. LaRossa 1997；Townsend 2002.

13. Bianchi 2000；Craig et al. 2014.

14. Doucet 2017；Hays 1996；Shirani et al. 2012.

15. Leavitt 2010.

16. 五分之一的男性询问这些信息是否属实。

17. Ajzen 1991；Rosenstock et al. 1988.

18. Clarke et al. 2010；Lupton 1995. 感谢 Liz Roberts 就这一点进行的有益对话。

19. 在我进行这些采访后的几年里，随着反疫苗行动主义（Reich 2016）和否认气候变化（Oreskes and Conway 2011）的兴起，这种怀疑态度变得更加明显。

20. See, e. g. , Benjamin 2016；Reverby 2009.

21. Luna and Luker 2013；Roberts 1997.

22. 这是一个冗长的引用，我对其进行了大量编辑，以删除对非裔美国人的种族主义提及。我专注于他关于贫困的评论。

23. See, e. g. , Krieger 2001；Link and Phelan 1995；Shim 2014.

24. Reed 2009；see also Inhorn and Wentzell 2011.

25. Conrad and Schneider 1980.

26. Krieger 2001.

27. Lamoreaux in progress；Wahlberg 2018.

28. MacKendrick 2018. 另请参阅 Valdez 2018，了解科学家如何研究"环境"及其表观遗传效应，并将其"个体责任"赋予孕妇的分析。人类学家安妮塔·哈顿（Anita Hardon）领导的化学青年项目为思考世界各地的化学物质和身体提供了创造性的新方法（www. chemicalyouth. org；Hardon et al. 2017）。

29. Bayer 2008；Link and Phelan 2001.

30. Landsman 2008；Markens et al. 1997.

结论　男性生殖健康的政治

1. Bettcher 2014；Lampe et al. 2019；Schilt and Lagos 2017.

2. See, e. g. , smith 2019.

3. Croissant 2014（described in "The Making of Non-Knowledge" in the Intro-duction）.

4. Griswold 1987；Petersen and Anand 2004.

5. See, e. g. , Lawrence and Weisz 1998.

6. Blair-Loy 2003；Correll et al. 2007；Daniels 2006.

7. Paltrow and Flavin 2013.

8. Kligman 1998.

9. Finer and Zolna 2016；Stevens forthcoming.

10. Ibis Reproductive Health 2017.

11. I ran the search on June 12, 2018. 我在一个 Google 的常规搜索中发现了相似的结果比例。

12. 我第一次看到这个声明是在美国国家卫生研究院网页 "男性生殖健康"（Men's Reproductive Health）上，www. nichd. nih. gov/health/topics/menshealth，in 2013，到 2019 年 9 月它仍然存在。

13. Bond et al. 2010；CDC 2010；Frey et al. 2008；Kotelchuck and Lu 2017.

14. Sharp et al. 2018.

15. Garfield 2018：2，emphasis added.

16. Krieger 2003；Springer et al. 2012.

17. Annandale and Hammarstrom 2011.

18. 我并没有对每一个类别进行正式统计，但大致按照被提及的频率粗略列出了它们。

19. Mitchell et al. 2012；Shawe et al. 2019.

20. Bird and Rieker 2008；Courtenay 2000.

21. 美国预防服务工作组针对各种预防服务，包括癌症筛查，发布循证建议（www. uspreventiveservicestaskforce. org）。目前，它建议男性从 50 岁开始接受结肠癌筛查，建议不要对青少年或成年男性进行睾丸癌筛查。对成年女性的建议包括根据年龄每三年到五年进行一次宫颈癌筛查。

22. Courtenay 2000.

23. AAFP 2015, emphasis added; see also O'Brien et al. 2018; Warner and Frey 2013.

24. Allen et al. 2017.

25. Epstein and Mamo 2017.

26. MacKendrick 2018.

27. Gavin et al. 2014; Shawe et al. 2019.

28. Healthy People 2020, Topics and Objectives, www.healthypeople.gov/2020/topics-objectives, accessed November 23, 2019.

29. See, e.g., Ross and Solinger 2017.

30. Greene et al. 2006.

31. Legacy, www.givelegacy.com, accessed October 18, 2019.

32. Tuana 2004: 200-209.

附录 A　方法

1. Clarke 1998; Daniels 2006; Moscucci 1990; Pfeffer 1993.

2. Oudshoorn 1994; Sengoopta 2006.

3. Gutmann 2007; Oudshoorn 2003.

4. Vienne 2018.

5. Brandt 1985; Worboys 2004.

6. Carpenter 2010; Darby 2005.

7. Leavitt 2010; Reed 2005.

8. McLaren 2008; Tiefer 1994; Wentzell 2013.

9. Barnes 2014; Becker 2000.

10. Brandt 1985; Messner 1992.

11. 其中三次采访是为我的前一本书《性细胞》(*Sex Cells* 2011) 进行的。

12. 我们对术语"精子"进行了关键词搜索 (so as to include results for spermatozoa, sperms, spermatology, etc.), 共获得 576 篇论文; 其中"semen"205 篇; "seminal fluid"34 篇; "insemination"113 篇。通过阅读标题和摘要, 詹娜 (Jenna) 挑选了 68 篇我们会更仔细阅读的可能相关的文章。

13. 为了搜索《纽约时报》的文章, 我们搜索了 1860—2011 年的"Historical Newspapers"、2012—2013 年的 ProQuest, 以及 2014—2018 年的 Nexis Uni, 因为每一种都提供了对这些时间段最全面的搜索。在尝试了不同的搜索策略后,我们最终决定分别搜索 1860—1960 年，"sperm"、"seminal" 和 "semen"；这产生了大约 3000 个结果，Celene 审查了标题，将其缩小到可能相关的文章（$N=96$）。我们搜索了 1960—2018 年，"sperm OR semen"，获得了大约 5100 篇文章（其中有一些重复）。Celene 通过仅包含关注男性如何影响生殖结果的文章（而不是一般涉及男性生育能力、精子捐献、体外受精等的文章），将这个样本缩减到 610 个。从 19 世纪 80 年代到 20 世纪 60 年代发表的文章提供了背景资料，偶尔也会让我想起生物医学史上关注男性的重要时刻。

14. Saguy and Almeling 2008.

15. Materials I reviewed at the March of Dimes headquarters in White Plains，New York，on November 30，2018：

Media Relations，1980-2005，Series 1：Internal Affairs（Box 6 of 33）

Media Relations，1980-2005，Series 2：Public Affairs（Box 17 of 33）

Media Relations，1980-2005，Series 6：NCAC（Box 22 of 33）

Senior Vice President for Education and Health Promotion Records：1988-2002，Series 1：Education and Health Programs（Box 6 of 23）

"Think Ahead" Public Health Campaign kit

Project Alpha binder

Office of Government Affairs（loose folders）

16. Mitchell et al. 2012.

17. U. S. Census Bureau，Quick Facts，www. quickfacts. census. gov.

18. Office of the Assistant Secretary for Planning and Evaluation，U. S. Department of Health and Human Services，2015 Poverty Guidelines，September 3，2015，www. aspe. hhs. gov/2015-poverty-guidelines.

19. Martin 1992；Edin and Nelson 2013.

20. See，e. g.，Barnes 2014；Becker 2000.

21. Bird and Rieker 2008；Courtenay 2000.

22. 最后一个问题是在我完成前几次采访后添加的，因为我意识到之前的某些采访对象可能是他们的朋友。我不想纳入那些可能已经被告知访谈性质的个体。

23. See，e. g.，Kiselica 2008；Weber 2012.

24. See，e. g.，Flores-Macias and Lawson 2008；Padfield and Procter 1996.

25. 由于对男同性恋者、男男性行为者（MSM）和女性的额外采访是在寨卡病毒（ZIKA Virus）开始成为头条新闻之后进行的，当时记者报道它可能通过精子传播，我担心这些新的受访者会受影响，并对男性生殖健康有不同的看法。事实上，在采访中没有人提到寨卡病毒，他们的回答与我在第一轮采访中听到的基本相似。

26. Weiss 1994.

27. Edin and Nelson 2013：15.

参考文献

AAFP. 2015. "Preconception Care (Position Paper)." American Association of Family Physicians. www. aafp. org/about/policies/all/preconception-care. html.

AAGUS. 1911. *A Brief History of the Organization and Transactions of the American Association of Genito-urinary Surgeons, October* 16*th*, 1886 *to October* 16*th*, 1911. New York: Pub. for the Association.

Abbott, Andrew. 1988. *The System of Professions: An Essay on the Division of Expert Labor.* Chicago: University of Chicago Press.

Abdill, Aasha M. 2018. *Fathering from the Margins: An Intimate Examination of Black Fatherhood.* New York: Columbia University Press.

ACOG. 2012. "Evaluating Infertility." American College of Obstetricians and Gynecologists FAQ 136. Accessed March 29, 2015. www. acog. org.

——. 2013. "A Father's Guide to Pregnancy." American College of Obstetricians and Gynecologists FAQ 032. Accessed March 29, 2015. www. acog. org.

——. 2018. "Well-Woman Visit." American College of Obstetricians and Gynecologists Committee Opinion no. 755. www. acog. org/Clinical-Guidance-and-Publications/Committee-Opinions/Committee-on-Gynecologic-Practice/Well-Woman-Visit.

Acton, William. 1875. *The Functions and Disorders of the Reproductive Organs in Childhood, Youth, Adult Age, and Advanced Life considered in Their Physiological, Social, and Moral Relations.* London: J. & A. Churchill.

Adams, Rachel, and David Savran, eds. 2002. *The Masculinity Studies Reader.* Hoboken, NJ: Wiley-Blackwell.

Aitken, R. J. 2013. "Human Spermatozoa: Revelations on the Road to Conception. " *F1000 Prime Reports* 5: 39.

Ajzen, Icek. 1991. "The Theory of Planned Behavior. " *Organizational Behavior and Human Decision Processes* 50 (2): 179–211.

Alexander, Michelle. 2010. The New Jim Crow: *Mass Incarceration in the Age of Colorblindness*. New York: New Press.

Allen, Deborah, Michele Stranger Hunter, Susan Wood, and Tishra Beeson. 2017. "One Key Question ©: First Things First in Reproductive Health. " *Maternal and Child Health Journal* 21 (3): 387–92.

Almeling, Rene. 2011. Sex Cells: *The Medical Market for Eggs and Sperm.* Berkeley: University of California Press.

——. 2015. "Reproduction. " *Annual Review of Sociology* 41 (1): 423–42.

Almeling, Rene, and Miranda R. Waggoner. 2013. "More and Less Than Equal: How Men Factor in the Reproductive Equation. " *Gender & Society* 27 (6): 821–42.

"American Dermatological Association: The Tenth Annual Meeting Held at Greenwich, Conn. " 1886. *Journal of Cutaneous Diseases Including Syphilis* 4: 10.

American Fertility Society. 1991. "Revised Guidelines for the Use of Semen Donor Insemination: 1991. " *Fertility and Sterility* 56 (3): 396–96.

American Society of Andrology Records, 1975–ongoing, MS 410, Iowa State University Library Special Collections and University Archives, Ames, IA.

Anderson, D. , T. E. Schmid, and A. Baumgartner. 2014. "Male – Mediated Developmental Toxicity. " *Asian Journal of Andrology* 16 (1): 81–88.

Anderson, Elijah. 1999. *Code of the Street: Decency, Violence, and the Moral Life of the Inner City* . New York: W. W. Norton.

Anderson, Lucy M. , Lisa Riffle, Ralph Wilson, Gregory S. Travlos, Mariusz S. Lubomirski, and W. Gregory Alvord. 2006. "Preconceptional Fasting of Fathers Alters Serum Glucose in Offspring of Mice. " *Nutrition* 22 (3): 327–31.

Anderson, Warwick. 2006. Colonial Pathologies: American Tropical Medicine, Race, and Hygiene in the Philippines. Durham, NC: Duke University Press.

"Andrology as a Specialty. " 1891. *JAMA* 17 (18): 691.

ASA. 1975. Sign–up sheet for the inaugural meeting of American Society of Andrology in Detroit 1975. American Society of Andrology Records, 1975– ongoing, MS 410. Iowa State University Library Special Collections and University Archives.

——. 2018. "About the ASA. " www. andrologysociety. org.

ASA Archives & History Committee, ed. 2016. 40 *and Forward: American Society of Andrology Celebrating* 40 *Years*. Schaumburg, IL: American Society of Andrology. www. andrologyamerica. org/uploads/2/4/1/9/24198611 /asa40yearsdigitalcompleteb. pdf.

Angier, Natalie. 1994. "Genetic Mutations Tied to Father in Most Cases. " *New York Times*, May 17, 1994. www. nytimes. com/1994/05/17/science/genetic – mutations–tied–to–father–in–most–cases. html.

———. 2001. "New Rules in Sperm and Egg's Cat-and-Mouse Game. " *New York Times*, February 27, 2001. https: //www. nytimes. com/2001/02/27/science/new – rules–in–sperm–and–egg–s–cat–and–mouse–game. html

Annandale, Ellen, and Anne Hammarstrom. 2011. "Constructing the 'Gender-Specific Body': A Critical Discourse Analysis of Publications in the Field of Gender-Specific Medicine. " *Health* 15 (6): 571–87.

"Annotations. " 1888. *Lancet* 132 (3390): 331–40.

ASRM. 2012. " Optimizing Male Fertility. " Accessed March 28, 2015. www. asrm. org.

———. 2013. "American Society for Reproductive Medicine's 'Waiting to Have a Baby?' Campaign. " Accessed March 28, 2015. www. asrm. org.

———. 2015. " Alcohol and Drug Use. " Accessed March 28, 2015. www. asrm. org.

Associated Press. 1976. "Injury to Fetuses Is Traced in Study to Vinyl Chloride. " *New York Times*, February 4, 1976: 23. www. nytimes. com/1976/02/04 /archives/ injury–to–fetuses–is–traced–in–study–to–vinyl–chloride. html.

———. 1991. "Study Links Cancer in Young to Fathers' Smoking. " *New York Times*, January 24, 1991. www. nytimes. com/1991/01/24/us/study–links– cancer–in–young–to–fathers–smoking. html.

Atwood, Margaret. 1985. *The Handmaid's Tale*. New York: Fawcett Crest.

Ayanian, John Z. , Mary Beth Landrum, Edward Guadagnoli, and Peter Gaccione. 2002. "Specialty of Ambulatory Care Physicians and Mortality among Elderly Patients after Myocardial Infarction. " *New England Journal of Medicine* 347 (21): 1678–86.

Balasubramanian, Savina. 2018. "Motivating Men: Social Science and the Regulation of Men's Reproduction in Postwar India. " *Gender & Society* 32 (1): 34–58.

Bangerter, Adrian. 2000. "Transformation between Scientific and Social Representations of Conception: The Method of Serial Reproduction. " *British Journal of Social Psychology* 39 (4): 521-35.

Barad, Karen. 2006. *Meeting the Universe Halfway: Quantum Physics and the Entanglement of Matter and Meaning.* Durham, NC: Duke University Press.

Barker, Gary, Christine Ricardo, and Marcos Nascimento. 2007. *Engaging Men and Boys in Changing Gender-Based Inequity in Health: Evidence from Programme Interventions.* Geneva: WHO Press.

Barnes, Liberty. 2014. *Conceiving Masculinity: Male Infertility, Medicine, and Identity.* Philadelphia: Temple University Press.

Bartke, Andrzej. 2004. "Early Years of the Journal of Andrology. " *Journal of Andrology* 25 (6): 1.

Bayer, Ronald. 2008. "Stigma and the Ethics of Public Health: Not Can We but Should We. " *Social Science & Medicine* 67 (3): 463-72.

Beaney, James George. 1883. *The Generative System and Its Functions in Health and Disease.* Melbourne: F. F. Baillière.

Becker, Gay. 2000. The Elusive Embryo: *How Women and Men Approach New Reproductive Technologies.* Berkeley: University of California Press.

Belker, Arnold, Jean Fourcroy, Rex Hess, Steve Schrader, Richard Sherins, Carol Sloan, and Anna Steinberger. 2006. "Announcement of the Eugenia Rosemberg Endowment Fund. " *Journal of Andrology* 27 (3): 2.

Belkin, Lisa. 2009. "Your Old Man. " *New York Times Magazine*, April 1, 2009. www. nytimes. com/2009/04/05/magazine/05wwln-lede-t. html.

Bell, Ann V. 2014. *Misconception: Social Class and Infertility in America.* New Brunswick, NJ: Rutgers University Press.

"Bellevue Hospital Medical College—City of New York, Sessions for 1866-67. " 1866. *American Journal of the Medical Sciences* 52: 299.

Benford, Robert D. , and David A. Snow. 2000. "Framing Processes and Social Movements: An Overview and Assessment. " *Annual Review of Sociology* 26 (1): 611-39.

Benjamin, Ruha. 2016. "Informed Refusal: Toward a Justice-Based Bioethics. " *Science, Technology, & Human Values* 41 (6): 967-90.

Benninghaus, Christina. 2012. "Beyond Constructivism?: Gender, Medicine and

the Early History of Sperm Analysis, Germany 1870 – 1900. " *Gender & History* 24
(3): 647–76.

Berger, John, Sven Blomberg, Chris Fox, Michael Dibb, and Richard Hollis.
1973. *Ways of Seeing*. New York: Viking Press.

Bettcher, Talia. 2014. "Feminist Perspectives on Trans Issues. " In *Stanford En-
cyclopedia of Philosophy*, spring 2014 ed. , edited by Edward N. Zalta. https: //
plato. stanford. edu/archives/spr2014/entries/feminism–trans/.

Bettendorf, Gerhard. 1995. "Rosemberg, Eugenia. " In *Zur Geschichte der En-
dokrinologie und Reproduktionsmedizin*: 256 Biographien und Berichte, edited by Ger-
hard Bettendorf, 460–61. Berlin, Heidelberg: Springer Berlin Heidelberg.

Bianchi, Suzanne M. 2000. "Maternal Employment and Time with Children: Dra-
matic Change or Surprising Continuity?" *Demography* 37 (4): 401–14.

Bingham, Eula, and Celeste Monforton. 2001. "The Pesticide DBCP and Male
Infertility. " In *Late Lessons from Early Warnings: The Precautionary Principle* 1896–
2000, edited by Poul Harremoës, 203–13. Luxembourg: Office for Official Publica-
tions of the European Communities.

Bird, Chloe, and Patricia Rieker. 2008. Gender and Health: *The Effects of Con-
strained Choices and Social Policies*. New York: Cambridge University Press.

Black, Donald Campbell. 1875. *On the Functional Diseases of the Urinary and
Reproductive Organs*. London: J. & A. Churchill.

Blair–Loy, Mary. 2003. *Competing Devotions: Career and Family among Women
Executives*. Cambridge, MA: Harvard University Press.

Bock von Wülfingen, Bettina, Christina Brandt, Susanne Lettow, and Florence
Vienne. 2015. "Temporalities of Reproduction: Practices and Concepts from the Eigh-
teenth to the Early Twenty–First Century. " *History and Philosophy of the Life Sciences*
37 (1): 1–16.

Bond, M. Jermane, Joel J. Heidelbaugh, Audra Robertson, P. A. Alio, and
Willie J. Parker. 2010. "Improving Research, Policy and Practice to Promote Paternal
Involvement in Pregnancy Outcomes: The Roles of Obstetricians – Gynecologists. "
Current Opinion in Obstetrics and Gynecology 22 (6): 525–29.

Bonde, J. P. 2010. "Male Reproductive Organs Are at Risk from Environmental
Hazards. " *Asian Journal of Andrology* 12 (2): 152–56.

Bonner, Thomas N. 1963. *American Doctors and German Universities*. Lincoln:

University of Nebraska Press.

"Book Notice: Male Diseases in General Practice." 1910. *New York Medical Journal* 91: 880−81.

"Book Review: A Clinical Hand−book on the Diseases of Women." 1882. *Ohio Medical Journal* 1 (11): 513.

Bordson, B. L., and V. S. Leonardo. 1991. "The Appropriate Upper Age Limit for Semen Donors: A Review of the Genetic Effects of Paternal Age." *Fertility and Sterility* 56 (3): 397−401.

Boston Women's Health Book Collective. 1973. *Our Bodies, Ourselves.* New York: Simon and Schuster.

Bouchez, Colette. 2006. "Men May Have Biological Clocks, Too." WebMD. www. webmd. com/men/features/guys−biological−clock#1.

Bowen, Elliot G. 2013. "Mecca of the American Syphilitic: Doctors, Patients, and Disease Identity in Hot Springs, Arkansas, 1890−1940." PhD diss., State University of New York at Binghamton.

Bowles, Nellie. 2018. "Manosphere in a Panic: Are Your Swimmers in Peril?" *New York Times*, July 26, 2018: D1. www. nytimes. com/2018/07/25/style/sperm−count. html.

Brandt, Allan M. 1985. *No Magic Bullet: A Social History of Venereal Disease in the United States since 1880.* New York: Oxford University Press.

Braun, J. M., C. Messerlian, and R. Hauser. 2017. "Fathers Matter: Why It's Time to Consider the Impact of Paternal Environmental Exposures on Children's Health." *Current Epidemiology Reports* 4 (1): 46−55.

Braun, Lundy. 2014. *Breathing Race into the Machine: The Surprising Career of the Spirometer from Plantation to Genetics.* Minneapolis: University of Minnesota Press.

Bray, Isabelle, David Gunnell, and George Davey Smith. 2006. "Advanced Paternal Age: How Old Is Too Old?" *Journal of Epidemiology and Community Health* 60 (10): 851−53.

Brennan, T. A., R. I. Horwitz, F. Duffy, C. K. Cassel, L. D. Goode, and R. S. Lipner. 2004. "The Role of Physician Specialty Board Certification Status in the Quality Movement." JAMA 292 (9): 1038−43.

Bridges, Khiara. 2011. Reproducing Race: An Ethnography of Pregnancy as a

Site of Racialization. Berkeley: University of California Press.

Brody, Jane E. 1981. "Sperm Found Especially Vulnerable to Environment." *New York Times*, March 10, 1981: C1. www. nytimes. com/1981/03/10/science/sperm-found-especially-vulnerable-to-environment. html.

——. 1991. "Personal Health." *New York Times*, December 25, 1991: 64. www. nytimes. com/1991/12/25/health/personal-health-422091. html.

Brown, A. S. , C. A. Schaefer, R. J. Wyatt, M. D. Begg, R. Goetz, M. A. Bresnahan, J. Harkavy-Friedman, J. M. Gorman, D. Malaspina, and E. S. Susser. 2002. "Paternal Age and Risk of Schizophrenia in Adult Offspring." *American Journal of Psychiatry* 159 (9): 1528-33.

Browner, Carole, and Nancy Press. 1995. "The Normalization of Prenatal Diagnostic Screening." In *Conceiving the New World Order: The Global Politics of Reproduction*, edited by Faye Ginsburg and Rayna Rapp. Berkeley: University of California Press.

Buizer-Voskamp, Jacobine E. , Wijnand Laan, Wouter G. Staal, Eric A. M. Hennekam, Maartje F. Aukes, Fabian Termorshuizen, René S. Kahn, Marco P. M. Boks, and Roel A. Ophoff. 2011. "Paternal Age and Psychiatric Disorders: Findings from a Dutch Population Registry." *Schizophrenia Research* 129 (2): 128-32.

Butlin, Henry T. 1892. "Three Lectures on Cancer of the Scrotum in Chimneysweeps and Others." *British Medical Journal* 2 (1644): 1-6.

Campo-Engelstein, Lisa, Laura Beth Santacrose, Zubin Master, and Wendy M. Parker. 2016. "Bad Moms, Blameless Dads: The Portrayal of Maternal and Paternal Age and Preconception Harm in U. S. Newspapers." *AJOB Empirical Bioethics* 7 (1): 56-63.

Carey, Benedict. 2012. "Father's Age Is Linked to Risk of Autism and Schizophrenia." *New York Times*, August 23, 2012. www. nytimes. com/2012/08/23/health/fathers-age-is-linked-to-risk-of-autism-and-schizophrenia. html.

Carlisle, Robert J, ed. 1893. *An Account of Bellevue Hospital with a Catalog of Medical and Surgical Staff from 1736 to 1894*. New York: Society of the Alumni of Bellevue Hospital. https: //archive. org/details/accountofbellevu00carl. Carpenter, Laura M. 2010. "On Remedicalisation: Male Circumcision in the United States and Great Britain." *Sociology of Health & Illness* 32 (4): 613-30.

Carrell, Douglas T. , and Ewa Rajpert - Meyts. 2013. " A New Era of

'Andrology. ' " *Andrology* 1 (1): 1–2.

Carrigan, Tim, Bob Connell, and John Lee. 1985. "Toward a New Sociology of Masculinity." *Theory and Society* 14 (5): 551–604.

CDC. 2010. *Advancing Men's Reproductive Health in the United States: Current Status and Future Directions—Summary of Scientific Sessions and Discussions*, September 13, 2010. Atlanta, Georgia. National Center for Chronic Disease Prevention and Health Promotion, Division of Reproductive Health. www. cdc. gov/reproductivehealth/ ProductsPubs/PDFs/Male–Reproductive–Health. pdf.

——. 2013. "Infertility FAQs." Reproductive Health. Accessed March 28, 2015. www. cdc. gov/reproductivehealth/Infertility/index. htm#3.

——. 2014. "Reproductive Health." Accessed March 28, 2015. www. cdc. gov.

——. 2015. "Preconception Health and Health Care: Information for Men." Accessed March 28, 2015. www. cdc. gov/preconception/men. html.

Chandra, Anjani, Casey Copen, and Elizabeth Hervey Stephen. 2013. "Infertility and Impaired Fecundity in the United States, 1982–2010: Data From the National Survey of Family Growth." *National Health Statistics Reports* 67: 1–18.

Chavkin, Wendy. 1992. "Women and Fetus: The Social Construction of Conflict." *Women & Criminal Justice* 3 (2): 71–80.

"Cheap Lecturing." 1841. *New York Herald*. January 4, 1841: 2.

Chen, T. H. , Y. H. Chiu, and B. J. Boucher. 2006. "Transgenerational Effects of Betel–Quid Chewing on the Development of the Metabolic Syndrome in the Keelung Community–Based Integrated Screening Program." *American Journal of Clinical Nutrition* 83 (3): 688–92.

Choi, Ji–Yeob, Kyoung–Mu Lee, Sue Kyung Park, Dong–Young Noh, Sei–Hyun Ahn, Keun–Young Yoo, and Daehee Kang. 2005. "Association of Paternal Ageat Birth and the Risk of Breast Cancer in Offspring: A Case Control Study." *BMC Cancer* 5 (1): 143.

Clarke, Adele. 1998. *Disciplining Reproduction: Modernity, American Life Sciences, and "the Problems of Sex."* Berkeley: University of California Press.

Clarke, Adele, Janet Shim, Laura Mamo, Jennifer Fosket, and Jennifer R. Fishman. 2010. *Biomedicalization: Technoscience, Health, and Illness in the U. S.* Durham, NC: Duke University Press.

Clawson, Dan, and Mary Ann Clawson. 1999. "What Has Happened to the US

Labor Movement? Union Decline and Renewal. " *Annual Review of Sociology* 25 (1):
95–119.

Cohen, E. N. , H. C. Gift, B. W. Brown, W. Greenfield, M. L. Wu, T. W.
Jones, C. E.

Whitcher, E. J. Driscoll, and J. B. Brodsky. 1980. "Occupational Disease in
Dentistry and Chronic Exposure to Trace Anesthetic Gases. " *Journal of the American
Dental Association* 101 (1): 21–31.

Collins, Patricia Hill. 2000. *Black Feminist Thought: Knowledge, Consciousness
and the Politics of Empowerment.* New York: Routledge.

Collins, Randall. 2012. "C–Escalation and D–Escalation. " *American Sociologi-
cal Review* 77 (1): 1–20.

Connell, R. W. 1987. *Gender and Power: Society, the Person, and Sexual Poli-
tics.* Cambridge, UK: Polity Press.

——. 2000. *The Men and the Boys.* Berkeley: University of California Press.

Connelly, Matthew James. 2008. *Fatal Misconception: The Struggle to Control
World Population.* Cambridge, MA: Belknap Press of Harvard University Press.

Conrad, Peter. 1992. "Medicalization and Social Control. " *Annual Review of So-
ciology* 18: 209–32.

Conrad, Peter, and Susan Markens. 2001. "Constructing the 'Gay Gene' in the
News: Optimism and Skepticism in the US and British Press. " *Health* 5 (3): 373–
400.

Conrad, Peter, and Joseph Schneider. 1980. *Deviance and Medicalization: From
Badness to Sickness.* Philadelphia: Temple University Press. Cooney, Elizabeth. 2004.
"She Gave Infertile Women Hope, Then Babies. " *Worcester (MA) Telegram & Ga-
zette*, June 7, 2004: C1.

Cooper, Astley. 1845. *Observations on the Structure and Diseases of the Testis.*
Philadelphia: Lea & Blanchard.

Cordier, S. 2008. "Evidence for a Role of Paternal Exposures in Developmental
Toxicity. " *Basic & Clinical Pharmacology & Toxicology* 102 (2): 176–81.

Corea, Gena. 1985. *The Mother Machine: Reproductive Technologies from Artifi-
cial Insemination to Artificial Wombs.* New York: Harper and Row.

Corner, Edred M. 1907. *Diseases of the Male Generative Organs.* London:
Frowde.

——. 1910. *Male Diseases in General Practice: An Introduction to Andrology*. London: Frowde.

Correll, Shelley, Stephen Benard, and In Paik. 2007. "Getting a Job: Is There a Motherhood Penalty?" *American Journal of Sociology* 112: 1297–338.

Courtenay, Will H. 2000. "Constructions of Masculinity and Their Influence On Men's Well–Being: A Theory of Gender and Health. " *Social Science & Medicine* 50: 1385–401.

Craig, Lyn, Abigail Powell, and Ciara Smyth. 2014. "Towards Intensive Parenting? Changes in the Composition and Determinants of Mothers' and Fathers' Time with Children 1992–2006. " *British Journal of Sociology* 65 (3): 555–79.

Cramp, Arthur J. 1921. *Nostrums and Quackery*. Chicago: American Medical Association.

Crane, Dan. 2014. "Banking on My Future as a Father. " *New York Times* , April 4, 2014. www. nytimes. com/2014/04/06/fashion/diary – of – a – sperm – banker. html.

Crean, Angela J. , and Russell Bonduriansky. 2014. "What Is a Paternal Effect?" *Trends in Ecology & Evolution* 29 (10): 554–59.

Croissant, Jennifer L. 2014. "Agnotology: Ignorance and Absence or Towards a Sociology of Things That Aren't There. " *Social Epistemology* 28 (1): 4–25.

Curley, J. P. , R. Mashoodh, and F. A. Champagne. 2011. "Epigenetics and the Origins of Paternal Effects. " *Hormones and Behavior* 59 (3): 306–14.

Curling, Thomas Blizard. 1843. *A Practical Treatise on the Diseases of the Testis, and of the Spermatic Cord and Scrotum*. Philadelphia: Carey and Hart.

Cutler, David M. , and Adriana Lleras – Muney. 2010. "Understanding Differences in Health Behaviors by Education. " *Journal of Health Economics* 29 (1): 1–28.

Cutler, David, and Grant Miller. 2005. "The Role of Public Health Improvements in Health Advances: The Twentieth–Century United States. " *Demography* 42 (1): 1–22.

D'Emilio, John. 1983. "Capitalism and Gay Identity. " *In Powers of Desire: The Politics of Sexuality*, edited by Anne Snitow, Christine Stansell, and Sharon Thompson. New York: Monthly Review Press.

Daniels, Cynthia R. 1993. *At Women's Expense: State Power and the Politics of*

Fetal Rights. Cambridge, MA: Harvard University Press.

——. 1997. "Between Fathers and Fetuses: The Social Construction of Male Reproduction and the Politics of Fetal Harm." *Signs* 22 (3): 579–616.

——. 2006. *Exposing Men: The Science and Politics of Male Reproduction*. New York: Oxford University Press.

Daniels, Cynthia R. , and Janet Golden. 2000. "The Politics of Paternity: Foetal Risks and Reproductive Harm." *In Law and Medicine: Current Legal Issues* 2000, vol. 3, edited by Michael Freeman and Andrew Lewis. Oxford, UK: Oxford University Press.

Darby, Robert. 2005. *A Surgical Temptation: The Demonization of the Foreskin and the Rise of Circumcision in Britain*. Chicago: University of Chicago Press.

Davis, Dana-Ain. 2019. *Reproductive Injustice: Racism, Pregnancy, and Premature Birth*. New York: New York University Press.

Davis, Devra Lee. 1991. "Fathers and Fetuses." *New York Times* , March 1, 1991: A27.

Davis-Floyd, Robbie. 1992. *Birth as an American Rite of Passage*. Berkeley: University of California Press.

Day, Jonathan, Soham Savani, Benjamin D. Krempley, Matthew Nguyen, and Joanna B. Kitlinska. 2016. "Influence of Paternal Preconception Exposures on Their Offspring: Through Epigenetics to Phenotype." *American Journal of Stem Cells* 5 (1): 11.

De Block, Andreas, and Pieter R. Adriaens. 2013. "Pathologizing Sexual Deviance: A History." *The Journal of Sex Research* 50 (3–4): 276–98.

de Jong, A. M. , R. Menkveld, J. W. Lens, S. E. Nienhuis, and J. P. Rhemrev. 2014. "Effect of Alcohol Intake and Cigarette Smoking on Sperm Parameters and Pregnancy." *Andrologia* 46 (2): 112–17.

De La Rochebrochard, Elise, and Patrick Thonneau. 2002. "Paternal Age and Maternal Age Are Risk Factors for Miscarriage: Results of a Multicentre European Study." *Human Reproduction* 17 (6): 1649–56.

Delaney, Carol. 1986. "The Meaning of Paternity and the Virgin Birth Debate." *Man* 21 (3): 494–513.

Delaney, Carol Lowery. 1991. *The Seed and the Soil: Gender and Cosmology in Turkish Village Society*. Berkeley: University of California Press.

DeMarini, David M. 2004. "Genotoxicity of Tobacco Smoke and Tobacco Smoke Condensate: A Review. " *Mutation Research/Reviews in Mutation Research* 567 (2): 447-74.

Detsky, A. S. , S. R. Gauthier, and V. R. Fuchs. 2012. "Specialization in Medicine: How Much Is Appropriate?" *JAMA* 307 (5): 463-64.

Dorland, W. A. Newman. 1900. *The American Illustrated Medical Dictionary: A New and Complete Dictionary of the Terms Used in Medicine, Surgery, Dentistry, Pharmacy, Chemistry, and the Kindred Branches, with Their Pronunciation, Derivation, and Definition.* Philadelphia and London: W. B. Saunders.

Doucet, Andrea. 2017. *Do Men Mother?* 2nd ed. Toronto: University of Toronto Press.

Dubrova, Yuri E. , G. Grant, A. A. Chumak, V. A. Stezhka, and A. N. Karakasian. 2002. "Elevated Minisatellite Mutation Rate in the Post-Chernobyl Families from Ukraine. " *American Journal of Human Genetics* 71 (4): 801-9.

Dubrova, Yuri E. , Valeri N. Nesterov, Nicolay G. Krouchinsky, Vladislav A. Ostapenko, R. Neumann, D. L. Neil, and A. J. Jeffreys. 1996. "Human Minisatellite Mutation Rate after the Chernobyl Accident. " *Nature* 380 (6576): 683-86.

Duden, Barbara. 1991. *The Woman beneath the Skin: A Doctor's Patients in Eighteenth-Century Germany.* Cambridge, MA: Harvard University Press.

Edin, Kathryn, and Timothy J. Nelson. 2013. *Doing the Best I Can: Fatherhood in the Inner City.* Berkeley: University of California Press.

"Editorial: The American Association of Genito-Urinary Surgeons. " 1889. *Journal of Cutaneous and Genito-Urinary Diseases* 7: 38-40.

Editors of Men's Health. 2015. "The Best Foods for Making Babies: Chow Down on This Grub for First-Class Semen. " *Men's Health*, March 30, 2014. www. menshealth. com/nutrition/a19532243/the-best-foods-for-your-penis/.

Eisenbach, Michael, and Laura C. Giojalas. 2006. "Sperm Guidance in Mammals—An Unpaved Road to the Egg. " *Nature Reviews Molecular Cell Biology* 7 (4): 276-85.

Eliasson, Rune. 1976. "Presidential Message. " *Andrologia* 8 (3): i.

——. 1978. "Opening Remarks. " International *Journal of Andrology* 1 (s1): 7-10.

Ellin, Abby. 2016. "Single, 54, and a New Dad. " *New York Times*, August 6,

2016.

Epstein, Steven. 2007. *Inclusion: The Politics of Difference in Medical Research.* Chicago: University of Chicago Press.

———. 2008. "Culture and Science/Technology: Rethinking Knowledge, Power, Materiality, and Nature." *American Academy of Political and Social Science* 619: 165–82.

Epstein, Steven, and Laura Mamo. 2017. "The Proliferation of Sexual Health: Diverse Social Problems and the Legitimation of Sexuality." *Social Science & Medicine* 188: 176–90.

Ettinger, Laura Elizabeth. 2006. Nurse–Midwifery: *The Birth of a New American Profession.* Columbus: Ohio State University Press.

Evans, W. A. 1915. "A Campaign against Quacks." *American Journal of Public Health* 5 (1): 30–35.

Eyre, Richard. 2013. "In the Spirit of Ibsen." *The Guardian*, September 20, 2013. www. theguardian. com/stage/2013/sep/20/richard–eyre–spirit–ibsen– ghosts.

Fabia, J. , and T. D. Thuy. 1974. "Occupation of Father at Time of Birth of-Children Dying of Malignant Diseases." *British Journal of Preventive & Social Medicine* 28 (2): 98–100.

Faderman, Lillian. 2015. *The Gay Revolution: The Story of the Struggle.* New York: Simon & Schuster.

Fausto–Sterling, Anne. 2000. *Sexing the Body: Gender Politics and the Construction of the Body* . New York: Basic Books.

Fawcett, D. W. 1976. "The Male Reproductive System." In *Reproduction and Human Welfare: A Challenge to Research: A Review of the Reproductive Sciences and Contraceptive Development*, edited by Roy Orval Greep, Marjorie A. Koblinsky, and Frederick S. Jaffe, 165–277. Cambridge, MA: MIT Press.

Feimster, Crystal Nicole. 2009. *Southern Horrors: Women and the Politics of Rape and Lynching.* Cambridge, MA: Harvard University Press.

Fetters, K. Aleisha. 2015. "4 Ways to Make Your Sperm Stronger, Faster, and More Fertile." *Men's Health*, March 5, 2015. www. menshealth. com/sex– women/ fertility–cheat–sheet.

Finer, Lawrence B. , and Mia R. Zolna. 2016. "Declines in Unintended Pregnancy in the United States, 2008 – 2011." *New England Journal of Medicine* 374

(9): 843-52.

Fisch, Harry. 2004. *The Male Biological Clock*. New York: Free Press. Fischer, Claude S. , and Michael Hout. 2006. *Century of Difference: How America Changed in the Last One Hundred Years*. New York: Russell Sage Foundation.

Fischer, Suzanne Michelle. 2009. "Diseases of Men: Sexual Health and Medical Expertise in Advertising Medical Institutes, 1900 – 1930. " PhD diss. , University of Minnesota. ProQuest.

Fissell, Mary, and Roger Cooter. 2003. "Exploring Natural Knowledge: Science and the Popular. " *In The Cambridge History of Science, vol. 4, Eighteenth-Century Science*, edited by Roy Porter, 129 – 58. Cambridge, UK: Cambridge University Press.

Flores-Macias, Francisco, and Chappell Lawson. 2008. "Effects of Interviewer Gender on Survey Responses: Findings from a Household Survey in Mexico. " *International Journal of Public Opinion Research* 20 (1): 100-10.

Forsbach, Ralf. n. d. " 'Euthanasie' und Zwangssterilisierungen im Rheinland (1933-1945). " Epochen & Themen, Portal Rheinische Geschichte. www. rheinische-geschichte. lvr. de/.

Foucault, Michel. 1980. *The History of Sexuality*. New York: Vintage Books.

Franklin, Sarah. 2013. *Biological Relatives: IVF, Stem Cells, and the Future of Kinship*. Durham, NC: Duke University Press.

Frans, E. M. , S. Sandin, A. Reichenberg, P. Lichtenstein, N. Langstrom, andC. M. Hultman. 2008. "Advancing Paternal Age and Bipolar Disorder. " *Archives of General Psychiatry* 65 (9): 1034-40.

Frey, K. A. , Richard Engle, and Brie Noble. 2012. "Preconception Health-care: What Do Men Know and Believe?" *Journal of Men's Health* 9 (1): 25-35.

Frey, K. A. , S. M. Navarro, M. Kotelchuck, and M. C. Lu. 2008. "The Clinical Content of Preconception Care: Preconception Care for Men. " *American Journal of Obstetrics and Gynecology* 199 (6 Suppl 2): S389-95.

Frickel, Scott. 2004. *Chemical Consequences: Environmental Mutagens, ScientistActivism, and the Rise of Genetic Toxicology*. New Brunswick, NJ: Rutgers University Press.

——. 2014. "Absences: Methodological Note about Nothing, in Particular. " Social Epistemology 28 (1): 86-95.

Frickel, Scott, Sahra Gibbon, Jeff Howard, Joanna Kempner, Gwen Ottinger, and David J. Hess. 2010. "Undone Science: Charting Social Movement and Civil Society Challenges to Research Agenda Setting. " *Science, Technology, & Human Values* 35 (4): 444–73.

Friedler, Gladys. 1985. "Effects of Limited Paternal Exposure to Xenobiotic Agents on the Development of Progeny. " *Neurobehavioral Toxicology and Teratology* 7 (6): 739–43.

——. 1996. "Paternal Exposures: Impact on Reproductive and Developmental Outcome: An Overview. " *Pharmacology Biochemistry and Behavior* 55 (4): 691–700.

Friedman, David M. 2001. *A Mind of Its Own: A Cultural History of the Penis.* New York: Free Press.

Friedman, J. M. 1981. "Genetic Disease in the Offspring of Older Fathers. " *Obstetrics & Gynecology* 57 (6): 745–49.

Friese, Carrie, and Adele E. Clarke. 2012. "Transposing Bodies of Knowledge and Technique: Animal Models at Work in Reproductive Sciences. " *Social Studies of Science* 42 (1): 31–52.

Fullwiley, Duana. 2007. "Race and Genetics: Attempts to Define the Relationship. " *BioSocieties* 2 (2): 221–37.

Fulsås, Narve, and Tore Rem. 2017. *Ibsen, Scandinavia and the Making of a World Drama.* Cambridge, UK: Cambridge University Press.

Furstenberg, Frank. 1988. "Good Dads—Bad Dads: Two Faces of Fatherhood. " In *The Changing American Family and Public Policy*, edited by Andrew Cherlin, 193–218. Washington, DC: Urban Institute Press.

Gamble, V. N. 1997. "Under the Shadow of Tuskegee: African Americans and Health Care. " *American Journal of Public Health* 87 (11): 1773–78.

Gardner, M. J. , M. P. Snee, A. J. Hall, C. A. Powell, S. Downes, and J. D. Terrell. 1990. "Results of Case–Control Study of Leukaemia and Lymphoma among Young People near Sellafield Nuclear Plant in West Cumbria. " *British Medical Journal* 300 (6722): 423–29.

Garfield, Craig F. 2018. "Toward Better Understanding of How Fathers Contribute to Their Offspring's Health. " *Pediatrics* 141 (1): e20173461.

Gasking, Elizabeth B. 1967. *Investigations into Generation.* Baltimore: Johns

Hopkins University Press.

Gavin, L. , S. Moskosky, M. Carter, K. Curtis, E. Glass, E. Godfrey, A. Marcell, N. Mautone-Smith, K. Pazol, N. Tepper, and L. Zapata. 2014. "Providing Quality Family Planning Services: Recommendations of CDC and the U. S. Office of Population Affairs. " *MMWR Recommendations and Reports* 63 (RR-04): 1-54.

Gibbon, Sahra, and Carlos Novas. 2008. *Biosocialities, Genetics and the Social Sciences.* New York: Routledge.

Gilardi, Federica, Marc Augsburger, and Aurelien Thomas. 2018. "Will Widespread Synthetic Opioid Consumption Induce Epigenetic Consequences in Future Generations?" *Frontiers in Pharmacology* 9: 702.

Ginsburg, Faye, and Rayna Rapp. 1991. "The Politics of Reproduction. " *Annual Review of Anthropology* 20: 311-43.

Goldberg, Abbie E. , Nanette K. Gartrell, and Gary Gates. 2014. *Research Report on LGB - Parent Families.* Los Angeles: Williams Institute, UCLA Law School. https: //williamsinstitute. law. ucla. edu/wp-content/uploads/lgb-parent-families- july-2014. pdf.

Goldin, Claudia, and Lawrence F. Katz. 2011. "Putting the 'Co' in Education: Timing, Reasons, and Consequences of College Coeducation from 1835 to the Present. " *Journal of Human Capital* 5 (4): 377-417.

Goode, Erica. 2001. "Father's Age Linked to Risk of Schizophrenia in Child. " *New York Times*, April 12, 2001. www. nytimes. com/2001/04/12/us/father-s- age-linked-to-risk-of-schizophrenia-in-child. html.

Gordon, Linda. 1976. *Woman's Body, Woman's Right: A Social History of Birth Control in America.* New York: Viking Press.

——. 2002. *The Moral Property of Women: A History of Birth Control Politics in America.* Urbana: University of Illinois Press.

Goriely, Anne, and Andrew O. M. Wilkie. 2012. "Paternal Age Effect Mutations and Selfish Spermatogonial Selection: Causes and Consequences for Human Disease. " *American Journal of Human Genetics* 90 (2): 175-200.

Gould, George M. 1894. *An Illustrated Dictionary of Medicine, Biology and Allied Sciences.* Philadelphia: P. Blakiston.

Greene, Margaret E. , and Ann E. Biddlecom. 2000. "Absent and Problematic Men: Demographic Accounts of Male Reproductive Roles. " *Population and Develop-*

ment Review 26 (1): 81-115.

Greene, Margaret, Manisha Mehta, Julie Pulerwitz, Deirdre Wulf, Akinrinola Bankole, and Susheela Singh. 2006. *Involving Men in Reproductive Health: Contributions to Development.* Background paper prepared for United Nations Millennium Project report *Public Choices, Private Decisions: Sexual and Reproductive Health and the Millennium Development Goals.* Washington, DC: Millennium Project. www. unmillenniumproject. org/documents/Greene_ et_ al-final. pdf.

Greenfield, Paige. 2013. "Strengthen Your Sperm in an Hour." *Men's Health*, October 22, 2013. www. menshealth. com/sex-women/a19536281/strengthen- your-sperm-in-an-hour.

Griswold, Wendy. 1987. "A Methodological Framework for the Sociology of Culture." *Sociological Methodology* 17: 1-35.

Gross, Matthias, and Linsey McGoey, eds. 2015. *Routledge International Handbook of Ignorance Studies.* London and New York: Routledge.

Gross, Samuel Weissel. 1887. *A Practical Treatise on Impotence, Sterility and Allied Disorders of the Male Sexual Organs.* Philadelphia: Lea Brothers.

Guiteras, Ramon. 1905. "The American Urological Association." *American Journal of Urology* 1: 3.

Gutmann, Matthew. 2007. *Fixing Men: Sex, Birth Control, and AIDS in Mexico.* Berkeley: University of California Press.

Guzick, David S. , James W. Overstreet, Pam Factor-Litvak, Charlene K. Brazil, Steven T. Nakajima, Christos Coutifaris, Sandra Ann Carson, Pauline Cisneros, Michael P. Steinkampf, Joseph A. Hill, Dong Xu, and Donna L. Vogel. 2001. "Sperm Morphology, Motility, and Concentration in Fertile and Infertile Men." *New England Journal of Medicine* 345 (19): 1388-93.

Hacking, Ian. 1995. "The Looping Effects of Human Kinds." *In Causal Cognition: A Multidisciplinary Debate*, edited by Dan Sperber, David Premack, and Ann James Premack, 351-83. Oxford, UK: Clarendon Press.

Hall, Jacquelyn Dowd. 1983. "'The Mind That Burns in Each Body': Women, Rape and Racial Violence." *In Powers of Desire: The Politics of Sexuality*, edited by Anne Snitow, Christine Stansell, and Sharon Thompson. New York: Monthly Review Press.

Hallowell, Nina. 1999. "Doing the Right Thing: Genetic Risk and Responsibility."

Sociology of Health & Illness 21: 597–621.

Hallowell, Nina, Audrey Arden–Jones, Rosalind Eeles, Claire Foster, Anneke Lucassen, Clare Moynihan, and Maggie Watson. 2006. "Guilt, Blame and Responsibility: Men's Understanding of Their Role in the Transmission of BRCA1/2 Mutations within Their Family." *Sociology of Health & Illness* 28 (7): 969–88.

Haney, Lynne. 2018. "Incarcerated Fatherhood: The Entanglements of Child Support Debt and Mass Imprisonment." *American Journal of Sociology* 124 (1): 1–48.

Haraway, Donna. 1991. "A Cyborg Manifesto: Science, Technology and Socialist Feminism in the Late Twentieth Century." *In Simians, Cyborgs and Women: The Reinvention of Nature*, edited by Donna Haraway. New York: Routledge.

Hardon, Anita, and the Chemical Youth Collective. 2017. "Chemical Youth: Chemical Mediations and Relations at Work." Member Voices. *Fieldsights,* November 20, 2017. https://culanth.org/fieldsights/chemical–youth–chemical–mediations–and–relations–at–work.

Hay, Eugene Carson. 1910. "Correspondence: A Proposed Section on Genito–Urinary and Venereal Diseases." JAMA 54: 2.

Hays, Sharon. 1996. *The Cultural Contradictions of Motherhood.* New Haven, CT: Yale University Press.

Healey, Jenna Caitlin. In preparation. "On Time: Age, Technology, and Reproduction in Modern America." Unpublished manuscript.

Heid, Markham. 2014. "How Your Drinking Habit Could Hurt Your Sperm." *Men's Health,* October 3, 2014. www.menshealth.com/health/a19525769/how–your–drinking–habit–hurts–your–sperm/.

Hepler, Allison L. 2000. *Women in Labor: Mothers, Medicine, and Occupational Health in the United States,* 1890–1980. Columbus: Ohio State University Press.

Herr, Harry W. 2004. "Urological Injuries in the Civil War." *Journal of Urology* 172 (5, part 1): 1800–1804.

Hilgartner, Stephen. 2014. "Studying Absences of Knowledge: Difficult Subfield or Basic Sensibility?" *Social Epistemology Review and Reply Collective* 3 (12): 5.

Hoberman, John M. 2005. *Testosterone Dreams: Rejuvenation, Aphrodisia, Doping.* Berkeley: University of California Press.

Hochschild, Arlie. 1983. *The Managed Heart: Commercialization of Human Feel-*

ing. Berkeley: University of California Press.

Hoganson, Kristin L. 1998. *Fighting for American Manhood: How Gender Politics Provoked the Spanish-American and Philippine-American Wars*. New Haven, CT: Yale University Press.

Hopwood, Nick. 2018. "The Keywords 'Generation' and 'Reproduction.' " In *Reproduction: Antiquity to Present Day*, edited by Nick Hopwood, Rebecca Flemming, and Lauren Kassell. Cambridge, UK: Cambridge University Press.

Hultman, C. M. , S. Sandin, S. Z. Levine, and P. Lichtenstein. 2011. "Advancing Paternal Age and Risk of Autism: New Evidence from a Population-Based Study and a Meta-analysis of Epidemiological Studies. " *Molecular Psychiatry* 16 (12): 1203.

Ibis Reproductive Health. 2017. "Abortion Coverage Bans on Public and Private Insurance: Access to Abortion Care Limited for Millions of Women. " Publications, August 2017. https://ibisreproductivehealth. org/sites/default/files/files/publications/Impact%20of%20insurance%20bans%20formatted %208. 17. pdf.

Ibsen, Henrik. 2009 (1881). *Ghosts*. www. gutenberg. org/files/8121/8121-h/ 8121-h. htm.

"Information about the International Society of Andrology (ISA), (Formerly CIDA). " 1982. *Journal of Andrology* 3 (5): 349-52.

Inhorn, Marcia. 2012. *The New Arab Man: Emergent Masculinities, Technologies, and Islam in the Middle East*. Princeton, NJ: Princeton University Press.

Inhorn, Marcia, Tine Tjornhoj-Thomsen, and Helene Goldberg, eds. 2009. *Reconceiving the Second Sex: Men, Masculinity, and Reproduction*. New York: Berghahn Books.

Inhorn, Marcia C. , and Emily A. Wentzell. 2011. "Embodying Emergent Masculinities: Men Engaging with Reproductive and Sexual Health Technologies in the Middle East and Mexico. " *American Ethnologist* 38 (4): 801-15.

Jackson, James Caleb. 1852. *Hints on the Reproductive Organs: Their Diseases, Causes, and Cure on Hydropathic Principles*. New York: Fowlers and Wells.

Jacobson, W. H. A. 1893. *The Diseases of the Male Organs of Generation*. Philadelphia: Blakiston.

Jaggar, Alison. 1983. *Feminist Politics and Human Nature*. Totowa, NJ: Rowman and Allenheld.

Jasanoff, Sheila, ed. 2004. *States of Knowledge: The Co-Production of Science and Social Order*. London: Routledge.

Jayson, Sharon. 2005. "Is That Ticking Sound a Male Biological Clock?" *USA Today*, March 7, 2005.

Jensen, T. K., S. Swan, N. Jorgensen, J. Toppari, B. Redmon, M. Punab, E. Z. Drobnis, T. B. Haugen, B. Zilaitiene, A. E. Sparks, D. S. Irvine, C. Wang, P. Jouannet, C. Brazil, U. Paasch, A. Salzbrunn, N. E. Skakkebaek, and A. M. Andersson. 2014. "Alcohol and Male Reproductive Health: A Cross-sectional Study of 8344 Healthy Men from Europe and the USA." *Human Reproduction* 29 (8): 1801-9.

Jimenez-Chillaron, J. C., E. Isganaitis, M. Charalambous, S. Gesta, T. Pentinat-Pelegrin, R. R. Faucette, J. P. Otis, A. Chow, R. Diaz, A. Ferguson-Smith, and M. E. Patti. 2009. "Intergenerational Transmission of Glucose Intolerance and Obesity by In Utero Undernutrition in Mice." *Diabetes* 58 (2): 460-8.

Joffe, C. E., T. A. Weitz, and C. L. Stacey. 2004. "Uneasy Allies: Pro-Choice Physicians, Feminist Health Activists and the Struggle for Abortion Rights." *Sociology of Health and Illness* 26 (6): 775-96.

Jones, David. 2013. *Broken Hearts: The Tangled History of Cardiac Care*. Baltimore, MD: Johns Hopkins University Press.

Jones, Kenneth L., David W. Smith, Mary Ann Sedgwick Harvey, Bryan D. Hall, and Linda Quan. 1975. "Older Paternal Age and Fresh Gene Mutation: Data on Additional Disorders." *Journal of Pediatrics* 86 (1): 84-88.

Jordan, Brigitte. 1983. *Birth in Four Cultures*. Montreal: Eden Press.

Jordan, P., and H. Niermann. 1969. "Entwicklung und gegenwärtiger Stand der Andrologie in Deutschland." *Andrologia* 1 (1): 2.

Jordanova, Ludmilla J. 1995. "Interrogating the Concept of Reproduction in the Eighteenth Century." In *Conceiving the New World Order: The Global Politics of Reproduction*, edited by Faye D. Ginsburg and Rayna Rapp, 369-86. Berkeley: University of California Press.

Kaati, G., L. O. Bygren, and S. Edvinsson. 2002. "Cardiovascular and Diabetes Mortality Determined by Nutrition during Parents' and Grandparents' Slow Growth Period." *European Journal of Human Genetics* 10 (11): 682-88.

Kampf, Antje. 2015. "Times of Danger: Embryos, Sperm and Precarious Reproduction ca. 1870s-1910s. " *History and Philosophy of the Life Sciences* 37 (1): 68-86.

Katz Rothman, Barbara. 1986. *The Tentative Pregnancy: Prenatal Diagnosis and the Future of Motherhood*. New York: Viking.

Keettel, W. C. , R. G. Bunge, J. T. Bradbury, and W. O. Nelson. 1956. "Report of Pregnancies in Infertile Couples. " *JAMA* 160 (2): 102-5.

Kempner, Joanna, Jon F. Merz, and Charles L. Bosk. 2011. "Forbidden Knowledge: Public Controversy and the Production of Nonknowledge. " *Sociological Forum* 26 (3): 475-500.

Kevles, Daniel J. 1995. *In the Name of Eugenics: Genetics and the Uses of Human Heredity*. Cambridge, MA: Harvard University Press.

Keyes, Edward Lawrence. November 20, 1882. Edward Keyes to Claudius Mastin. Manuscript archives, Doy Leale McCall Rare Book and Manuscript Library, University of South Alabama.

——. 1980. *Memoirs: What I Have Seen and Done in Four and Seventy Years*, 1843-1917. Abridged by E. L. Keyes III. St. Louis: publisher not identified.

Keyes, Edward Lawrence, and Edward Lawrence Keyes Jr. 1906. *The Surgical Diseases of the Genitourinary Organs*. New York and London: D. Appleton.

Keyes, Edward Lawrence, Jr. 1928. "Master Surgeons of America: Edward Lawrence Keyes. " *Surgery, Gynecology, and Obstetrics* 46: 3.

Keyes, Edward Lawrence, III. 1977. "Edward Lawrence Keyes (1843-1924). " *Urology* 9 (4): 484-91.

Kiselica, Mark S. 2008. *When Boys Become Parents: Adolescent Fatherhood in America*. New Brunswick, NJ: Rutgers University Press.

Kleinhaus, K. , M. Perrin, Y. Friedlander, and O. Paltiel. 2006. "Paternal Ageand Spontaneous Abortion. " *Obstetrics and Gynecology* 108 (2): 369-77.

Kligman, Gail. 1998. *The Politics of Duplicity: Controlling Reproduction in Ceausescu's Romania* . Berkeley: University of California Press.

Kline, Wendy. 2001. *Building a Better Race: Gender, Sexuality, and Eugenics from the Turn of the Century to the Baby Boom*. Berkeley: University of California Press.

——. 2010. *Bodies of Knowledge: Sexuality, Reproduction, and Women's Health in the Second Wave*. Chicago: University of Chicago Press.

Kluchin, Rebecca M. 2009. *Fit to Be Tied: Sterilization and Reproductive Rights in America*, 1950−1980. New Brunswick, NJ: Rutgers University Press.

Knopik, V. S. , T. Jacob, J. R. Haber, L. P. Swenson, and D. N. Howell. 2009. "Paternal Alcoholism and Offspring ADHD Problems: A Children of Twins Design. " *Twin Research and Human Genetics* 12 (1): 53−62.

Kolata, Gina. 1996a. "Measuring Men Up, Sperm by Sperm. " *New York Times*, May 5, 1996. www. nytimes. com/1996/05/05/weekinreview/ideas − trends − how − men−measure−up−sperm−for−sperm. html.

——. 1996b. "Sperm Counts: Some Experts See a Fall, Others Poor Data. " *New York Times* , March 19, 1996. www. nytimes. com/1996/03/19/science/sperm−counts−some−experts−see−a−fall−others−poor−data. html.

——. 1999. "Experts Unsure of Effects of a Type of Contaminant. " *New York Times*, August 4, 1999. www. nytimes. com/1999/08/04/us/experts − unsure − of − effects−of−a−type−of−contaminant. html.

Kong, A. , M. L. Frigge, G. Masson, S. Besenbacher, P. Sulem, G. Magnusson, S. A. Gudjonsson, A. Sigurdsson, A. Jonasdottir, A. Jonasdottir, W. S. Wong, G. Sigurdsson, G. B. Walters, S. Steinberg, H. Helgason, G. Thorleifsson, D. F. Gudbjartsson, A. Helgason, O. T. Magnusson, U. Thorsteinsdottir, and K. Stefansson. 2012. "Rate of De Novo Mutations and the Importance of Father's Age to Disease Risk. " *Nature* 488 (7412): 471−75.

Kotelchuck, M. , and M. Lu. 2017. "Father's Role in Preconception Health. " *Maternal and Child Health Journal* 21 (11): 2025−39.

Kowal, Emma, Joanna Radin, and Jenny Reardon. 2013. "Indigenous Body Parts, Mutating Temporalities, and the Half−Lives of Postcolonial Techno science. " *Social Studies of Science* 43 (4): 465−83.

Krause, Walter, and Gerhard Schreiber. 2018. "Warum Andrologie in der Dermatologie. " *Der Hautarzt* 69 (12): 972−76.

Krieger, Nancy. 2001. "Theories for Social Epidemiology in the 21st Century: An Ecosocial Perspective. " *International Journal of Epidemiology* 30 (4): 668−77.

——. 2003. "Genders, Sexes, and Health: What Are The Connections—and Why Does It Matter?" *International Journal of Epidemiology* 32 (4): 652−57.

La Vignera, S. , R. A. Condorelli, G. Balercia, E. Vicari, and A. E. Calogero. 2013. "Does Alcohol Have Any Effect on Male Reproductive Function? A Review of Literature. " *Asian Journal of Andrology* 15 (2): 221–25.

Lallemand, Claude–François. 1853. *A Practical Treatise on the Causes, Symptoms, and Treatment of Spermatorrhoea.* Edited by Henry J. McDougall. Philadelphia: Blanchard and Lea.

Lamb, Dolores. 2009. "Memorial: Emil Steinberger, MD, FACE, 1928–2008. " *Journal of Andrology* 30 (3): 349–50.

Lambert, Sarah M. , Puneet Masson, and Harry Fisch. 2006. "The Male Biological Clock. " *World Journal of Urology* 24 (6): 611–17.

Lamoreaux, Janelle. In progress. "Infertile Futures: Epigenetic Environments in a Toxic China. " Unpublished manuscript.

Lampe, Nik M. , Shannon K. Carter, and J. E. Sumerau. 2019. "Continuity and Change in Gender Frames: The Case of Transgender Reproduction. " *Gender & Society* 33 (6): 865–87.

"Lancet: London: Saturday, August 25, 1888. " 1888. *Lancet* 132 (3391): 378–82.

"Lancet: London: Saturday, October 27, 1888. " 1888. *Lancet* 132 (3400): 825–29.

Landsman, Gail. 2008. *Reconstructing Motherhood and Disability in the Age of "Perfect" Babies.* New York: Routledge.

Laqueur, Thomas. 1990. *Making Sex: Body and Gender from the Greeks to Freud.* Cambridge, MA: Harvard University Press.

Largent, Mark A. 2008. *Breeding Contempt: The History of Coerced Sterilization in the United States.* New Brunswick, NJ: Rutgers University Press.

LaRossa, Ralph. 1997. *The Modernization of Fatherhood: A Social and Political History.* Chicago: University of Chicago Press.

Laslett, Barbara, and Joanna Brenner. 1989. "Gender and Social Reproduction: Historical Perspectives. " *Annual Review of Sociology* 15: 381–404.

Laubenthal, J. , O. Zlobinskaya, K. Poterlowicz, A. Baumgartner, M. R. Gdula, E. Fthenou, M. Keramarou, S. J. Hepworth, J. C. Kleinjans, F. J. van Schooten, G. Brunborg, R. W. Godschalk, T. E. Schmid, and D. Anderson. 2012. "Cigarette Smoke–Induced Transgenerational Alterations in Genome Stability in Cord Blood of Human F1 Offspring. " *FASEB Journal* 26 (10): 3946–56.

Lawrence, Christopher, and George Weisz, eds. 1998. *Greater Than the Parts:*

Holism in Biomedicine, 1920-1950. New York: Oxford University Press.

Leavitt, Judith Walzer. 1986. *Brought to Bed: Childbearing in America*, 1750 to 1950. New York: Oxford University Press

———. 2010. *Make Roomfor Daddy: The Journey from Waiting Room to Birthing Room*. Chapel Hill: University of North Carolina Press.

Lee, Arthur Bolles. 1890. *The Microtomist's Vade - Mecum: A Handbook of the Methods of Microscopic Anatomy*. London: Churchill.

Lee, Kyoung - Mu, Mary H. Ward, Sohee Han, Hyo Seop Ahn, Hyoung Jin Kang, Hyung Soo Choi, Hee Young Shin, Hong-Hoe Koo, Jong-Jin Seo, Ji-Eun Choi, Yoon-Ok Ahn, and Daehee Kang. 2009. "Paternal Smoking, Genetic Polymorphisms in CYP1A1 and Childhood Leukemia Risk." *Leukemia Research* 33 (2): 250-58.

Leinster, Sam. 2014. "Training Medical Practitioners: Which Comes First, the Generalist or the Specialist?" *Journal of the Royal Society of Medicine* 107 (3): 99-102.

Levine, H. , N. Jorgensen, A. Martino-Andrade, J. Mendiola, D. Weksler-Derri, I. Mindlis, R. Pinotti, and S. H. Swan. 2017. "Temporal Trends in Sperm Count: A Systematic Review and Meta-regression Analysis. " *Human Reproduction Update* 23 (6): 646-59.

Lewin, Tamar. 1988. "Companies Ignore Men's Health Risk. " *New York Times*, December 15, 1988. www. nytimes. com/1988/12/15/us/companies-ignore-men- s-health-risk. html.

———. 2001. "Ideas & Trends: Reproductive Gerontology; Ask Not for Whom the Clock Ticks. " Week in Review, *New York Times*, April 15, 2001. www. nytimes. com/2001/04/15/weekinreview/ideas-trends - reproductive - geron - tology - ask - not - for - whom-the-clock-ticks. html.

Link, Bruce G. , and Jo C. Phelan. 1995. "Social Conditions As Fundamental Causes of Disease. " *Journal of Health and Social Behavior* 35: 80-94.

———. 2001. "Conceptualizing Stigma. " *Annual Review of Sociology* 27: 363-85.

Linschooten, J. O. , N. Verhofstad, K. Gutzkow, A. K. Olsen, C. Yauk, Y. Olig-schlager, G. Brunborg, F. J. van Schooten, and R. W. Godschalk. 2013. "Paternal Lifestyle as a Potential Source of Germline Mutations Transmitted to

Offspring. " *FASEB Journal* 27 (7): 2873–79.

Lipton, Eric, and Danielle Ivory. 2017. "Under Trump, E. P. A. Has Slowed Actions Against Polluters, and Put Limits on Enforcement Officers. " *New York Times*, December 10, 2017. www. nytimes. com/2017/12/10/us/politics/pollution–epa–regulations. html.

Little, M. P. , D. T. Goodhead, B. A. Bridges, and S. D. Bouffler. 2013. "Evidence Relevant to Untargeted and Transgenerational Effects in the Offspring of Irradiated Parents. " *Mutation Research* 753 (1): 50–67.

Lock, Margaret, Julia Freeman, Gillian Chilibeck, Briony Beveridge, and Miriam Padolsky. 2007. "Susceptibility Genes and the Question of Embodied Identity. " *Medical Anthropology Quarterly* 21 (3): 256–76.

Loe, Meika. 2004. *The Rise of Viagra: How the Little Blue Pill Changed Sex in America*. New York: New York University Press.

Long, J. M. 1885. "Course of Study for the District School. " In *New High School Question Book*, edited by W. H. F. Henry, 390. New York: Hinds, Noble & Eldredge.

Lopata, Helena Z. , and Barrie Thorne. 1978. "On the Term 'Sex Roles. ' " *Signs* 3 (3): 718–21.

Lukaszyk, Andrzej. 2009. "Professor Emil Steinberger (1928–2008). " *Reproductive Biology* 9 (1): 5.

Luker, Kristen. 1984. *Abortion and the Politics of Motherhood*. Berkeley: University of California Press.

Luna, Zakiya, and Kristin Luker. 2013. "Reproductive Justice. " *Annual Review of Law and Social Science* 9: 327–52.

Lupton, Deborah. 1995. *The Imperative of Health: Public Health and the Regulated Body*. London: Sage Publications.

Macfadden, Bernarr. 1900. *The Virile Powers of Superb Manhood: How Developed, How Lost, How Regained*. New York: Physical Culture Publishing.

MacKendrick, Norah. 2018. *Better Safe Than Sorry: How Consumers Navigate Exposure to Everyday Toxics*. Oakland: University of California Press.

Magnusson, L. L. , J. P. Bonde, J. Olsen, L. Moller, K. Bingefors, and H. Wennborg. 2004. "Paternal Laboratory Work and Congenital Malformations. " *Journal of Occupational and Environmental Medicine* 46 (8): 761–67.

Mahoney, James. 2000. "Path Dependence in Historical Sociology." *Theory and Society* 29 (4): 507-48.

Malaspina, Dolores. 2001. "Advancing Paternal Age and the Risk of Schizophrenia." *JAMA* 286 (8): 904.

"Male Diseases." 1913. *British Medical Journal* 1 (2726): 670-71.

Mamo, Laura, and Jennifer R. Fishman. 2001. "Potency in All the Right Places: Viagra as a Technology of the Gendered Body." *Body and Society* 7 (4): 13-25.

March of Dimes Archives, Administrative Records, March of Dimes headquarters, White Plains, NY.

Mancini, Roberto E., Eugenia Rosemberg, Martin Cullen, Juan C. Lavieri, Oscar Vilar, Cesar Bergada, and Juan A. Andrada. 1965. "Cryptorchid and Scrotal Human Testes. I. Cytological, Cytochemical and Quantitative Studies." *Journal of Clinical Endocrinology & Metabolism* 25 (7): 927-42.

Marcus, Ruth. 1990. "Fetal Protection Policies: Prudence or Bias?" *Washington Post*, October 8, 1990.

Marincola, Elizabeth. 2009. "Don Fawcett (1917-2009): Unlocking Nature's Closely Guarded Secrets." *PLoS Biology* 7 (8): e1000183.

Mark, Ernest G. 1911. "Discussion of President's Address." In *Tenth Annual Meeting of the Urological Association*, edited by Charles Greene Cumston. Chicago: Riverdale Press.

Markens, Susan, Carole Browner, and Nancy Press. 1997. "Feeding the Fetus: On Interrogating the Notion of Maternal-Fetal Conflict." *Feminist Studies* 23 (2): 351-72.

Marks, Lara. 2001. *Sexual Chemistry: A History of the Contraceptive Pill*. New Haven, CT: Yale University Press.

Marsh, Margaret. 1988. "Suburban Men and Masculine Domesticity, 1870-1915." *American Quarterly* 40 (2): 165-86.

Marsh, Margaret, and Wanda Ronner. 1999. *The Empty Cradle: Infertility in America from Colonial Times to the Present*. Baltimore: Johns Hopkins University Press.

Marsiglio, William. 1998. *Procreative Man*. New York: New York University Press.

Marsiglio, William, and Sally Hutchinson. 2002. *Sex, Men, and Babies: Stories of Awareness and Responsibility*. New York: New York University Press.

Marsiglio, William, Sally Hutchinson, and Mark Cohan. 2001. "Young Men's Procreative Identity: Becoming Aware, Being Aware, and Being Responsible." *Journal of Marriage and Family* 63 (1): 123–35.

Martin, Emily. 1991. "The Egg and the Sperm: How Science Has Constructed a Romance Based on Stereotypical Male–Female Roles." *Signs* 16 (3): 485–501.

———. 1992. *The Woman in the Body: A Cultural Analysis of Reproduction*. Boston: Beacon.

Martin, R. H., and A. W. Rademaker. 1987. "The Effect of Age on the Frequency of Sperm Chromosomal Abnormalities in Normal Men." *American Journal of Human Genetics* 41 (3): 484–92.

Mauss, Marcel. 1973. "Techniques of the Body." *Economy and Society* 2 (1): 70–88.

May, Elaine Tyler. 2010. *America and the Pill: A History of Promise, Peril and Liberation*. Basic Books.

May, Gary. 2013. *Bending Toward Justice: The Voting Rights Act and the Transformation of American Democracy*. Durham, NC: Duke University Press.

Mayo Clinic Staff. 2012. "Healthy Sperm: Improving your Fertility." Accessed March 29, 2015. www. mayoclinic. org/healthy – living/getting – pregnant/in – depth/fertility/art–20047584? p = 1.

———. 2014. "Getting Pregnant." Accessed March 29, 2015. www. mayoclinic. org/healthy–living/getting–pregnant/basics/fertility/hlv–20049462? p = 1.

McElheny, Victor K. 2012. *Drawing the Map of Life: Inside the Human Genome Project*. London: Hachette UK.

McGrath, Charles. 2002. "Father Time." The Way We Live Now. *New York Times Magazine*, June 16, 2002. www. nytimes. com/2002/06/16/magazine/the – way– we–live–now–6–16–02–father–time. html.

McLaren, Angus. 2008. *Impotence: A Cultural History*. Chicago: University of Chicago Press.

"Medical News." 1890a. *British Medical Journal* 1 (1537): 1407–9.

"Medical News." 1890b. *British Medical Journal* 1 (1539): 1520–22.

Meistrich, M. L., and I. T. Huhtaniemi. 2012. "'ANDROLOGY' —The New Journal of the American Society of Andrology and the European Academy of

Andrology. " *International Journal of Andrology* 35 （2）: 107-8.

"Memoranda. " 1887. *American Lancet* 11: 1.

Messing, Karen, and Piroska Östlin. 2006. "Gender Equality, Work and Health: A Review of the Evidence. " Geneva: World Health Organization Press.

Messner, Michael. 1992. *Power at Play: Sports and the Problem of Masculinity*. Boston: Beacon Press.

——. 1997. *Politics of Masculinities: Men in Movements*. Thousand Oaks, CA: Sage Publications.

Milam, Erika L. 2010. *Looking for a Few Good Males: Female Choice in Evolutionary Biology*. Baltimore: Johns Hopkins University Press.

Milam, Erika L. , and Robert A. Nye, eds. 2015. *Scientific Masculinities*. Chicago: University of Chicago Press.

Miles, Donna. 1997. " VA Center Examines Service Members Reproductive Health. " Press release, US Department of Defense. Accessed March 30, 2015. www. defense. gov/news/newsarticle. aspx? id = 41049.

Mills, Charles. 2007. "White Ignorance. " In *Race and Epistemologies of Ignorance*, edited by Nancy Tuana and Shannon Sullivan, 11-38. Albany: State University of New York Press.

Milne, Elizabeth, Kathryn R. Greenop, Rodney J. Scott, Helen D. Bailey, John Attia, Luciano Dalla-Pozza, Nicholas H. de Klerk, and Bruce K. Armstrong. 2012. "Parental Prenatal Smoking and Risk of Childhood Acute Lymphoblastic Leukemia. " *American Journal of Epidemiology* 175 （1）: 43-53.

"Minutes. " 1888. *Transactions of the Congress of American Physicians and Surgeons: First Triennial Session, Held at Washington DC*. New Haven, CT: Congress of American Physicians and Surgeons.

Mitchell, E. W. , D. M. Levis, and C. E. Prue. 2012. "Preconception Health: Awareness, Planning, and Communication among a Sample of US Men and Women. " *Maternal and Child Health Journal* 16 （1）: 31-9.

Moench, Gerard. 1930. "Evaluation of the Motility of the Spermatozoa. " *JAMA* 94: 478-80.

Mohr, Sebastian. 2018. *Being a Sperm Donor: Masculinity, Sexuality, and Biosociality in Denmark*. New York: Berghahn.

Moline, J. M. , A. L. Golden, N. Bar-Chama, E. Smith, M. E. Rauch, R.

E. Chapin, S. D. Perreault, S. M. Schrader, W. A. Suk, and P. J. Landrigan. 2000. "Exposure to Hazardous Substances and Male Reproductive Health: A Research Framework." *Environmental Health Perspectives* 108 (9): 803–13.

Moore, Lisa Jean. 2007. *Sperm Counts: Overcome by Man's Most Precious Fluid.* New York: New York University Press.

Morgen, Sandra. 2002. *Into Our Own Hands: The Women's Health Movement in the United States, 1969–1990.* New Brunswick, NJ: Rutgers University Press.

Morrow, Prince Albert. 1886. "Editorial." *Journal of Cutaneous and Venereal Diseases* 4: 1.

———. ed. 1893. *A System of Genito-urinary Diseases, Syphilology, and Dermatology.* New York: Appleton.

Moscucci, Ornella. 1990. *The Science of Woman: Gynecology and Gender in England, 1800–1929.* Cambridge: Cambridge University Press.

Mulvey, Laura. 1999. "Visual Pleasure and Narrative Cinema." In *Film Theory and Criticism: Introductory Readings,* edited by Leo Braudy and Marshall Cohen, 833–44. New York: Oxford University Press.

Murdoch, J. L., B. A. Walker, and V. A. McKusick. 1972. "Parental Age Effects on the Occurrence of New Mutations for the Marfan Syndrome." *Annals of Human Genetics* 35 (3): 331–36.

Murkoff, Heidi. 2015. "Folic Acid and Male Fertility." *Ask Heidi* . Everyday Health. Accessed March 29, 2015. www. whattoexpect. com/getting – pregnant/ask – heidi/folic–acid–and–male–fertility. aspx.

Murphy, Michelle. 2012. *Seizing the Means of Reproduction: Entanglements of Feminism, Health, and Technoscience.* Durham, NC: Duke University Press.

———. 2017. *The Economization of Life.* Durham, NC: Duke University Press.

Murray, L., P. McCarron, K. Bailie, R. Middleton, G. Davey Smith, S. Dempsey, A. McCarthy, and A. Gavin. 2002. "Association of Early Life Factors and Acute Lymphoblastic Leukaemia in Childhood: Historical Cohort Study." *British Journal of Cancer* 86: 356–61.

Nagourney, Eric. 1999. "In Search of a Way to Bolster the Sperm." *New York Times,* June 8, 1999: F7. www. nytimes. com/1999/06/08/health/in–search– of–a–way–to–bolster–the–sperm. html.

National Institute of Child Health and Human Development. 2013a. "Men's Reproductive Health: Overview." Accessed March 28, 2015. www. nichd. nih. gov/health/topics/menshealth/Pages/default. aspx.

———. 2013b. "What Are the Causes of Male Infertility?" Accessed March 28, 2015. www. nichd. nih. gov/health/topics/infertility/conditioninfo/Pages/causes-male. aspx.

———. 2016. "How Common Is Male Infertility, and What Are Its Causes?" Men's Reproductive Health. www. nichd. nih. gov/health/topics/menshealth/conditioninfo/infertility.

Naumann, Moritz Ernst Adolph. 1837. *Handbuch der Medicinischen Klinik.* Berlin: Rücker und Püchler.

Navon, Daniel. 2019. *Mobilizing Mutations: Human Genetics in the Age of Patient Advocacy.* Chicago: University of Chicago Press.

Nelson, Warren O. 1964. "Current Approaches to the Biological Control of Fertility." In *The Population Crisis and the Use of World Resources*, edited by Stuart Mudd. The Hague: W. Junk.

Nettleton, Pamela. 2015. "Brave Sperm and Demure Eggs: Fallopian Gender Politics on YouTube." *Feminist Formations* 27: 25–45.

Ng, S. F. , R. C. Lin, D. R. Laybutt, R. Barres, J. A. Owens, and M. J. Morris. 2010. "Chronic High-Fat Diet in Fathers Programs Beta-Cell Dysfunction in Female Rat Offspring." *Nature* 467 (7318): 963–66.

Niblett, Stephen Berry. 1863. *On the Functional Derangements of the Reproductive Organs.* 2nd ed. London: Tallant.

Niemi, Mikko. 1987. "Andrology as a Specialty: Its Origin." *Journal of Andrology* 8 (4): 201–02.

NIH. 2015. "Aging Changes in the Male Reproductive System." Medline Plus. https://medlineplus. gov/ency/article/004017. htm.

NIOSH. 1996. "The Effects of Workplace Hazards on Male Reproductive Health." Cincinnati, OH: Department of Health and Human Services.

"Obituary: Edward Lawrence Keyes, MD." February 6, 1924. *Medical Journal and Record*, p. 163.

"Obituary: Thomas Blizard Curling." 1888. *British Medical Journal* 1 (1419): 563–64.

O' Brien, Anthony Paul, John Hurley, Paul Linsley, Karen Anne McNeil,

Richard Fletcher, and John Robert Aitken. 2018. "Men's Preconception Health: A Primary Health-Care Viewpoint. " *American Journal of Men's Health* 12 (5): 1575–81.

Office of Technology Assessment, U. S. Congress. 1988. *Artificial Insemination: Practice in the United States: Summary of a 1987 Survey—Background Paper.* Washington, DC: U. S. Government Printing Office. www. princeton. edu/~ota/disk2/1988/8804/8804. PDF.

Oreskes, Naomi, and Erik M. Conway. 2011. *Merchants of Doubt: How a Handful of Scientists Obscured the Truth on Issues from Tobacco Smoke to Global* Warming. London: Bloomsbury.

Oriel, J. D. 1989. "Eminent Venereologists. 3. Philippe Ricord. " *Genitourinary Medicine* 65 (6): 388–93.

Ortiz, Ana Teresa, and Laura Briggs. 2003. "The Culture of Poverty, Crack Babies, and Welfare Cheats: The Making of the ' Healthy White Baby Crisis. ' " *Social Text* 21 (3): 19.

Oswald, Zachary Edmonds. 2013. " ' Off with His ' : Analyzing the Sex Disparity in Chemical Castration Sentences. " *Michigan Journal of Gender & Law* 19 (2): 471–503.

Oudshoorn, Nelly. 1994. *Beyond the Natural Body: An Archeology of Sex Hormones.* New York: Routledge.

——. 2003. *The Male Pill: A Biography of a Technology in the Making.* Durham, NC: Duke University Press.

Pacey, Allan A. 2013. "Are Sperm Counts Declining? Or Did We Just Change Our Spectacles?" *Asian Journal of Andrology* 15 (2): 187–90.

Padfield, Maureen, and Ian Procter. 1996. "The Effect of Interviewer's Gender on the Interviewing Process: A Comparative Enquiry. " *Sociology* 30 (2): 355–66.

Paltrow, L. M. , and J. Flavin. 2013. "Arrests of and Forced Interventions on Pregnant Women in the United States, 1973 – 2005: Implications for Women's Legal Status and Public Health. " *Journal of Health Politics*, *Policy and Law* 38 (2): 299–343.

Pampel, Fred. 2011. "Cohort Changes in the Socio-demographic Determinants of Gender Egalitarianism. " *Social Forces* 89 (3): 961–82.

Parents. com. 2015. "10 Ways He Can Have Better Baby-Making Sperm. " Accessed March 29, 2015. www. parents. com/parents/templates/slideshow/print/member/printableSlideShowAll. jsp? page = 1&slideid =/templatedata/parents/slideshow/data/1305560734243. xml.

Parker, L. , M. S. Pearce, H. O. Dickinson, M. Aitkin, and A. W. Craft. 1999. "Stillbirths among Offspring of Male Radiation Workers at Sellafield Nuclear Reprocessing Plant. " *Lancet* 354 (9188): 1407–14.

Parsons, Gail. 1977. "Equal Treatment for All: American Medical Remedies for Male Sexual Problems: 1850–1900. " *Journal of the History of Medicine and Allied Sciences* 32 (1): 55–71.

Pascoe, C. J. , and Tristan Bridges, eds. 2015. *Exploring Masculinities: Identity, Inequality, Continuity and Change.* New York: Oxford University Press.

Patterson, James T. 2001. *Brown v. Board of Education: A Civil Rights Milestone and Its Troubled Legacy.* New York: Oxford University Press.

Paul, C. , and B. Robaire. 2013. "Ageing of the Male Germ Line. " *Nature Reviews—Urology* 10 (4): 227–34.

Pechenick, Eitan Adam, Christopher M. Danforth, and Peter Sheridan Dodds. 2015. "Characterizing the Google Books Corpus: Strong Limits to Inferences of Socio-Cultural and Linguistic Evolution. " *PLoS One* 10 (10): e0137041.

Pembrey, M. , R. Saffery, and L. O. Bygren. 2014. "Human Transgenerational Responses to Early-Life Experience: Potential Impact on Development, Health and Biomedical Research. " *Journal of Medical Genetics* 51 (9): 563–72.

Penny Light, Tracy. 2012. " 'Healthy' Men Make Good Fathers: Masculine Health and the Family in 1950s America. " In *Inventing the Modern American Family: Family Values and Social Change in 20th Century United States*, edited by Isabel Heinemann. Frankfurt: Campus Verlag.

Penrose, L. S. 1955. "Parental Age and Mutation. " *Lancet* 269: 312–13.

Petersen, Richard A. , and N. Anand. 2004. "The Production of Culture Perspective. " *Annual Review of Sociology* 30 (1): 311–34.

Pew Research Center. 2015. "The American Family Today. " Social and Demographic Trends, December 17, 2015. www. pewsocialtrends. org/2015/12/17/1- the-american-family-today/.

Pfeffer, Naomi. 1993. *The Stork and the Syringe: A Political History of Reproductive Medicine.* Cambridge, UK: Polity Press.

Phelan, Jo C. , Bruce G. Link, and Parisa Tehranifar. 2010. "Social Conditions as Fundamental Causes of Health Inequalities: Theory, Evidence, and Policy Implications. " *Journal of Health and Social Behavior* 51 (1, suppl): S28–S40.

Population Council. 1978. "The Population Council: A Chronicle of the First Twenty-Five Years, 1952–1977. " New York: Population Council.

Porter, Roy. 2004. *Quacks: Fakers and Charlatans in Medicine.* Stroud: Tempus.

Porter, Theodore. 2018. *Genetics in the Madhouse: The Unknown History of Human Heredity.* Princeton, NJ: Princeton University Press.

Posner, Carl. 1884. "Medicin: Paul Fürbringer, Die Krankheiten der Harnund Geschlechtsorgane für Aerzte und Studierende dargestellt. " *Deutsche Literaturzeitung* 50: 1839–40.

Pound, Pandora, and Michael B. Bracken. 2014. "Is Animal Research Sufficiently Evidence Based to Be a Cornerstone of Biomedical Research?" *British Medical Journal* 348: g3387.

Prins, Gail S. , and William Bremner. 2004. "The 25th Volume: President's Message: Andrology in the 20th Century: A Commentary on Our Progress during the Past 25 Years. " *Journal of Andrology* 25 (4): 435–40.

Proctor, Robert, and Londa Schiebinger. 2008. *Agnotology: The Making and Unmaking of Ignorance.* Stanford, CA: Stanford University Press.

Putney, Clifford. 2001. *Muscular Christianity: Manhood and Sports in Protestant America* , 1880–1920. Cambridge, MA: Harvard University Press.

Rabin, Roni. 2005. "Is the Clock Ticking for Men, Too?" *New York Newsday*, January 9, 2005.

———. 2009. "Older Fathers Linked to Lower I. Q. Scores. " *New York Times*, March 9, 2009. www. nytimes. com/2009/03/10/health/10dads. html.

Raeburn, Paul. 2014a. "Dads' Biological Clocks: The Risks are Huge, or Are They?" *Huffington Post*, August 5, 2014.

———. 2014b. *Do Fathers Matter? What Science Is Telling Us about the Parent We've Overlooked.* New York: Farrar, Straus and Giroux.

Ragoné, Heléna. 1994. *Surrogate Motherhood: Conception in the Heart.* Boulder, CO: Westview Press.

Ramasamy, R. , K. Chiba, P. Butler, and D. J. Lamb. 2015. "Male Biological

Clock: A Critical Analysis of Advanced Paternal Age. " *Fertility and Sterility* 103 (6): 1402-6.

Ramlau-Hansen, Cecilia Høst, Ane Marie Thulstrup, Lone Storgaard, Gunnar Toft, Jørn Olsen, and Jens Peter Bonde. 2007. " Is Prenatal Exposure to Tobacco Smoking a Cause of Poor Semen Quality? A Follow-up Study. " *American Journal of Epidemiology* 165 (12): 1372-79.

Rando, O. J. 2012. "Daddy Issues: Paternal Effects on Phenotype. " *Cell* 151 (4): 702-8.

Rapp, Rayna. 1999. *Testing Women, Testing the Fetus: The Social Impact of Amniocentesis in America.* New York: Routledge.

Reagan, Leslie J. 1998. *When Abortion Was a Crime: Women, Medicine, and Law in the United States*, 1867-1973. Berkeley: University of California Press.

———. 2016. " 'My Daughter Was Genetically Drafted with Me' : US-Vietnam War Veterans, Disabilities and Gender. " *Gender & History* 28 (3): 833-53.

Reed, Kate. 2009. " ' It's Them Faulty Genes Again ' : Women, Men and the Gendered Nature of Genetic Responsibility in Prenatal Blood Screening. " *Sociology of Health & Illness* 31 (3): 343-59.

Reed, Richard. 2005. *Birthing Fathers: The Transformation of Men in American Rites of Birth.* New Brunswick, NJ: Rutgers University Press.

Reich, Jennifer. 2016. *Calling the Shots: Why Parents Reject Vaccines.* New-York: New York University Press.

Reichenberg, A. , R. Gross, M. Weiser, M. Bresnahan, J. Silverman, S. Harlap, J. Rabinowitz, C. Shulman, D. Malaspina, G. Lubin, H. Y. Knobler, M. Davidson, and E. Susser. 2006. "Advancing Paternal Age and Autism. " *Archives of General Psychiatry* 63 (9): 1026-32.

Reumann, Miriam G. 2005. *American Sexual Character: Sex, Gender, and National Identity in the Kinsey Reports.* Berkeley: University of California Press.

Reverby, Susan. 2009. *Examining Tuskegee: The Infamous Syphilis Study and Its Legacy.* Chapel Hill: University of North Carolina Press.

"Reviews. " 1924. *British Medical Journal* 1 (3296): 385-87.

Richardson, Sarah S. 2013. *Sex Itself: The Searchfor Male and Female in the Human Genome.* Chicago: University of Chicago Press.

———. Forthcoming. *The Maternal Imprint.* Chicago: University of Chicago Press.

Richardson, Sarah S. , C. R. Daniels, M. W. Gillman, J. Golden, R. Kukla, C. Kuzawa, and J. Rich-Edwards. 2014. "Society: Don't Blame the Mothers. " *Nature* 512 (7513): 131–32.

Richardson, Sarah S. , and Hallam Stevens. 2015. "Beyond the Genome. " In *Postgenomics: Perspectives on Biology after the Genome*, edited by Sarah S. Richardson and Hallam Stevens. Durham, NC: Duke University Press.

Richeson, Marques P. 2009. "Sex, Drugs, and ···Race-to-Castrate: A Black Box Warning of Chemical Castration's Potential Racial Side Effects. " *Harvard Blackletter Law Journal* 25: 38.

Riessman, Catherine. 1983. "Women and Medicalization: A New Perspective. " *Social Policy* 14 (1): 3–18.

Roberts, Dorothy E. 1997. *Killing the Black Body: Race, Reproduction and the Meaning of Liberty*. New York: Pantheon.

——. 2011. *Fatal Invention: How Science, Politics, and Big Business Recreate Race in the Twenty-First Century* . New York: New Press.

Rogers, Naomi. 1998. *An Alternative Path: The Making and Remaking of Hahnemann Medical College and Hospital of Philadelphia*. New Brunswick, NJ: Rutgers University Press.

Rosemberg, Eugenia. 1975. Eugenia Rosemberg to Emil Steinberger. February 24, 1975. American Society of Andrology Records, 1975-ongoing, MS 410. Iowa State University Library Special Collections and University Archives.

——. 1986. "American Society of Andrology: Its Beginnings. " *Journal of Andrology* 7 (1): 72–75.

Rosemberg, Eugenia, Sandy C. Marks, Jr. , Philip Jay Howard, Jr. , and Lewis P. James. 1974. "Serum Levels of Follicle Stimulating and Luteinizing Hormones Before and After Vasectomy in Men. " *Journal of Urology* 111 (5): 626–29.

Rosemberg, Eugenia, and C. Alvin Paulsen, eds. 1970. *The Human Testis*. New-York: Plenum Press.

Rosen, George. 1942. "Changing Attitudes of the Medical Profession to Specialization. " *Bulletin of the History of Medicine* 12: 343–54.

——. 1944. *The Specialization of Medicine, with Particular Reference to Ophthalmology*. New York: Froben Press.

Rosenfeld, Dana, and Christopher Faircloth, eds. 2006. *Medicalized Masculini-*

ties. Philadelphia: Temple University Press.

Rosenstock, Irwin M. , Victor J. Strecher, and Marshall H. Becker. 1988. "Social Learning Theory and the Health Belief Model. " *Health Education Quarterly* 15 (2): 175-83.

Rosenthal, Meredith B. , Alan Zaslavsky, and Joseph P. Newhouse. 2005. "The Geographic Distribution of Physicians Revisited. " *Health Services Research* 40 (6, part 1): 1931-52.

Ross, Loretta, and Rickie Solinger. 2017. *Reproductive Justice: An Introduction.* Berkeley: University of California Press.

Rotundo, E. Anthony. 1993. *American Manhood: Transformations in Masculinity from the Revolution to the Modern Era.* New York: Basic Books.

Rubes, J. , X. Lowe, D. Moore 2nd, S. Perreault, V. Slott, D. Evenson, S. G. Selevan, and A. J. Wyrobek. 1998. "Smoking Cigarettes Is Associated with Increased Sperm Disomy in Teenage Men. " *Fertility and Sterility* 70 (4): 715-23.

Rubin, Gayle. 1975. "The Traffic in Women. " In *Toward an Anthropology of Women*, edited by Rayna Reiter. New York: Monthly Review Press.

——. 1993. "Thinking Sex: Notes for a Radical Theory of the Politics of Sexuality. " In *The Lesbian and Gay Studies Reader* , edited by Henry Abelove et al. London: Routledge.

Ruzek, Sheryl Burt. 1978. *The Women's Health Movement: Feminist Alternatives to Medical Control.* New York: Praeger.

Sachs, J. J. 1838. *Jahrbuchfür die Leistungen der gesammten Heilkunde im Jahre 1837.* Leipzig: W. Engelmann.

Saguy, Abigail C. , and Rene Almeling. 2008. "Fat in the Fire? Science, the News Media, and the ' Obesity Epidemic. ' " *Sociological Forum* 23 (1): 53-83.

Sahni, Nikhil R. , Maurice Dalton, David M. Cutler, John D. Birkmeyer, and Amitabh Chandra. 2016. "Surgeon Specialization and Operative Mortality in United States: Retrospective Analysis. " *British Medical Journal* 354: i3571.

Sale, Kirkpatrick. 1993. *The Green Revolution: The American Environmental Movement*, 1962-1992. New York: Hill and Wang.

Sartorius, G. A. , and E. Nieschlag. 2010. "Paternal Age and Reproduction. " *Human Reproduction Update* 16 (1): 65-79.

Savitz, David A. , Nancy L. Sonnenfeld, and Andrew F. Olshan. 1994. "Review of Epidemiologic Studies of Paternal Occupational Exposure and Spontaneous Abortion. " *American Journal of Industrial Medicine* 25 (3): 361–83.

Schaffenburg, C. A. , A. T. Gregoire, and J. L. Gueriguian. 1981. "Guidelines for the Clinical Testing of Male Contraceptive Drugs. " *Journal of Andrology* 2 (4): 225–28.

Schagdarsurengin, U. , and K. Steger. 2016. "Epigenetics in Male Reproduction: Effect of Paternal Diet on Sperm Quality and Offspring Health. " *Nature Reviews Urology* 13 (10): 584–95.

Schelling, Thomas. 1978. *Micromotives and Macrobehavior.* New York: W. W. Norton.

Scheper-Hughes, Nancy, and Margaret Lock. 1987. "The Mindful Body: A Prolegomenon to Future Work in Medical Anthropology. " *Medical Anthropology Quarterly* 1 (1): 6–41.

Schiebinger, Londa. 1993. *Nature's Body: Gender in the Making of Modern Science.* Boston: Beacon Press.

Schilt, Kristen, and Danya Lagos. 2017. "The Development of Transgender Studies in Sociology. " *Annual Review of Sociology* 43 (1): 425–43.

Schirren, Carl. 1969. " Die Andrologie als neues Spezialgebiet der Medizin. " *Andrologia* 1 (4): 2.

———. 1985. "Andrology: Origin and Development of a Special Discipline in Medicine; Reflection and View in the Future. " *Andrologia* 17 (2): 117–25.

Schneider, David. 1968. *American Kinship: A Cultural Account.* Englewood Cliffs, NJ: Prentice-Hall.

Schoen, Joanna. 2005. *Choice and Coercion: Birth Control, Sterilization, and Abortion in Public Health and Welfare.* Chapel Hill: University of North Carolina Press.

Schrader, S. M. , and K. L. Marlow. 2014. "Assessing the Reproductive Health of Men with Occupational Exposures. " *Asian Journal of Andrology* 16 (1): 23–30.

Schultheiss, Dirk, and Friedrich H. Moll, eds. 2017. *Urology under the Swastika.* Leuven, Belg. : Davidsfonds Uitgeverij. www. academia. edu/37497997 /UROLOGY_ under_ the_ SWASTIKA.

Secretan, B. , K. Straif, R. Baan, Y. Grosse, F. El Ghissassi, V. Bouvard, L. Benbrahim-Tallaa, N. Guha, C. Freeman, L. Galichet, and V. Cogliano. 2009. "A Review of Human Carcinogens—Part E: Tobacco, Areca Nut, Alcohol, Coal

Smoke, and Salted Fish." *Lancet Oncology* 10 (11): 1033–34.

Sengoopta, Chandak. 2006. *The Most Secret Quintessence of Life: Sex, Glands and Hormones, 1850–1950.* Chicago: University of Chicago Press.

Seymour, Frances, and Moses Benmosche. 1941. "Magnification of the Spermatozoa by Means of the Electron Microscope." *JAMA* 116: 2489–90.

Sgobba, Christa. 2015. "7 Signs You've Got Healthy Semen." *Men's Health.* Accessed March 29, 2015. www.menshealth.com/health/a19546830/7 – signs – of – healthy–semen/.

Shah, Nayan. 2001. Contagious Divides: Epidemics and Race in San Francisco's Chinatown. Berkeley: University of California Press.

Shah, Prakesh S. 2010. "Paternal Factors and Low Birthweight, Preterm, and Small for Gestational Age Births: A Systematic Review." *American Journal of Obstetrics and Gynecology* 202 (2): 103–23.

Sharp, G. C., D. A. Lawlor, and S. S. Richardson. 2018. "It's the Mother!: How Assumptions about the Causal Primacy of Maternal Effects Influence Research on the Developmental Origins of Health and Disease." *Social Science & Medicine* 213: 20–27.

Shawe, Jill, Dilisha Patel, Mark Joy, Beth Howden, Geraldine Barrett, and Judith Stephenson. 2019. "Preparation for Fatherhood: A Survey of Men's Preconception Health Knowledge and Behaviour in England." *PLoS One* 14 (3): e0213897.

Sherins, Richard. 2014. "Retrospective on the American Society of Andrology" In *40 and forward: American Society of Andrology Celebrating 40 Years,* edited by ASA Archives & History Committee. Schaumburg, IL: American Society of Andrology.

Shim, Janet K. 2014. *Heart–Sick: The Politics of Risk, Inequality, and Heart Disease.* New York: New York University Press.

Shirani, Fiona, Karen Henwood, and Carrie Coltart. 2012. "Meeting the Challenges of Intensive Parenting Culture: Gender, Risk Management and the Moral Parent." *Sociology* 46 (1): 25–40.

Showalter, Elaine. 1997. *Hystories: Hysterical Epidemics and Modern Culture.* New York: Columbia University Press.

Shulevitz, Judith. 2012. "Why Fathers Really Matter." Sunday Review. *New York Times,* September 8, 2012. www.nytimes.com/2012/09/09/opinion/sunday/why–fathers–really–matter.html.

Sicherman, Barbara. 1977. "The Uses of a Diagnosis: Doctors, Patients, and Neurasthenia." *Journal of the History of Medicine and Allied Sciences* 32 (1): 33–54.

Siebke, Harald. 1951. "Gynecological and Andrological Diagnosis of Sterility." *Zentralblattfür Gynäkologie* 73 (5a): 633–37.

Sinding, S. W. 2000. "The Great Population Debates: How Relevant Are They for the 21st Century?" *American Journal of Public Health* 90 (12): 1841–45.

"Sins of the Fathers." February 23, 1991. *Economist* 318: 109.

Sipos, Attila, Finn Rasmussen, Glynn Harrison, Per Tynelius, Glyn Lewis, David A. Leon, and David Gunnell. 2004. "Paternal Age and Schizophrenia: A Population Based Cohort Study." *British Medical Journal* 329: 1070.

Smith, Benjamin E., ed. 1909. *Century Dictionary and Cyclopedia: Supplement*. New York: Century.

Smith, s. e. 2019. "Women Are Not the Only Ones Who Get Abortions." *Rewire. News*, March 1, 2019. rewire. news/article/2019/03/01/women-are-not-the-only-ones-who-get-abortions/.

Soares, S. R., and M. A. Melo. 2008. "Cigarette Smoking and Reproductive Function." *Current Opinion in Obstetrics and Gynecology* 20 (3): 281–91.

"Society Transactions: American Association of Genito - Urinary Surgeons." 1887. *Journal of Cutaneous and Genito-Urinary Diseases* 5: 15.

Soloski, Alexis. 2013. "'The Great Imitator': Staging Syphilis in A Doll House and Ghosts." *Modern Drama* 56 (3): 287–305.

Somerville, Siobhan B. 2000. *Queering the Color Line: Race and the Invention of Homosexuality in American Culture*. Durham, NC: Duke University Press.

"Specialism in General and Genito-Urinary Surgery in Particular." 1912. *Lancet* 180 (4641): 1.

Springer, K. W., J. Mager Stellman, and R. M. Jordan-Young. 2012. "Beyond a Catalogue of Differences: A Theoretical Frame and Good Practice Guidelines for Researching Sex/Gender in Human Health." *Social Science & Medicine* 74 (11): 1817–24.

Stanton, Elizabeth Cady, Susan B. Anthony, and Matilda J. Gage. 1973 [1881]. "Seneca Falls Convention: Selections from History of Woman Suffrage." In *The Feminist Papers*, edited by Alice S. Rossi. New York: BantamBooks.

Starr, Paul. 1982. *The Social Transformation of American Medicine*. New York: Basic Books.

Stein, Melissa N. 2015. *Measuring Manhood: Race and the Science of Masculinity, 1830-1934*. Minneapolis: University of Minnesota Press.

Steinberger, Emil. 1975. Emil Steinberger to Eugenia Rosemberg. March 12, 1975. American Society of Andrology Records, 1975-ongoing, MS 410. Iowa State University Library Special Collections and University Archives.

———. 1978. "The American Society of Andrology: Its Past, Present and Future." *Andrologia* 10 (1): 56-58.

———. 1982. "The Past, the Present and the Future of Andrology." *International Journal of Andrology* 5 (s5): 210-16.

———. 2007. *The Promised Land: Woes of an Immigrant*. Bloomington, IN: AuthorHouse.

———. 2010. Golden Age and Its Implosion. Bloomington, IN: AuthorHouse.

Stellman, Jeanne Mager, and Joan E. Bertin. 1990. "Science's Anti - FemaleBias." *New York Times*, June 4, 1990. www. nytimes. com/1990/06/04/opinion/sciences-antifemale-bias. html.

Stern, Alexandra Minna. 2005. *Eugenic Nation: Faults and Frontiers of Better Breeding in Modern America*. Berkeley: University of California Press.

Stevens, Lindsay. Forthcoming. *Planned? Medicine, Inequality, and Pregnancy in the United States*. Oakland: University of California Press.

Stevens, Rosemary. 1966. *Medical Practice in Modern England: The Impact of Specialization and State Medicine*. New Haven, CT: Yale University Press.

Stevens, William K. 1977. "Sterility Linked to Pesticide Spurs Fear on Chemical Use." New York Times, September 11, 1977: 1. www. nytimes. com/1977/09/11/archives/sterility-linked-to-pesticide-spurs-fear-on-chemical-use-sterility. html.

Strathern, Marilyn. 1992. *Reproducing the Future: Anthropology, Kinship and the New Reproductive Technologies*. New York: Routledge.

Swanson, Kara W. 2012. "The Birth of the Sperm Bank." *Annals of Iowa* 71: 241-76.

———. 2014. *Banking on the Body: The Market in Blood, Milk, and Sperm in Modern America*. Cambridge, MA: Harvard University Press.

Tawn, E. J. , G. B. Curwen, G. S. Rees, and P. Jonas. 2015. "Germline

Minisatel – lite Mutations in Workers Occupationally Exposed to Radiation at the Sellafield Nuclear Facility. " *Journal of Radiological Protection* 35 (1): 21–36.

Teitelbaum, Michael S. 1992. " The Population Threat. " *Foreign Affairs* 71 (5): 63–78.

Thacker, P. D. 2004. " Biological Clock Ticks for Men, Too. " *JAMA* 291 (14): 1683–85.

Thelen, Kathleen. 2000. "Timing and Temporality in the Analysis of Institutional Evolution and Change. " *Studies in American Political Development* 14 (1): 101–8.

Thomas, Joseph. 1875. *A Comprehensive Medical Dictionary: Containing the Pronunciation, Etymology, and Signification of the Terms Made Use of in Medicine and the Kindred Sciences.* Philadelphia: Lippincott.

Thompson, Charis. 2005. *Making Parents: The Ontological Choreography of Reproductive Technologies.* Cambridge, MA: MIT Press.

Thompson, Matthew J. , Dana Christian Lynge, Eric H. Larson, Pantipa Tachawachira, and L. Gary Hart. 2005. "Characterizing the General Surgery Workforce in Rural America. " *Archives of Surgery* 140 (1): 74–79.

Thorne, Barrie. 1993. *Gender Play: Girls and Boys in School.* New Brunswick, NJ: Rutgers University Press.

Tiefer, Leonore. 1994. "The Medicalization of Impotence: Normalizing Phallocentrism. " *Gender & Society* 8 (3): 363–77.

Tomes, Nancy. 1998. *The Gospel of Germs: Men, Women, and the Microbe in American Life.* Cambridge, MA: Harvard University Press.

Toriello, H. V. , and J. M. Meck. 2008. "Statement on Guidance for Genetic Counseling in Advanced Paternal Age. " *Genetics in Medicine* 10 (6): 457–60.

Townsend, Nicholas. 2002. *The Package Deal: Marriage, Work, and Fatherhood in Men's Lives.* Philadelphia: Temple University Press.

Transactions of the Congress of American Physicians and Surgeons: First Triennial Session, Held at Washington D. C. 1889. New Haven, CT: Congress of American Physicians and Surgeons.

Transactions of the Congress of American Physicians and Surgeons: Second Triennial Session, Held at Washington D. C. 1892. New Haven, CT: Congress of American Physicians and Surgeons.

Tsai, Tony Yu – Chen, Yoon Sup Choi, Wenzhe Ma, Joseph R. Pomerening,

Chao Tang, and James E. Ferrell. 2008. "Robust, Tunable Biological Oscillations from Interlinked Positive and Negative Feedback Loops." *Science* 321 (5885): 126-29.

Tuana, Nancy. 2004. "Coming to Understand: Orgasm and the Epistemology of Ignorance." *Hypatia* 19 (1): 194-232.

United Automobile Workers v. Johnson Controls, Inc. 1991. 499 U. S. 187 (1991).

"University of New York Faculty of Medicine." 1855. *American Journal of the Medical Sciences* 30: 7.

U. S. Department of Defense. 1994. "Birth Outcome Studies: Studies Completed." Accessed March 30, 2015. www. defense. gov/news/fact _ sheets/f941205_ brthstds. html.

Urhoj, S. K. , L. N. Jespersen, M. Nissen, L. H. Mortensen, and A. M. Nybo Andersen. 2014. "Advanced Paternal Age and Mortality of Offspring under 5 Years of Age: A Register-Based Cohort Study." *Human Reproduction* 29 (2): 343-50.

Valdez, Natali. 2018. "The Redistribution of Reproductive Responsibility: On the Epigenetics of 'Environment' in Prenatal Interventions." *Medical Anthropology Quarterly* 32 (3): 425-42.

Van Buren, W. H. , and E. L. Keyes. 1874. *A Practical Treatise on the Surgical Diseases of the Genitourinary Organs including Syphilis: Designed as a Manual for Students and Practitioners*. New York: D. Appleton.

Van der Zee, B. , G. de Wert, E. A. Steegers, and I. D. de Beaufort. 2013. "Ethical Aspects of Paternal Preconception Lifestyle Modification." *American Journal of Obstetrics and Gynecology* 209 (1): 11-6.

Vassoler, F. M. , E. M. Byrnes, and R. C. Pierce. 2014. "The Impact of Exposure to Addictive Drugs on Future Generations: Physiological and Behavioral Effects." *Neuropharmacology* 76, part B: 269-75.

Vienne, Florence. 2006. "Der Mann als medizinisches Wissensobjekt: Ein blinder Fleck in der Wissenschaftsgeschichte." *N. T. M.* 14: 222-30.

——. 2018. "Eggs and Sperm as Germ Cells." In *Reproduction: Antiquity to the Present Day*, edited by Nick Hopwood, Rebecca Flemming, and Lauren Kassell. Cambridge, UK: Cambridge University Press.

Waggoner, Miranda. 2017. *The Zero Trimester: Pre-Pregnancy Care and the*

Politics of Reproductive Risk. Oakland: University of California Press.

Wagner, Wolfgang, Fran Elejabarrieta, and Ingrid Lahnsteiner. 1995. "How the Sperm Dominates the Ovum—Objectification by Metaphor in the Social Representation of Conception." *European Journal of Social Psychology* 25 (6): 671–88.

Wahlberg, Ayo. 2018. *Good Quality: The Routinization of Sperm Banking in China.* Oakland: University of California Press.

Wailoo, Keith. 2001. *Dying in the City of the Blues: Sickle Cell Anemia and the Politics of Race and Health.* Chapel Hill: University of North Carolina Press.

Waldenburg, D. L. 1979. "VI. Verhandlungen ärztlicher Gesellschaften: Hufeland's che Gesellschaft in Berlin." *Berliner Klinische Wochenschrift* 16 (33): 502–3.

Walker, Kenneth M. 1923. Diseases of the Male Organs of Generation. London: H. Frowde and Hodder & Stoughton.

Warner, J. N., and K. A. Frey. 2013. "The Well–Man Visit: Addressing a Man's Health to Optimize Pregnancy Outcomes." *Journal of the American Board of Family Medicine* 26 (2): 196–202.

Warner, John Harley. 1997. *The Therapeutic Perspective: Medical Practice, Knowledge, and Identity in America*, 1820–1885. Princeton, NJ: Princeton University Press.

——. 2003. *Against the Spirit of the System: The French Impulse in Nineteenth–Century American Medicine.* Baltimore, MD: Johns Hopkins University Press.

Watkins, Elizabeth Siegel. 2001. *On the Pill: A Social History of Oral Contraceptives.* Baltimore, MD: Johns Hopkins University Press.

Watson, Irving Allison. 1896. *Physicians and Surgeons of America (Illustrated): A Collection of Biographical Sketches of the Regular Medical Profession.* Concord, NH: Republican Press Association.

Weber, Jennifer Beggs. 2012. "Becoming Teen Fathers: Stories of Teen Pregnancy, Responsibility, and Masculinity." *Gender & Society* 26 (6): 900–21.

WebMD. 2014. "Sperm FAQ." Reviewed by Trina Pagano, MD. Accessed March 29, 2015. www. webmd. com/infertility–and–reproduction/guide/sperm–and–semen–faq.

Weinberg, Wilhelm. 1912. "Zur Vererbung des Zwergwuchses." *Archiv für Rassen–und Gesellschafts–Biologie* 9: 710–17.

Weiss, Robert. 1994. *Learning from Strangers: The Art and Method of Qualitative Interview Studies*. New York: Free Press.

Weisz, George. 2006. *Divide and Conquer: A Comparative History of Medical Specialization*. New York: Oxford University Press.

Welch, L. C. , K. E. Lutfey, E. Gerstenberger, and M. Grace. 2012. "Gendered Uncertainty and Variation in Physicians' Decisions for Coronary Heart Disease: The Double-Edged Sword of ' Atypical Symptoms. ' " *Journal of Health and Social Behavior* 53 (3): 313-28.

Wentzell, Emily A. 2013. *Maturing Masculinities: Aging, Chronic Illness, and Viagra in Mexico*. Durham, NC: Duke University Press.

What To Expect. 2015. "Fertility Foods for Men and Women. " Infographic. Accessed March 29, 2015. www. whattoexpect. com/tools/photolist/fertility- foods-for-men-and-women-infographic.

WHO. 1980. *WHO Laboratory Manual for the Examination of Human Semen and Semen-Cervical Mucus Interaction*. Singapore: Press Concern.

WHO and United Nations Environment Programme. 2013. *State of the Science of Endocrine Disrupting Chemicals—2012*. Geneva: WHO Press.

Whooley, Owen. 2013. *Knowledge in the Time of Cholera: The Struggle Over American Medicine in the Nineteenth Century*. Chicago: University of Chicago Press.

Whorton, James C. 2002. *Nature Cures: The History of Alternative Medicine in America*. New York: Oxford University Press.

Wishard, William M. 1925. "Memorial to Edward L Keyes. " *Transactions of the American Association of Genitourinary Surgeons* 18: 515-17.

Wollstonecraft, Mary. 1967 [1792] . *A Vindication of the Rights of Woman*. New York: W. W. Norton.

"W. O. Nelson, Expert on Birth Control, 58. " 1964. New York Times, October 20, 1964: 32. www. nytimes. com/1964/10/20/w-o-nelson-expert-on-birth-control-58. html.

Wood, Christine Virginia. 2015. "Knowledge Ecologies, ' Supple' Objects, and Different Priorities across Women's and Gender Studies Programs and Departments in the United States, 1970-2010. " *Journal of the History of the Behavioral Sciences* 51 (4): 387-408.

Worboys, Michael. 2004. "Unsexing Gonorrhoea: Bacteriologists, Gynaecologists, and Suffragists in Britain, 1860–1920. " *Social History of Medicine* 17 (1): 41–59.

Yanagisako, Sylvia, and Jane Collier. 1990. "The Mode of Reproduction in Anthropology. " In *Theoretical Perspectives on Sexual Difference*, edited by Deborah Rhode. New Haven, CT: Yale University Press.

Yang, Q. , Q. Yang, S. W. Wen, A. Leader, and X. K. Chen. 2007. "Paternal Age and Birth Defects: How Strong Is the Association?" *Human Reproduction* 22 (3): 696–701.

Zhang, Chiyuan A. , Yash S. Khandwala, Michael L. Eisenberg, and Ying Lu. 2017. "The Age of Fathers in the USA Is Rising: An Analysis of 168, 867, 480 Births from 1972 to 2015. " *Human Reproduction* 32 (10): 2110–16.

Zorgniotti, A. W. 1976. "The Creation of the American Urologist, 1902–1912. " *Bulletin of the New York Academy of Medicine* 52 (3): 283–92.

——. 1977. "Three Important Holograph Letters by Edward Lawrence Keyes concerning the Founding of the American Association of Genito–Urinary Surgeons (1886–1887). " Transactions of the American Association of Genitourinary Surgeons 68: 91–95.

GUYnecology: The Missing Science of Men's Reproductive Health

by Rene Almeling

Copyright © 2020 by Rene Almeling

Published by arrangement with University of California Press

Simplified Chinese translation copyright © 2025 by Tao Zhi Yao Yao Culture Co., Ltd.

ALL RIGHTS RESERVED

北京市版权局著作权合同登记 图字：01-2024-5154

图书在版编目（CIP）数据

父产科：缺失的男性生殖健康科学／（美）莱妮·
阿尔梅林（Rene Almeling）著；陆小溦译. -- 北京：
中国科学技术出版社，2025. 1. -- ISBN 978-7-5236
-1161-6

Ⅰ. R339. 2

中国国家版本馆 CIP 数据核字第 20249Q8F94 号

执行策划	雅理	责任编辑	刘畅
特约编辑	刘海光　陈邓娇	策划编辑	刘畅　宋竹青
版式设计	韩雪	责任印制	李晓霖
封面设计	今亮后声		

出　　版	中国科学技术出版社
发　　行	中国科学技术出版社有限公司
地　　址	北京市海淀区中关村南大街 16 号
邮　　编	100081
发行电话	010-62173865
传　　真	010-62173081
网　　址	http://www.cspbooks.com.cn

开　　本	889mm×1194mm 1/32
字　　数	218 千字
印　　张	11
版　　次	2025 年 1 月第 1 版
印　　次	2025 年 1 月第 1 次印刷
印　　刷	大厂回族自治县彩虹印刷有限公司
书　　号	ISBN 978-7-5236-1161-6 / R · 3377
定　　价	79.00 元